Report on the Digital Development of
China's Environmental Sanitation Industry
2023

中国环卫行业数字化发展报告

2023

中国城市环境卫生协会 编著

中国建筑工业出版社

图书在版编目（CIP）数据

中国环卫行业数字化发展报告 . 2023 = Report on
the Digital Development of China's Environmental
Sanitation Industry 2023 / 中国城市环境卫生协会编
著 . -- 北京：中国建筑工业出版社，2024.6. -- ISBN
978-7-112-30118-8

Ⅰ . R126.2-39

中国国家版本馆 CIP 数据核字第 20246R9A03 号

责任编辑：兰丽婷
责任校对：赵　力

中国环卫行业数字化发展报告 2023
Report on the Digital Development of China's Environmental Sanitation Industry 2023
中国城市环境卫生协会　编著

*

中国建筑工业出版社出版、发行（北京海淀三里河路 9 号）
各地新华书店、建筑书店经销
北京海视强森图文设计有限公司
北京富诚彩色印刷有限公司印刷

*

开本：880 毫米 × 1230 毫米　1/16　印张：15¾　字数：334 千字
2024 年 5 月第一版　2024 年 5 月第一次印刷
定价：**185.00** 元
ISBN 978-7-112-30118-8
（43499）

版权声明

Copyright Notice

参编单位

Participating Units

主编单位（排名不分先后）

中国城市环境卫生协会智慧环卫专业委员会

副主编单位（排名不分先后）

青岛国真智慧科技有限公司

深圳市图元科技有限公司

参编单位（排名不分先后）

上海市政工程设计研究总院（集团）有限公司	湖南纽恩驰新能源车辆有限公司
升禾城市环保科技股份有限公司	陕西欧卡电子智能科技有限公司
苏州市伏泰信息科技股份有限公司	中城院（北京）环境科技股份有限公司
长沙中联重科环境产业有限公司	北京环境卫生工程集团有限公司
杭州滨和新能源有限公司	沈阳贝塔互联科技有限公司
西安市环境卫生科学研究所	杭州市环境集团有限公司
中环洁集团股份有限公司	青岛市环境卫生发展中心
龙马互联（福建）科技有限公司	深圳市汉德网络科技有限公司
侨银城市管理股份有限公司	玉禾田环境发展集团股份有限公司
佛山市顺德区大良街道综合行政执法办公室	

发布单位

中国城市环境卫生协会

参编人员

Participants

专家指导组

徐文龙　杜欢政　刘晶昊　高立新　陈　冰　陈海滨　翟力新　雷晓斌
果　敢　王世汶　王克磊

主　编

曹　曼

执行主编

纪　勇　王淑宝　郑　驰

参编人员（排名不分先后）

杜才杰　郭　敏　王　伟　贾雅楠　张文斌　李淑磊　陈　威　王　凯
艾　宇　薛　超　顾慧庭　尚明慧　周　晓　阳　衡　刘　涌　林　郴
周丹华　刘　博　韦　晶　姜俊国　张　伟　潘振华　唐素琴　蔡　雷
刘春华　赖滨萍　吕德彬　谢京芳　况世焕　王　彬　郭孝结　王学斌
高　芳　陈博通　刘佰亮　张瑞玲　肖文杰　尹起鑫　颜新宸　赵本吉
杨尚武　陶　磊　管毓倩　陈　瑶　秦浩文　潘兰兰　王雪莹　杨海平
刘　昭　陈　晨　彭天驰　翟晓卉　修晓丽　冯无恙　钟　慧　李　丽
刘文质　栾文凯　马刚铭　门永奎　未　巍　李增发　蒋万鹏　崔俊涛
李　倩　张龙元　史　超　周永旭　邓　蓉　王顺顺　张景跃　兰春宇
李尚春　刘詹超　刘国庆　任庆生　于嘉明　卢　健　韩清华　陈倩倩
宫渤海　刘建成　刘　昊　王明慧

序 言
Preface

编写背景和重要事件节点

2023 年全国"两会"明确把发展数字经济和工业互联网作为工作重点。各行各业都积极行动，开展了行业发展规划研究，编写了行业发展报告或白皮书。截至 2022 年的统计数据显示，我国数字经济在 GDP 中占比已达 41.5%。有关专家认为，2023 年是我国发展数字经济的元年。

在此背景下，谋定而动，中国城市环境卫生协会以规划为引领，果断决定编写《中国环卫行业数字化发展报告》，召开"首届中国环卫行业数字化大会"，徐文龙会长高度重视并亲自指导。2023 年 10 月，中国城市环境卫生协会年会于深圳召开，并在主论坛上发布了"中国环卫行业数字化发展报告"征求意见稿。

很荣幸我作为主编来统筹推进《中国环卫行业数字化发展报告 2023》的编写，期间，以中国城市环境卫生协会刘晶昊副会长兼秘书长为代表的多位领导和专家，也对报告的编写给予了具体的指导和帮助。在本报告编写过程中，许多有行业情怀和责任担当的领导、专家积极参与，我们以在环卫行业数字化某一细分领域或模块中已做出具有一定示范价值的成果为主要条件，选定 26 家企事业单位作为参编代表。

在广泛征求意见后，进一步编写、完善形成评审稿。2023 年 12 月，中国城市环境卫生协会组织专家评审，提出建设性修改意见和指导建议。编写人员对专家意见进行认真研究和分类分工，进而对评审稿进行大幅度系统修改，最终形成本书稿。

报告参编人员多为环境和 IT 专业的年轻从业人员，绝大部分没有编写书稿的经验，环卫数字化方面可参考的文献又很少，加之时间有限，内容不够深入和不够全面在所难免，恳请大家批评指正！同时，也想利用序言对正文未叙述详尽之处进行补充，对重要内容做进一步提炼，分述如下：

数字化转型的目的。简单讲是降本增效，具体包括降本、提质、增效、绿色和安全，综合增效目标平均为 20%。实现该目标需要一个过程，包括数据的积累和系统的迭代、完善、优化。转型的初级阶段(从0到1),首先实现的是可视化的功能以及生产过程的智能控制,涉及数据传输和接收设备、数据处理模型开发、数据中台和平台底座建设等,从可视化到智能化周期较长,短时间见不到增效和片面追求建设速度,容易产生或进入"形象工程"的误区,忽视平台基础设施建设和数字化转型增效初衷,造成重复投资和信息孤岛,如此将对数字化转型产生负面作用,影响数字化转型进程。可喜的是对此现状和问题大家有了共识,推出了服务于环卫行业的工业互联网平台(如 Eiiplat 环境产业互联网平台),已有先行者进入了从1到N的发展阶段,如在生活垃圾焚烧和餐厨厨余垃圾厌氧发酵方面,建成了通过智能控制实现降本增效的示范。

数字化转型的理论。数字化转型是企业利用先进的技术来优化或创建新的业务模式,以客户为中心,以数据为驱动,打破传统的组织效能边界和行业边界,提升企业竞争力,为企业创造新价值的过程。因数字化转型处于初级阶段,有关理论研究相对滞后,近期看到有关成果认为数字化转型是以数字化技术、数字化产品和数字化平台的基础设施为支撑起点,进而引发个人、组织、产业等多个层面变革的过程,其核心要点包括起点、过程和结果三个部分。数字化转型是持续迭代的过程,主要包括总体规划、明确目标、一把手主导、构建应用场景、原型图设计、敏捷开发持续迭代、升级数据治理体系等。环卫产业是产业体系和智慧城市建设中不可缺少的重要组成部分,转型规划需要基于社会环境发展大系统,依据可持续发展三种生产理论(人口生产、物质生产、环境生产)和生态学原理,进行网络平台架构的设计和监管与运维机制的建设。在充分利用现有成果、不增加过多成本的前提下,考虑我国企业的文化和体制特点,进行管理机制和商业模式创新,顺利完成环卫行业数字化转型升级融入整个数字化生态体系。

数字化转型的方法。企业数字化转型的本质是边界升维,核心是文化的变革,目的是强化人的能力,关键在于"打破企业边界,能够调用产权以外的资源",利用万物互联把机器推向一线,通过协同交互运作、整合利用资源,获得更优的生产效率、更高的产品质量和更好的生活体验。数字化转型需要企业家有开放的格局和前瞻的思维,从重新定义产权边界、打破规则边界和重构信用边界三个维度打造无边界组织,构建发展无边界的生态系统。产权、规则和信用分别对应的是资金流、信息流和物流,没有产权的界定就没有数据的开放流动,没有规则的制定就没有互联互通和"一网统管"，没有信用体系的建立就没有线上交易，这些都是需要我们尽快明确、解决的问题。传统企业的数字化转型非常艰难，数字化转型先行者的经验是：首先构建行业生态的总体规划和支撑平台，明确预期目标，一把手重视、亲自主导，打造跨界团队和资源共享生态应用场景，做好"原型图"设计，通过敏捷开发进行持续迭代，并升级治理体系。

数字化转型的技术产品。环卫行业数字化技术产品是指利用物联网、云计算、5G 通信和大数据分析等新一代数字技术手段，对环卫行业中各业务流程、环节、节点进行信息化梳理并实现数字化还原的产品统称，主要包括数字化新基建产品、数字化服务产品、数字化智能产品、数字化工具产品和数字化安全产品。环卫企业一直在分享 DT（Date Technology）时代的技术红利，大企业、集团都在各自的主要业务上取得了阶段性应用成果，中小企业在各个细分领域持续深耕成为研发新技术产品的主力军。北京大学、清华大学、中国人民大学、同济大学和复旦大学等开设环境专业的高校，都开展了"环境 + 互联网"方向的研究，并取得了领先的成果，如清华大学环境 GPT 应用实验室的大模型实践与探索工作走在了世界前列。摆在我们面前的问题是，新技术产品的开发缺少统一规划和标准，尤其是基础设施建设和通用产品的开发，如行业平台、大数据中心、标识解析二级节点站和测试床（中心）建设，以及行业大模型和微平台（边缘服务器）开发等，需要组织行业力量进行长期合作通过敏捷开发来完成。

数字化转型的基础设施建设。我国在信息基础设施建设上走在了世界的前列，信息基础设施产品是指为信息技术系统运行和数据传输而设计的硬件、软件和网络设备。这些产品包括服务器、网络设备、存储设备、数据中心设备和对应的管理软件。支撑环卫行业信息化和数字化发展的基础设施建设起步较晚，正在开展的有环卫云中心建设示范、环境行业平台建设示范、标识解析和测试床建设等。环卫行业数字化转型的基础设施建设中，企业的主动担当发挥了较大作用，如青岛国真智慧公司与青岛联通公司合作，共同承担了工信部主持的大数据中心环卫云中心建设和山东省示范工作。我们应利用好各地已有的网络基础设施和平台系统，包括城市云脑和用于政务服务的"一网统办"以及用于城市运行的"一网统管"，并做好与用于环卫行业监管的"一网统管"同企业内部用于经营管理和运维的"一网统控"的整合和融合，需要政府主导提前做好顶层规划设计。规模较大、实力较强的大企业、集团以及专业从事数字化的中小企业，为环卫行业数字化转型的基础设施建设做了很多前期探索性工作，需要行业相关部门给予重视和支持，尤其是在出台政策和制定机制方面，应充分调动传统信息化企业和国有企业的积极性，整合各方力量迎头赶上。

数字化转型的平台建设。国家政策明确要进行"一网统管"和大数据体系建设，但在谁来建和怎么建这个网络平台方面尚未明确。原因可能是多方面的，如国家公开招投标政策不允许、生产过程包括复杂的化学和生物反应、建设及运维难度大、没有成功的经验等。住房和城乡建设部、国家标准化管理委员会关于印发《城市运行管理服务平台标准体系建设指南》的通知强调"2025—2027 年，城市运管服务平台标准体系基本建成，标准基础全面夯实，城市运行管理'一网统管'的良好局面基本形成。"考虑到政府向第三方购买服务的政策，需要政府主管部门的组织和指导，把网络平台建设运维权委托给企业。平台建设过程漫长、投资大、难度大、风险大，企业家需要有行业情怀、开放的胸怀和利他的精神或心态，以及一线的经验。很难有一家企业能全面掌握各细分行业的 know-how，在平台建设过程中需采取共建的模式。建设运维主体要熟知行业 know-how，不能与平台主要用户有同行之间业务竞争关系。可能性比较大的平台建设方法是以"环境＋互联网"的头部企业为主（可能性比较大的是民营中小企业），联合各细分行业的"环境＋互联网"和"互联网＋环境"企业，组成事业共同体，从平台建设的合作分工，到运维过程的持续迭代，系统梳理和动态调控贯穿平台建设全过程。

项目数字化转型升级模式。谁来做升级改造，主要有 3 种方案或观点：①原网络系统可以胜任，或让原服务商简单改造即可胜任；②原网络系统不能胜任，需要推倒重建，完全按照"一网统管"的要求进行规划、设计、建设；③在原网络系统的基础上做升级改造，重新进行总体规划，分步实施。第三种方案是首选，需先盘点清晰现行服务商，可分三大类：①做政务管理系统的传统网络公司；②做部分生产过程监管与运营服务的专业化网络公司（即"环境＋互联网"，或"互联网＋环境"）；③几大环境集团公司组建自己的信息化或智慧环卫团队，服务公司自身的智能化和数字化升级。但问题是"一网统管"的内容和功能不是一家公司能胜任的，尤其是运维过程需要持续开发迭代，传统"甲乙方一次交付＋售后服务"的模式无法支撑数字化转型升级，需在政府统一领导下，采取委托第三方购买服务的方式，从建设或升级改造方案设计开始，组织原传统网络公司与各细分行业或模块专业网络公司紧密合作，成立合资或合伙公司，明确相应的运维管理机制，尤其是厘清政府与企业及企业间的责权利关系。

数字化转型后的平台运维。关键在于政府、企业和公众三个主体责权利的履行，政府发挥主导职能一定程度上受限于体制和认知，企业联合体中选择谁来做平台主很重要，公众观念和认知的提升是关键。选择平台主的一个前提条件是所做平台能满足"一网统管"的需要，至少是按照"一网统管"要求设计行业平台架构，制定行业标准，建设并开放平台底座，鼓励各细分平台和应用软件连接行业平台，并为应用者提供服务和支撑，制定实现共赢的建设运维合作机制。另外一个问题：是把网络平台提前建好供大家用，还是边建边用？平台建设运维为敏捷开发过程，提前建好是传统思维，需要政府统一规划，充分利用现有网络设施做升级改造，发挥城市云脑的功能，减少重复投资，尽快打通产业链，实现产业间的融合，与国家大数据体系一体化建设吻合起来，按照"一网统管"、智慧城市和可持续发展的要求，选择组建平台公司，制定鼓励企业从事行业平台建设运维的政策，在按照"一网统管"要求的建设运维过程中，持续迭代、完善发展。

数字化转型的现状与障碍。环境产业与其他产业相比，其数字化转型的特点主要表现在：①主体多，包括政府、企业和公众；②指标多，废弃物种类繁多，数据收集处理难度大；③要素复杂，包括人为因素和客观环境因素，还涉及体制上的交叉管理与处理过程以及上下游产业链的多个环节。因此，环境产业的数字化转型难度大、速度慢，并导致信息孤岛普遍存在。不但企业内部数字化网络没完全打通，而且城市内环卫数字化网络设施区域间也未完全打通，城市管理的"一网通办"和"一网统管"两网未融合，城市云脑的作用未得到充分发挥，距离 2023 年中共中央、国务院印发的《数字中国建设整体布局规划》中提出的到 2025 年，基本形成横向扩通、纵向贯通、协调有力的一体化推进格局存在一定差距。这背后隐含的问题是决策人认知局限和标准不统一，因为没有决策人是全能的，每个人都有自己的认知局限，对"一网统管"内涵和建设应用方案的理解存在不同，数字化转型的观点和做法的可行性也有待考证。可以说环卫数字化现状不乐观，主要障碍是决策人认知的局限和监管职能的分散。

数字化转型的未来与对策。数字化转型的初级阶段完成了从 0 到 1，重构了一个数字孪生的虚拟世界，并通过网络平台与现实世界互动，每个企业和每个人都是生态系统中的个体或个人，都有其生态位，初步实现了互联、互通、互动，后续在迭代完善中完成从 1 到 N 的持续发展。考虑到环境产业具有公共属性，转型和迭代过程需要政府的引导与推动，企业则作为执行主体，公众是最终受益主体，需履行监督义务。当下需要做的重点工作是突破"认知"和"体制"两大障碍，若决策有误失去的不仅是数字化转型带来的突破，而是一次发展的机会，甚至会在转型过程中被淘汰出局。决策人亲自参与转型过程是提升认知的一个有效办法，明确政府、企业和公众平台监管和运维的责权利关系，并制定数字化行业标准和"一网统管"建设运维机制，是落实数字化转型的有效举措。同时，发挥各行业协会和有关组织的作用，编制相关规划和标准以规范行业发展；强化宣传教育培训工作，鼓励社会资本进入和全民参与，以及制度、机制和模式创新，大胆尝试，先做试点，成功后推广并提炼出理论和方法来指导实践。

企业数字化转型的成功标志。数字化转型的核心是企业文化的变革，也就是说企业数字化转型是否成功，理论上主要看企业的文化是否变革了，实践中需用数字化转型的降本增效结果来证明（平均增效 20% 左右），过程中要看生产力与生产关系的变化，以及意识、组织、方法、模式等的转变，主要表现有：①从"部分作业活动机器代替人"到"生产全过程人机协同"；②从"物理世界的事后记录分析"到"数字世界的实时感知模拟推演"；③从"管理系统"到"作业平台"；④从"产品功能优先"到"消费者体验优先"；⑤从"运营＋维保"到"全产业链＋全生命周期运维"；⑥企业数据实现从"少量个体"到"全方位覆盖"；⑦从"企业之间的产品竞争"到"产业链之间的生态竞争"；⑧从"相对稳定"到"持续迭代"；⑨从"强管控"到"自律、自驱"。华为在数字化转型方面的成功经验值得我们借鉴，如组建业务设计与 IT 开发一体化团队，打破自身边界、聚合外部资源，以项目方式推进变革、突破转型束缚，以产品化方式来规划、建设和运营数字化应用，用三个维度评估数字化转型变革效果：①能力构建（交付文件）；②价值实现（业务价值）；③使用者视角（用户体验）。

编写过程有分享价值的二三事

整个书稿的编写过程比较复杂，参编人员多达 115 人，历时半年。分工合作看似简单，实际操作起来想要做到内容、风格统一，不重复、不矛盾、无遗漏，前后上下逻辑关系清晰且突出重点，确是一件不容易的事。按章节分工，跨单位组队，需要一起办公面对面交流，有了问题和分歧需要一位懂环卫和 IT 的跨界专家全力支持，过程中一个个问题突显了出来。自己编写自己审，往往难发现问题，加之跨单位的临时松散组织，给统稿工作带来了预想不到的困难。然而，路途虽远，但深知"善学者尽其理，善行者究其难"的道理，编写过程指导和统稿把关是主编的职责，作为主编的我除了自学恶补 IT 知识外，还要任用身边人员组建新团队负责报告的校审和完善，结果又遇到一个新问题，确切说是制造了一个新问题，那就是需要新团队人员对校审内容足够熟悉，首先要有统览报告的"巨人视角"，然后再一点点突破前行。

创新之道，唯在得人。得人之要，必广其途以储之。给"小伙伴"培训和组织学习成了编写报告的一项工作，学什么、怎么学，需要一位有经验的先行者安排指导，作为报告主编的我责无旁贷。幸好天人环境有终身学习的企业文化，建立了比较成熟的学习型组织，并有十多年的数字化转型经验和跨界人才培养储备。对领导率先垂范的要求，使我系统学习了 IT 方面的知识，并把最近两年出版的数字化方面的书全买来，用三个月时间突击研读完，做了主编应有的尽职尽责准备工作。

其中有一件比较难办的事，做 IT 的"小伙伴"多是年轻人，习惯了编代码，文字功底普遍欠缺，短时间内难以解决。首先想到的是多检索资料，多请教专家，现实是这方面的跨界人才奇缺，自然这方面的资料也难找到。只好，一句一句地改，一段一段地推敲。"在有限时间内做到全力以赴，至少将来不后悔"，成了"小伙伴"们的座右铭。虽然报告质量没完全达到我们期望的程度，在此请大家原谅，并在以后的工作中多给予批评指导。

致谢

群力之所举，则无不胜；众智之所为，则无不成。借此机会，向中国城市环境卫生协会领导给予的信任、指导和支持，以及各位专家给予的建设性修改意见，表示最衷心的感谢！对各位参编单位的积极参与和无私奉献，对各位参编单位"小伙伴"的辛苦付出，表达最真诚的谢意！这里，不得不提青岛天人环境股份有限公司和青岛国真智慧科技有限公司的"小伙伴"们，是他们担当了最后一关的组稿和编写重任，几乎都是人生经历的第一次，边学、边做、边修改，已记不清反复修改了多少遍，相信这种"致广大而尽精微"的精神，必将成就他们"万山磅礴看主峰"的"高精尖"精彩未来。还要感谢中国建筑工业出版社的责任编辑兰丽婷女士，她认真负责的态度让我们敬佩。特别要感谢我们所有"小伙伴"的家人，是他们给了我们很大的鼓励、支持和帮助，才有了我们加班加点的时间保障，他们都是我们心中的幕后英雄和最可爱的人。

中国城市环境卫生协会智慧环卫专业委员会主任：曹曼

2023 年 12 月 1 日

目　录

Contents

摘

要

　　国家主席习近平向 2023 中国国际智能产业博览会致贺信中指出，当前，互联网、大数据、云计算、人工智能、区块链等新技术深刻演变，产业数字化、智能化、绿色化转型不断加速，智能产业、数字经济蓬勃发展，极大改变全球要素资源配置方式、产业发展模式和人民生活方式。我国高度重视数字经济发展，持续促进数字技术和实体经济深度融合，协同推进数字产业化和产业数字化，加快建设网络强国、数字中国。

　　数字化转型被列入 2023 年政府工作的重点，成为当前中国经济发展的"主旋律"。2023 年《政府工作报告》明确"加快传统产业和中小企业数字化转型，着力提升高端化、智能化、绿色化水平"。这标志着提了多年的数字化已到了不得不转且必须要转的时刻。2023 年成为我国产业数字化转型元年。

　　第 1 章： 主要介绍了环卫行业数字化发展的背景和目的意义，从世界、国家和行业三个层面，归纳总结环卫领域数字化技术的发展历程以及近年来我国环卫行业数字化的主要进展，并对行业未来的发展趋势进行分析与研判，着重剖析了政府、企业、公众等用户主体参与环卫行业数字化建设的必要性和重要性，详述了在国家数字经济、"双碳"目标和高质量发展等政策驱动下，三方主体发挥各自优势，逐渐形成建设合力，共同推动环卫行业数字化发展进程。数据显示，约 76% 的上市公司已经开始数字化转型，行业覆盖制造业、金融业和信息传输、软件与信息技术服务业等多个领域，相对成熟的约占 8.7%，大多仍处于探索阶段。

　　第 2 章： 主要从行业特点、发展阶段、动力来源、用户需求分类和挑战机遇等方面对环卫行业数字化发展的需求进行了研讨分析，结合环卫行业的特有属性和实际应用场景，详细介绍了环卫产品从信息化、数字化、数智化，到智慧化阶段的发展脉络，深入剖析了驱动环卫行业数字化发展的来源和动力，重点对不同用户（政府、企业和公众）的需求特点进行分类研究，全面了解用户的切实需求及面临的挑战和机遇，为环卫行业数字化产业的发展提供指导和支持。

　　第 3 章： 主要介绍了环卫行业数字化发展的预期目标、主要任务、实施路径和保障措施，按照国家"十四五"规划、数字中国、碳达峰行动等数字化相关的政策要求，聚焦政府、企业、公众三方用户需求，拟定环卫行业数字化转型升级的预期发展目标，明确提出实现目标的八个主要任务（标准体系、基础设施、数据要素价值、发展质量水平、安全保障体系、"灯塔"示范、公众参与和网络安全等），系统梳理了目标的实施路径和保障措施，支撑环卫行业数字化转型顺利开展。预计未来 5 年软件业规模的年均复合增速将达到 17% 以上；到 2025 年，能源消耗要比 2020 年下降 13.5%，环卫数字经济核心产业增加值占环卫行业生产总值 10%，环卫工业互联网平台应用普及率达到 45%，垃圾分类知识普及率达到 80% 以上。

第 4 章： 主要从产品、服务、解决方案的角度对环卫行业数字化相关类产品进行了分类与介绍，以数字化新型基础设施建设类产品为切入点，对新基建产品的分类、发展阶段、当前取得的成就及存在的问题进行深入剖析，并对未来新基建产品的发展进行了合理预测。选择面向政府、企业、公众用户的具有代表性的环卫行业数字化产品、数字化服务和数字化解决方案，对各类产品的核心功能、应用范围和发展趋势等进行分析。从现实生产环境出发，对当前我国智慧环卫行业现状及发展方向进行分类展示，为行业实现数字化转型提供新思路。

第 5 章： 主要介绍环卫行业数字化发展的市场业态、运维模式和价值创造，从政策引导、技术驱动、服务模式、产品市场等方面探究分析未来数字环卫的市场机遇与发展，提出以政府为主导、市场化运作、公众参与"一网管控"运维模式，确保环卫行业的持续、稳定和高质量的发展。数据显示，中国智慧环卫行业市场规模呈现逐年上涨态势，2022 年智慧环卫市场规模约为 613.98 亿元，2019—2023 年复合增长率为 18.11%。伴随政府和企业对智慧环卫供给持续优化完善，公众侧的需求将逐步呈现更多元化、个性化的态势，结合《新一代人工智能发展规划》，预计到 2025 年智慧环卫市场规模将超过 8800 亿元，到 2030 年智慧环卫市场规模将增长至 1 万亿元以上。

第
1
章

环卫行业数字化发展背景意义

1.1 背景分析

1.1.1 世界背景

随着信息技术的飞速发展和城镇化进程的推进，环卫行业正迈入数字化转型的新纪元。本章将追溯环卫领域数字技术的发展与应用历程，帮助我们了解环卫行业从传统作业向数字化管理的演进过程，以及数字化技术如何逐步渗透并改变环卫行业的方方面面。

环卫工作是城市建设和管理的重要组成部分，包括道路清扫、垃圾收集、转运和处理等。传统环卫工作的操作和管理主要依赖人工，效率较低，管理困难，20世纪90年代，一些国家和城区开始引入数字化技术，如全球定位系统（GPS）和自动车辆定位系统（AVL），以提高车辆调度效率和监控作业进度。此后，随着各种数字技术的发展，环卫行业步入数字化转型的时代，主要有以下几个方面：

GPS（全球定位系统）与AVL（自动车辆定位系统）技术的应用： 20世纪90年代末至21世纪初，GPS和AVL技术的应用为环卫行业带来了巨大的变革。通过在环卫车辆上安装GPS设备，管理人员能够实时监控车辆的位置和移动轨迹。这不仅提高了车辆的调度效率，而且有助于作业路线的优化，减少了油耗和运营成本。AVL系统能记录车辆位置信息、行驶轨迹、车速、油耗等作业数据，为后续数字化管理所需要的数据分析和决策提供了重要支持。

传感器技术与物联网的崛起： 1998年，美国麻省理工学院创造性地提出了当时被称作EPC（产品电子代码）系统的"物联网"的构想。2003年，美国《技术评论》提出传感网络技术将是未来改变人们生活的十大技术之首。随着物联网技术的发展，物联技术也进入环卫领域。传感器可安装在垃圾桶内部，监测垃圾填充情况，当垃圾桶快满时传感器将发送信号，通知环卫工作人员及时进行处理；又如在公共卫生间内安装物联网设备，监测卫生间的使用频率、清洁度以及设施完好率，帮助管理人员实现科学调配清洁人员，保障公共卫生间的良好服务状态。此类技术可以提高垃圾收集的效率，降低维护成本，减少资源浪费，大大加快了环卫数字化进程。

大数据与智能分析技术的应用： 传感器技术的应用，为环卫行业收集和积累了大量数据，随着数据的不断积累，环卫行业开始利用大数据和智能分析来优化运营。根据GPS和AVL得到的车辆和垃圾桶上传感器产生的数据，管理人员能够分析预测垃圾需求、优化作业计划和资源分配、提高作业效率。由数据驱动的决策有助于降低成本、提高服务效率和质量，推动环卫管理持续前进。

云计算与移动应用： 2006年8月9日，Google首席执行官埃里克·施密特（Eric Schmidt）在搜索引擎大会首次提出"云计算"（cloud computing）的概念，此后云计算技术快速崛起，环卫行业数字化领域也受益良多。比如利用云计算平台，构建统一的智能环卫管理系统，实时收集各类传感器（如垃圾桶满溢检测传感器、空气质量传感器等）传输的数据，实现对整个城市的环境卫生状况进行集中监控和分析；通过云平台的大数据分析能力，可以预测垃圾产生量、优化垃圾车调度路径，并为决策者提供可视化报告和管理建议。同时，不同部门和单位可通过云平台共享环卫相关资源，比如紧急事件响应时，不同地区的环卫力量能够迅速协调支援，提高应对效率。

智能装备和自动化：近些年，环卫行业数字化迈向了更高的阶段，智能装备和自动化技术的应用日益普及。智能清扫车辆配备了高精度传感器和自动驾驶系统，能够实现清扫路径规划和自主导航，不仅提高了清扫效率，而且减少了人工操作，提高了作业的安全性。此外，机器学习和人工智能的运用使得环卫行业数字化系统能够更好地理解和预测用户需求，提供个性化的服务，提升了整体质量和可持续性。

综上所述，数字化技术在设备管理、人员管理、作业优化等方面的应用都在推动环卫行业的发展。20 世纪 90 年代，一些国家开始引入数字化技术，实现了环卫行业全过程监管与全产业链可追溯，提高了环卫车辆调度效率和作业质量。随着云计算、物联网、大数据、人工智能、区块链和数字孪生等数字技术的应用与移动端的普及，可以将环境管理系统和数据分析工具部署在云端，实现远程实时访问、生产过程智能控制和线上监管，推动环境控制和监管效率、作业安全度和环境质量提升。

1.1.2　国家背景

1. 研究背景

近 20 年，随着我国经济的快速发展，我国城市建设进入加速发展期。2022 年，我国常住人口城镇化率达到 65.2%，这是中国常住人口城镇化率首次突破 65%，意味着"十四五"规划提出的"常住人口城镇化率提高到 65%"的目标提前实现，城镇化对国民经济和社会进步的促进作用日益明显。与此同时，人口膨胀、环境污染、资源短缺、交通阻塞等城市病已逐渐成为制约我国城市发展的主要问题。为了实现城市的可持续繁荣，需要进一步顺应城市多样化、社会化和协同化的趋势，建立起新型的城市发展模式，也需要借助先进信息技术强大的驱动力，奠定新型城市发展模式的基础。

2023 年 2 月，中共中央、国务院印发了《数字中国建设布局规划》，明确数字中国建设按照"2522"的整体框架进行布局，即夯实数字基础设施和数据资源体系"两大基础"，推进数字技术与经济、政治、文化、社会、生态文明建设"五位一体"深度融合，强化数字技术创新体系和数字安全屏障"两大能力"，优化数字化发展国内国际"两个环境"。

《中华人民共和国国民经济和社会发展第十四个五年规划和 2035 年远景目标纲要》（下文简称"'十四五'规划"）指出，提升城市智慧化水平，实现城市运行一网统管。

全面加快建设城市运行管理服务平台，推行城市运行管理"一网统管"，稳步推进"数字城市"建设，是践行发展数字经济和建设数字中国的有效实践路径。建设城市数字化监管平台，是环卫行业数字化转型的重要一环。通过"智"识人、"慧"统运，以及"数"促管，环卫将由传统的"人治"模式向"数治"模式转变，这也是探索大城市可持续发展的环卫路径之一。

"十四五"规划提出，加强关键数字技术创新应用，加快推动数字产业化，推进产业数字化转型，环卫的数字化进程取得了阶段性的胜利。但在数字化转型的过程中，依然存在着一些问题：如数字环卫存在"信息孤岛严重"，"十四五"规划纲要虽然提出了"一网统管"规划，但由于实施未实现统筹和同步，各地、各级的数字化平台分散运行、并未打通，难以实现数字化统一监管；如缺乏数字环卫专业人才以及欠缺合适的技术平台，这些问题已逐渐成为制约我国环卫行业数字化转型的重要因素。因此，在治理机制改革、管理方式创新、降本增效切实落地等方面，各级管理部门和企业存在迫切的需求，亟待解决。

2. 现阶段发展情况

为加快数字环卫建设，2020 年 3 月，中共中央办公厅、国务院办公厅印发《关于构建现代环境治理体系的指导意见》，提出到 2025 年形成导向清晰、决策科学、执行有力、激励有效、多元参与、良性互动的环境治理体系。监管方面重视推进信息化建设，形成生态环境数据一本台账、一张网络、一个窗口，通过数字化手段提高政府工作效率和服务能力，促进企业数字化转型升级，优化资源配置和工艺技术，助推运营和监管模式创新，提高废弃物综合利用和环境治理水平，实现全面高质量发展。

2020 年 9 月 12 日，由中国城市环境卫生协会牵头编制的《环卫产业互联网平台白皮书（2020）》在北京发布。该报告通过研究环卫行业数字化发展现状，提出了环卫产业互联网平台的概念，梳理了环卫产业与关联产业的关系，设计了平台的总体架构与 SAAS 应用体系，提出了平台的相关标准体系，为数字环卫落地应用和战略部署提供标准化支撑，为下一步工作落实理清思路。

2021 年 5 月，国家发展改革委、住房城乡建设部印发《"十四五"城镇生活垃圾分类和处理设施发展规划》（发改环资〔2021〕642 号）。该规划要求以提高城镇生态环境质量为核心，以保障人民健康为出发点，以推进生活垃圾减量化、资源化、无害化为着力点，补短板强弱项，着力解决城镇生活垃圾分类和处理设施存在的突出问题。提出依托大数据、物联网、云计算等新兴技术，加快建设全过程管理信息共享平台，通过智能终端感知设备进行数据采集，进一步提升垃圾分类处理全过程的监控能力、预警能力、溯源能力，实现生活垃圾收处运全生命周期监管。

2022 年 6 月，中国上市公司协会召开中国上市公司协会信息与数字化专委会成立大会，会上发布了《中国上市公司数字经济白皮书 2022》。该白皮书的数据样本来自 2021 年 8 月中国上市公司协会组织开展的上市公司数字化转型现状调研，共收到 726 家上市公司的反馈。此次调研从企业数字化转型的现状、投入情况、实现路径、转型效果、转型难点 5 个维度，对上市公司数字化转型进行了较为全面的刻画。样本公司中约 76% 的上市公司已经开始推进数字化转型。

以制造业为例，排名前五的为基础化工、医药、机械、电力设备及新能源、计算机，分别有 53 家、51 家、45 家、38 家、30 家公司已经开始推进数字化转型。从控股类型看，民营控股、地方国有控股、央企控股、其他分别为 298 家、124 家、71 家、57 家，占比分别为 54%、23%、13%、10%。从企业规模看（依据国家统计局《统计上大中小微型企业划分办法（2017）》划分），74% 为大型企业，23% 为中型企业，3% 为小型企业。从已推进企业数字化转型所处的阶段看，相对成熟及已经完成的公司占比较小，数量占比分别为 8.7%、0.2%，大多数还处于探索阶段。调查显示，业务是上市公司开展数字化转型的主要推动力，转型的重点突破口聚焦在数据资产的深度价值挖掘和跨产业链协同，智能制造、智慧能源和智慧交通是重要的转型场景，涉及的重要技术领域为大数据、云计算和工业互联网。从动态的视角看，近年来数字技术支出力度基本保持了稳定，已经推进数字化转型的企业中超过半数的技术支出投入力度有所加大。在已经开始数字化转型的样本公司中，最近三年数字技术支出占营收比例明显上升的企业占比超过半数，为 50.55%；数字技术支出占营收比例基本持平的公司数量占比为 47.64%，只有 1.82% 的样本公司近三年数字技术支出占营收比明显下降。

2021 年 12 月，国务院印发《"十四五"数字经济发展规划》（国发〔2021〕29 号），在规划政策指导和工业 4.0 大热潮的背景下，环卫机械作业逐步取代人工作业，并伴随着新一代信息技术飞速发展，推动环卫行业数字化发展。5G、物联网、大数据、云计算等技术与制造业进一步融合，制造业向信息化、数字化的方向发展，数字环卫也获得了更大的发展契机。数以万计的传感器加装到环卫设备上，越来越多的城市落地无人驾驶环卫清扫车队，垃圾处理前中后端产业链数据逐步打通，环卫行业数字化水平逐步提高。

2022 年 8 月，科技部、教育部、工业和信息化部、交通运输部、农业农村部、国家卫生健康委等六部门印发《关于加快场景创新 以人工智能高水平应用促进经济高质量发展的指导意见》，该意见提出，以企业主导、创新引领、开放融合、协同治理为基本原则，在经济社会发展、科学研究发现、重大活动保障等领域形成一批示范性强、显示度高、带动性广的重大应用场景；通过场景创新促进人工智能关键技术和系统平台优化升级，形成技术供给和场景需求互动演进的持续创新力；初步形成政府、产业界、科技界协同合作的人工智能场景创新体系，场景创新主体合作更加紧密、创新能力显著提升；场景开放创新成为地方和行业推动人工智能发展的重要抓手，形成一批场景开放政策措施和制度成果。该意见为环卫行业数字化转型过程中人工智能的场景应用提供了指导方向，比如智能图像识别技术可提高垃圾分类的准确性和效率，智能化路径优化可提高垃圾收运的效率并降低收运成本等。

2023 年 2 月中共中央、国务院印发的《数字中国建设整体布局规划》指出，要全面赋能经济社会发展，建设绿色智慧的数字生态文明，推动生态环境智慧治理，加快构建智慧高效的生态环境信息化体系。在此规划的指导下，环卫行业开始建立全面的智慧环卫信息化体系，包括智能化的垃圾收集、分类、运输、处理等全流程监控管理，通过物联网技术、大数据分析和云计算能力提升环卫作业的精细化管理水平；同时促进环卫与其他部门如城管、水利、农业等部门之间的信息共享与协同联动，共同应对生态环境问题，实现跨部门、跨领域的综合治理。

虽然数字化环卫实现了对环卫工人和环卫车辆、设备的实时监控，通过对数据挖掘和分析，系统可以自动分配任务，但是国内对城市环卫数字化管理的应用尚处于初级阶段，普及率仍不足 10%，在技术和管理方面尚存较大差距，与国家规划要求差距甚远。

3. 未来发展趋势

2023 年 10 月 7 日至 9 日中共中央政治局常委、国务院总理李强在浙江调研时强调，数字化浪潮是一种变革性力量，必须顺应这一趋势，大力推进数字化转型，为经济社会发展全方位赋能。当前特别要以数字化转型推进新型工业化，突出重点领域，大力推动制造业数字化转型。笔者认为未来五年数字化主要发展趋势包括：

人工智能技术将应用于各个领域。2022 年 8 月，科技部等六部门印发《关于加快场景创新以人工智能高水平应用促进经济高质量发展的指导意见》（国科发规〔2022〕199 号），提出着力打造人工智能重大场景。围绕高端高效智能经济培育打造重大场景，围绕安全便捷智能社会建设打造重大场景，围绕高水平科研活动打造重大场景，围绕国家重大活动和重大工程打造重大场景。人工智能作为国家"十四五"规划中重点推进建设行业之一，将会快速发展，并普及到各行各业中，以实现设备和系统的智能管理和操作。例如在环卫领域，GPT 模型结合实时环卫数据，可以动态调整人员和设备配置，对突发事件做出快速响应，实现环卫资源的智能调度；利用 GPT 模型处理大量环卫作业数据，如清扫频率、垃圾产量、处理设施运行状况等，自动生成各类数据分析报告，辅助管理人员决策。

5G 技术普及和物联网（IoT）快速增长。工业和信息化部会同产业各方，深化网络覆盖和共建共享，深入推进 5G 应用"扬帆"行动计划和"5G+ 工业互联网"融合应用，加速产业成熟，我国 5G 发展跑出了"加速度"。截至 2023 年 6 月底，我国 5G 基站累计达 293.7 万个，覆盖所有地级市城区、县城城区，覆盖广度深度持续拓展；启动全球首个 5G 异网漫游试商用，5G 网络加快向集约高效、绿色低碳发展。5G 技术将更好地应用在远程监控、远程指挥和数据分析等领域，提高运营效率。结合物联网技术的应用将实现设备和系统的互联互通，提高设备设施的智能化程度。

大数据及云计算全面应用。2020 年 4 月 28 日发布的《工业和信息化部关于工业大数据发展的指导意见》（工信部信发〔2020〕67 号）、《促进大数据发展行动纲要》（国发〔2015〕50 号）、《国务院关于深化"互联网＋先进制造业"发展工业互联网的指导意见》等政策文件均提出要促进工业大数据的发展和应用。作为国家"十四五"规划中数字经济重点产业的一环，大数据采集、清洗、存储、挖掘、分析、可视化算法等技术创新会在各行业推广应用。

《数字中国建设整体布局规划》提出，到 2025 年，基本形成横向打通、纵向贯通、协调有力的一体化推进格局，数字中国建设取得重要进展。数字基础设施高效联通，数据资源规模和质量加快提升，数据要素价值有效释放，数字经济发展质量效益大幅增强，政务数字化智能化水平明显提升，数字文化建设跃上新台阶，数字社会精准化普惠化便捷化取得显著成效，数字生态文明建设取得积极进展，数字技术创新实现重大突破，应用创新全球领先，数字安全保障能力全面提升，数字治理体系更加完善，数字领域国际合作打开新局面。

1.1.3　行业背景

1. 研究背景

2015 年 3 月 5 日第十二届全国人民代表大会第三次会议《政府工作报告》中首次提出"互联网＋"行动计划。实施"互联网＋"战略，颠覆了传统的方方面面，改变了人们的生活和生产方式，更重要的是影响了人们的思维方式和价值观。传统的环卫管理模式及其监管方式，因无法适应迅速变化的城市建设需求而显得力不从心。全面进入数字化时代，尤其是大数据技术的广泛应用，为城市环卫行业带来了前所未有的变革机遇，有望推动环卫产业升级，实现更智能化、精细化的管理和运作，有效应对城市垃圾治理难题。"互联网＋环卫"模式利用先进的计算机技术和物联网技术，将设计和实施更为科学、高效的环保解决方案，以提升环卫工作的执行效率和工作质量。

"十四五"规划纲要提出加快数字社会建设步伐。数字化环卫依托物联网技术与移动互联网技术，对环卫管理所涉及的人、车、物、事进行全过程实时管理，合理设计与规划环卫管理模式，提升环卫作业质量，降低环卫运营成本，用数字评估和推动垃圾分类管理实效。数字化环卫的实现可以有效提高环卫作业效率和环卫作业质量，通过合理的规划设计实现垃圾的快速清理和回收利用，以及人员、车辆的快速调配，从而对资源进行合理配置，降低环卫运营成本，避免人力、物力的浪费。大力发展数字化环卫是必要的也是必然的，其发展不仅对环卫产业具有必要性，而且对社会发展和人民生活质量的提高具有重大意义。

2. 现阶段发展情况

数字化环卫在中国乃至全球范围内正在快速发展和普及，尤其是在中国，随着生态文明建设的深入和智慧城市建设的推进，环卫行业正积极拥抱数字化转型，技术与业务深度融合，不仅提升了行业的智能化水平，也为实现绿色、低碳、高效的城市环境治理提供了有力支撑。

在技术革新方面，环卫行业通过集成物联网（IoT）、大数据、云计算、人工智能（AI）、5G 等前沿技术，打造智慧环卫平台，实现对环卫作业的全方位、实时、精细化管理。例如，通过安装智能感应设备，实时监控垃圾箱满溢情况、道路保洁状况、垃圾分类等，以及利用 AI 图像识别技术对垃圾进行精准分类。

全过程监管：数字化环卫实现了对环卫作业全过程的信息化管理，包括人、车、物、事的全链条监控，有效解决了以往管理盲区，提高了工作效率和反应速度。通过数据分析，可以更好地规划和优化作业线路、频次，以及实现垃圾处理设施的智能化运维。

降本增效：数字化手段的引入，极大地降低了环卫运营成本，通过科学合理调度资源，减少了无效劳动和资源浪费，同时提升了环卫作业的整体质量和效率，进一步推动了垃圾分类、减量化、无害化和资源化的进程。

市场化进程加速：环卫服务市场化改革的深化，促使企业加大对数字化技术的研发与应用，以求在激烈的市场竞争中占据优势，形成规模化、专业化、一体化的环卫服务新业态。

政策支持与地方实践：中国政府大力支持环卫行业的数字化转型，出台了一系列相关政策和指导意见，各地也积极响应，推出一系列智慧环卫试点项目，例如深圳、杭州等地的智慧环卫体系建设已初具规模。

公众参与与服务升级：借助移动互联网技术，数字化环卫强化了公众参与机制，通过手机应用程序等方式让市民参与到垃圾分类、反馈环境卫生问题等环节中，提升了公众满意度和环境卫生的整体水平。

综上所述，环卫行业数字化已经成为行业发展的主流趋势，无论是在技术应用、管理方式、资源优化还是服务提升方面，都呈现出了鲜明的时代特征和广阔的发展前景。

3. 未来发展趋势

现代环卫行业，机械作业逐步取代人工作业，效率也大大提高，但是现代环卫行业也存在信息化程度低、缺少对环卫全过程的监管等问题，而随着数字化各项技术的逐步推广，也将为环卫行业带来了一场"数字化"的革命，通过数字化带来的生产效率的提升以及生产模式的改变，也成为环卫产业转型升级的重要驱动力。

"十四五"规划纲要中，对我国加快发展数字化、建设数字中国的表述占了一篇四章，其中对人工智能、大数据、区块链、云计算、网络安全等新兴数字产业着墨甚多，未来我国将推进数据驱动经济增长、广泛应用人工智能、加强信息安全保障能力、提升政务数据服务水平、加强数字化人力资源培养，以数字化转型整体驱动生产方式、生活方式和治理方式变革。数字环卫行业发展趋势将有以下五个方面：

（1）随着物联网、大数据和人工智能等技术的不断发展，智能网联设备将在环卫行业得到广泛应用。《中国制造 2025》（国发〔2015〕28 号）、《高端装备创新工程实施指南（2016—2020）》、《新能源汽车产业发展规划（2021—2035 年）》（国办发〔2020〕39 号）等文件将智能网联汽车提升到了国家战略的高度。智能网联环卫设备利用智能控制技术、V2X 通信技术、动态交互处理技术、云平台技术、大数据技术和全时空智慧感知技术，进行环卫机械化作业。

（2）数据驱动决策，通过采集、分析和利用环卫数据，可以实现城市环卫管理的精细化和智能化。例如，利用大数据分析，可以实时监测垃圾桶的填充情况，优化垃圾收集路线，提高运输效率。

（3）移动互联网技术将为环卫行业带来更便捷的管理和服务方式。智慧城市建设将得到快速发展，促进城市转型发展、提升城市治理科学化、精细化、智能化。例如，通过手机 App，居民可以实时查询附近垃圾桶的使用情况，提前知道垃圾收集时间；环卫工人也可以通过 App 接收工作任务和指导。

（4）建设统一的环卫服务平台，整合各种环卫资源和信息，提供一站式的环卫服务。例如，通过平台可以实现垃圾分类指导、环卫设备维护、环境监测等功能。

（5）产业链协同发展，提高整个环卫行业的效益和竞争力。数字环卫行业涉及多个环节，包括垃圾收集、清洁服务、设备制造等，下一步在以数字化推动环卫行业转型升级方面，推动工业大数据成为产业转型升级的核心驱动力，广泛应用各种数字化工具，不断完善无人化、智能化建设，围绕产业链部署创新链，围绕创新链布局产业链，打造"双链协同"发展体系。

1.2　目的意义

环卫行业数字化转型需要政府、企业和公众等主体共同参与推动、建设，同时其转型成果也是多方共享。环卫行业数字化转型在提升政府服务水平，促进组织机构变革，实现环卫企业降本增效、可持续发展，提高公众环保意识，助力生活垃圾分类精细化，完善公众监督机制等方面具有重大意义。

1.2.1　政府侧

1. 提升环卫管理效率

环卫行业数字化转型是社会治理现代化不可或缺的一部分。在推动城市环境卫生数字化转型的进程中，不仅能提高城市环境卫生管理的效率和服务质量，而且可以促进资源的节约和环境的改善，推动城市治理朝着更科学、更高效和更人性化的方向发展。

通过应用新技术和创新管理模式，环卫管理部门得以打破传统的横向和纵向障碍，实现环卫业务的全过程管理，包括规划建设、运维监管和考核指导等环节。首先，通过智能化采集和分析各类环卫数据，可对环卫基础设施的规划和建设提供辅助决策支撑。如根据垃圾产生量趋势分析，实现垃圾投放点、垃圾转运站和末端处置设施的精确规划，提高资源利用率。其次，在环卫业务监管方面，利用云计算、物联网、人工智能等新兴技术，可实现环卫垃圾前端分类、清扫保洁、垃圾清运、垃圾处置等环节的标准化、精细化和智能化管理，通过大数据分析技术，可以及时发现潜在问题和改进方向，并制定相应的改进措施。

这一系列的数字化转型措施，不仅能突破环卫行业传统经验和做法束缚，解决当下环卫管理面临的种种问题，让环卫工作变得更加智慧，助力城市精细化治理和智慧城市建设，还可以通过对环卫管理所涉及的人、车、物、事件进行全过程实时监督，提升环卫作业质量，降低环卫运营成本，提升城市固废管理实效。

2. 深入贯彻"双碳"战略要求

实现"双碳"目标，不仅是建设人与自然和谐共生的现代化的必然要求，也是满足人民群众对美好生活需要的必然要求。近年来，国家和省、市各级政府部门相继下发了"双碳"方面的政策要求。"十四五"时期，我国进入了以降碳为重点战略方向的生态文明建设阶段，是推动减污降碳协同增效，促进经济社会发展全面绿色转型，实现生态环境质量改善由量变到质变的关键时期。加快推进"双碳"工作，数字化和智能化手段是必不可少的。

环卫数字化以现代技术的应用为导向，运用5G、AI、物联网等新一代信息技术，构建"一网统管"网络平台，智慧赋能，提质增效。通过信息的分析与整合，提高环卫治理的智能化和低碳化水平；通过将环卫数字化与"双碳"战略有机融合，构建"双碳"战略思想传播平台，充分发挥社会的"双碳"战略实践成果，推动"双碳"战略的实施。

环卫数字化引入了数字时代独特的新发展理念、新组织方式和新市场规则到现有的环卫体系中，以数据为核心生产要素、以数字技术为驱动力，实现环卫和数字技术的深度融合，助力构建更清洁、高效、安全和可持续的现代环卫体系，为实现"双碳"目标作出贡献。

总之，良好的生态环境是最广泛受益的民生福祉。"双碳"战略和环卫数字化在本质发展特性上是一致的，它们在相互促进和作用的融合过程中，为城市发展和社会治理提供坚实保障，从而实现碳达峰和碳中和目标，保障公共利益，推动可持续发展。

3. 充分发挥数据价值

环卫行业数字化转型将产生大量有价值的数据，这些数据可应用在决策支持、资源优化、预测预警、监管执法、公众参与和效果评估等方面。环卫数据可以提供对垃圾清理、道路清扫等工作的实时监测和评估，获取垃圾产生量、清扫频率等信息，从而及时调整资源分配和工作计划，提高工作效率和质量。未来，环卫数据还可用于城市规划和建设，通过分析历史数据和趋势预测，政府可以更好地评估城市区域的环境卫生状况，并根据需求进行合理的规划和建设。此外，环卫数据对改善公共服务也具有重要价值，通过分析环卫数据与其他社会经济指标之间的关联性，政府可以更好地优化公共服务资源配置。

4. 增强政府服务能力

环卫行业数字化转型能够显著增强政府在城市环卫管理中的服务能力。通过数字技术的应用和创新，政府可以在智能决策、精细调度和公众参与等方面得到技术支撑，从而为市民提供更高效、便捷和贴心的环卫服务。

环卫行业数字化转型有助于改变过去政府采用的"一揽子式"管理方法，解决政府、市场和社会之间互动不足的现状。在实现环卫管理部门内部的协同合作的基础上，变化将扩展到政府、市场和社会各层面，包括增加社会公众的参与度，推动垃圾分类督导宣传，以及环境卫生指数和公众满意度等方面的提高。政府结合业务运行和社会公众的满意度数据，可对环卫服务企业进行全面评价，形成各层级的协同闭环，最终打造"市场、政府、社会"三者融合共治的环卫治理新模式。这一新模式可以有效推动环卫行业的共建、共治和共享，真正体现了环卫治理的现代化水平，为实现环卫行业的共同发展和治理效能提升作出贡献。

5. 推进行政体制改革

近年来党中央高度重视深化行政体制改革。加强数字政府建设是创新政府治理理念和方式的重要举措。以数字化转型推动深化行政体制改革，是数字时代政府治理方式变革和治理能力提升的重要手段。

组织机构改革。数字政府建设需形成与数字化时代发展相适应的组织架构。组织机构改革需要与数字化转型相互协调和互相促进。首先，数字化工具为组织提供了更多的数据和信息，可以使管理层更好地了解组织的运作和绩效。这有助于精确识别问题，做出更明智的决策。其次，数字化转型强调团队协同和跨职能合作，组织机构改革通常涉及打破原有的部门壁垒，鼓励不同部门之间的知识共享和合作。最后，数字化转型还鼓励组织更加灵活和创新，这也需要组织机构更灵活、去中心化，以更好地应对不断变化的市场条件。例如，广东省在数字政府建设中从体制机制改革入手，构建"管运分离"的数字政府改革管理体制，组建政务服务数据管理局，探索制度创新与技术创新相结合的新模式；上海市成立推进"一网通办""一网统管"工作和政务公开领导小组，由市政府办公厅牵头，各区各相关部门配合，市大数据中心负责实施：这些成功案例都彰显了数字化对组织机构改革的促进作用。

职责体系优化。"十四五"规划纲要提出的主要发展目标之一是"国家行政体系更加完善，政府作用更好发挥，行政效率和公信力显著提升"。这对数字政府建设提出了更高的要求。数字政府发展最为关键的挑战并不是大数据技术本身，而是改革政府与其内部和外部多元主体之间的权力与责任、权利与义务关系，构建起符合现代发展目标的政府治理体系。数字政府驱动的政府组织体系优化，不仅要根据政府职能来设计完善，而且要注重与技术流程的重塑相融合。数字政府建设有助于加快破除体制机制障碍，推动政府职能转变。坚持以优化政府职责体系引领政府数字化转型，以数字政府建设支撑加快转变政府职能，推进体制机制改革与数字技术应用深度融合，健全完善与数字化发展相适应的政府职责体系。通过数字化改革，实现数据共享、协同办公。例如，浙江省推进行政审批制度改革，建立健全效能评估和监督考核制度，显著提高政府部门办事效率，提升政府公共服务质量。

管理机制创新。数字化改革将进一步推动修订现行法律法规中与数字化发展不相适应的条款，依法依规推进技术应用、流程优化和制度创新，鼓励和规范政产学研用等多方力量参与数字政府建设。在数字化改革进程中，创新各级政府与其他参与主体的合作模式，探索购买服务、合同外包、特许经营等方式，推动形成高效可持续的数字化机制。

综上所述，通过数字化手段和数据驱动的管理方式，可以提高管理效率、优化资源配置、提升服务水平。同时，将有助于实现"城乡建设全面实现绿色发展，碳减排水平快速提升，城市和乡村品质全面提升，人居环境更加美好，城乡建设领域治理体系和治理能力基本实现现代化，美丽中国建设目标基本实现"的目标，不断推进城市治理体系和治理能力现代化，倒逼政府组织机构变革，向服务型政府转型升级，更好地服务于新时代中国特色社会主义现代化。

1.2.2　企业侧

《工业和信息化部办公厅关于印发中小企业数字化转型指南的通知》（工信厅信发〔2022〕33号）指明企业数字化转型的方向和重要意义，要求贯彻落实党中央、国务院关于加快数字化发展的决策部署，以数字化转型推动企业增强综合实力和核心竞争力。数字化转型是大势所趋，是环卫企业的必然选择，是完成我国环卫企业迭代升级的重要手段。

数字化转型既是助企纾困之举，也是提升竞争力的关键。数字化转型不仅改变了企业的经营模式和业务流程，也对企业组织机构变革产生了深远的影响。数字化转型需要从实现降本增效、核心资产的全生命周期管理、可持续发展等方面进行研究，对企业适应市场变化、提高竞争力具有重要意义。

1. 实现降本增效

近年国内环卫行业报告会议上，多次提及"降本增效"对于环卫企业的重大意义。降本增效是企业管理所追求的重要目标，环卫企业想要实现提效、降本，实现资源最优配置和利润最大化，数字化转型是有效途径之一。

降本主要体现在对生产、管理和人员的优化。生产方面，通过数字化管理平台和数字化分析工具，一方面可以帮助环卫企业通过大数据分析筛选最适合的供应商，从源头上降低原材料采购成本；另一方面通过工艺模型优化可以帮助环卫企业降低生产能耗（包括但不限于水耗、电耗、油耗）。管理方面，通过数据挖掘实现产业链的上下游互通有无，去掉中间环节，减少交易和经营管理成本。人员方面，通过收集和分析大量的业务数据，调整人力资源配置，优化组织结构，合理安排人员工作时间和工作量，减少时间成本和劳动力成本，提高人工效率。

增效主要体现在效率转化、生产效率提高等方面。可通过设备智能化和人工智能技术的应用，改进环卫作业流程、优化环卫作业路径，提高环卫企业垃圾回收率和转化率；可通过模型建设（数据模型、业务模型、机理模型等），对各类运维数据进行采集、分析和处理，形成全面感知、实时互联、分析决策、动态监管、预测防范等数字化系统，提高企业生产效率。特别是末端处置环节的智能化管控，可大幅度提高生产转化率，确保生产和环境质量安全。

数字化转型对环卫企业降本增效具有明显效果，可以帮助企业更好应对市场变化，增强企业抗风险意识。因此，环卫企业应积极投入数字化转型，抓住行业发展的机遇。

2. 实现核心资产的全生命周期管理

企业核心资产全生命周期管理是指从资产的采购、投资、维护、更新、报废等不同环节对资产进行全方位、全过程管理和控制，以最大化提高资产的使用效益和降低资产管理成本为目标。

建立统一化、标准化、系统化、流程化的数字化资产生命周期管理体系，对资产全生命周期中的每个环节予以统筹考虑和系统优化，提高资产管理效率；通过数字化资产生命周期管理体系可以对所有资产按统一的规则进行资产信息归档，每个资产有且仅有一个"身份画像"，可有效保证每个资产在全生命周期管理过程中的连续性，确保账实相符。

以数字化资产管理信息平台为支撑，实现业务流程智能化，相关部室按权限依步骤进行审批，使资产管理动态透明化；通过建立数字资产档案，结合资产管理流程，管理人员可通过信息平台实现对资产进行快速申请、审核、盘点和监管，使业务流便捷高效流转，提升人员的工作效率。

最终通过全面、合理的管理和控制，最大限度地保护并提高资产的价值，运用精细化管理方式，提高资产的运行可靠性，降低维护与维修成本，实现企业核心资产的全生命周期管理和资产价值提升。

3. 实现可持续发展

数字化转型可以帮助环卫企业实现核心资产的全生命周期管理和降本增效，为环卫企业实现可持续发展奠定了重要基础。同时，环卫企业实现可持续发展还需要组织机构变革和绿色创造力升级。

《信息日报》于 2023 年 10 月 13 日刊登的《现代企业数字化转型对组织管理的影响研究》一文提出，数字化转型为组织结构和文化带来了新的变革：首先，数字化工具推动组织向平台化结构转变，促进部门间的协同和信息共享。其次，数字化工具营造了开放、透明和创新的文化氛围，鼓励员工参与创新和知识共享。最后，数字化工具提高了组织管理的效率和灵活性，减少了层级和冗杂的管理程序。组织机构变革能在"数字化"层面确保企业项目成功实施，更重要的是能在"转型"层面推动环卫企业实现可持续发展。

数字化转型企业不仅可以借助网络信息平台实现绿色资源和知识的高效传播，网络环境中各主体的高关联度也加速了绿色生产要素流动、绿色知识转移和信息交换共享，从而使绿色资源的整合利用效率得到大幅提升，推动环卫企业在生态系统中实现资产协调与绿色价值增值。

综上，数字化转型对环卫企业发展有着重要意义和价值。在数字化时代，企业需要适应市场需求和变化，提高自身的效率、创新能力、竞争力和安全性，保持竞争优势和实现可持续发展，数字化转型是重要路径。

1.2.3　公众侧

2023 年 5 月 21 日，习近平总书记给上海市虹口区嘉兴路街道垃圾分类志愿者回信，信中希望志愿者们"用心用情做好宣传引导工作，带动更多居民养成分类投放的好习惯，推动垃圾分类成为低碳生活新时尚，为推进生态文明建设、提高全社会文明程度积极贡献力量"。环卫产业作为基础性的公共卫生服务，是城市环境管理的重中之重。传统环卫依靠人力低效的作业管理模式难以满足市场需求，亟待寻求一种新的管理方式，需要实现环卫产业从粗放型管理向精细化管理转变，进而实现产业的转型升级。

环卫行业未来的发展方向是注重科技创新，提高管理和服务质量，数字环卫以提高作业质量、完善沟通渠道、创建和谐社会为最终目标，能够有力地助推"清洁城市、高效政务"的建设。

1. 增强公众环保意识

人民是所有行动的核心，环境卫生管理不能仅仅是政府的应对措施，而应该着眼于解决根本问题，即增强人们的环保意识，使其与现代环境卫生管理水平相协调。只有当人们增强环保自觉性，自愿参与，才能形成合力，共同推动环境卫生的改善。市民应该明白良好的环境建设与每个人息息相关，每个人都享有生活在良好环境中的权利，也有义务为环境的建设和管理贡献自己的力量。

通过深入推进环卫行业数字化，加强对市民的宣传教育，积极提升全体市民的环保意识，可以提高环保信息的透明度，增强人民群众的参与感和责任感，提供便捷的环保服务，以及强化环保教育和宣传，如通过线上视频、动画等生动形象的展现形式，激发人民群众的环保意识，使其更加积极参与环境卫生管理。创造一个清洁、安全、文明、宜居的环境是一项复杂的任务，不仅需要政府的管理和资源投入，还需要社会群体和广大市民的合作和支持。

2. 助力垃圾分类精细化

2021 年 7 月 1 日，上海市正式实施《上海市生活垃圾管理条例》，条例将生活垃圾分类为可回收物、有害垃圾、湿垃圾和干垃圾四类，并明确了相关的法律责任。有研究表明，国内垃圾分类目前仍存在一些问题和痛点，例如公众参与度低、分类标准不统一等，通过应用数字化技术，环卫行业可以实现对垃圾分类精细化管理。

首先，数字化技术可以跟踪垃圾的来源和去向，对垃圾相关的人、生产资料机器设备、虚拟资源等进行统一的身份标识（标识解析），将不同业务及各个阶段的数据进行关联绑定，推动垃圾在产生、收运、中转、处理等环节的有机衔接，实现垃圾全流程信息有效管理，标识解析是促进行业互联互通推进行业数字化转型的必然选择，也是提高设备寿命、资源利用率和生产效率满足智能化和安全升级的现实需求，是实现全球供应链系统和企业生产系统精准对接、产品全生命周期管理和智能化服务的前提和基础，更是实现废弃物全生命周期和全产业链追溯、提升环境监管质量的有效手段。

其次，基于"互联网 + 物联网 + 垃圾分类"，设计出的智能设备可以提高分类的准确性和效率，如通过感应器和电动机等技术，能够自动打开垃圾桶盖，方便人们投放垃坂，通过图像识别和机器学习等技术，能够自动识别垃圾的种类，市民可以通过智能垃圾桶识别自己投放的垃圾，获得相应的回收积分或返利，鼓励市民积极参与垃圾分类和废品回收活动；通过感应器监测垃圾箱内的垃圾容量，当垃圾箱快满时，会发送提醒信号给相关工作人员，以便及时清理垃圾；智能垃圾压缩机将垃圾进行压缩，从而有效减小垃圾的体积，提高垃圾桶的容量，减少垃圾清运的频率和成本。

通过数字化手段，公众可以实时获取环卫设施的使用情况、垃圾箱的填充情况和清扫车辆的位置等信息，选择合适的时间和地点进行垃圾投放，减少环境污染。数字环卫还可以提供在线投诉和问题反馈渠道，公众可以快速反映环境问题，促使相关部门及时处理，并且可以提升环境管理的透明度和效能，增强对环境管理的参与感和满意度。

3. 完善公众监督机制

人民城市人民管、管好城市为人民始终是城管工作的一条重要原则，如果说城市管理是一出剧目，政府的"导演"作用固不可缺，但最终的精彩演出，必须依靠群众这个"主角"的出色表演，因此，建立健全群众参与城市管理的机制，夯实管理城市的群众基础十分必要，也十分重要。

建立和完善群众参与和配合机制让群众建言献策。如通过数字化手段建立接待日制度、数字城管信箱、数字城管网站、数字城管热线以及随机发放征求意见表等及时征求和听取群众意见，把群众的智慧运用到城市管理之中，让群众参与决策。对于重大的城市管理执法活动实行听证制度。建立对举报人员的奖励制度，达到群防群治的目的。通过这些手段，唤起群众参与城市管理的热情，使群众从"要我管"向"我要管"转变，主动关心和参与城市管理。

建立和完善群众遵守和监督机制。一是强化宣传教育力度，通过多种媒体、多层次、多方位对法律法规的广泛宣传，增强市民的都市意识和法治意识。营造"人人都是城市形象、个个都是投资环境"的氛围，制定和宣传市民行为规范、文明市民守则，文明公约等，增强市民的公德意识和文明意识。二是开展透明执法、阳光行政，公开办事程序、执法标准。聘请社会贤达和普通市民对城市管理执法活动进行实行事前、过程和事后监督，变被动监督为主动监督，确保群众意见能直接、及时反馈，及时解决存在的问题。

第 2 章

环卫行业数字化发展需求分析

2.1 发展阶段

在环卫行业的数字化发展历程中，学术界与实践者们普遍认同一种基于技术演进和应用程度的四阶段划分方法，即信息化、数字化、智能化以及智慧化4个阶段，如图2-1所示。值得注意的是，在不同地域和社会背景之下，由于技术采纳速度、政策引导力度等因素的差异，各个阶段的具体进展和过渡形态可能会有所区别。本节将详细阐述环卫行业数字化发展这4个阶段的主要特征及其动态发展趋势，以便读者更全面地把握环卫行业数字化进程的脉络和内涵。

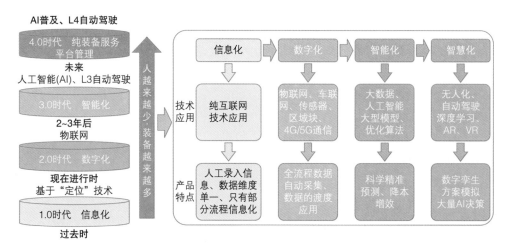

图2-1 数字化环卫产品发展阶段

2.1.1 信息化阶段

在2010年前后，以定位和视频技术为主的信息技术日趋成熟，这为各行各业提供了场景应用的可行性。通过将这些技术与互联网技术相结合，信息化应用迅速兴起，为环卫行业带来了巨大的改变。环卫信息化阶段的主要特征是基于作业车辆的定位和视频数据的信息化，开启了定位和视频等新技术在环卫行业的初步尝试。下面针对垃圾分类投放、垃圾清扫转运、企业管理3个应用场景，介绍信息化技术在环卫行业的应用情况。

1. 垃圾分类投放场景

在垃圾分类投放场景中，信息化技术主要用于提升投放点管理效率和监督垃圾分类质量。通过集成定位、视频监控和互联网技术，实现垃圾分类投放点的远程监控和信息共享。已部署的信息化系统可以进行基础的投放行为记录和视频存档，方便后期查阅。然而，此时的技术方案尚不完善，主要问题在于依赖人工审核视频来判断垃圾分类投放的准确性，缺乏实时性，无法实现无人化执行，人力成本高且难以做到全面无误的监管。

在某大型城市的垃圾分类试点项目中，通过安装智能垃圾桶和配合移动端 App，居民能够通过扫描二维码进行垃圾分类投放，系统自动记录每次投放的时间、地点及投放类型。此外，垃圾桶内置重量传感器和摄像头，能够初步判断垃圾的种类和数量。尽管识别准确率有待提升，但仍取得了积极成效。据统计，自实施信息化管理以来，该地区垃圾分类正确率较之前提高了约 30%，且垃圾减量化效果明显。同时，该项目建立了后台管理系统，实时展示各小区、街道的垃圾分类投放数据，方便相关部门进行监管，如图 2-2 所示。虽然系统还未实现完全自动化识别和实时报警，但已初步形成了垃圾分类数据化管理体系，为下一步推进智能化监管积累了宝贵经验。

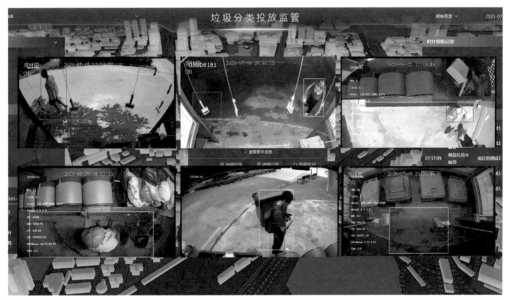

图 2-2　前端垃圾监控管理

2. 垃圾清扫收转运场景

在垃圾清扫转运时，结合并使用信息化手段能够显著提升作业效率、调度合理性及安全性。如环卫车辆配备 GPS 定位系统和车载视频监控设备，可以实时追踪车辆位置、行驶轨迹以及作业状态。尽管如此，信息化水平仍有局限性，存在的问题是信息反馈与决策反应不够及时，特别是在应对突发情况时，如雨季特定区域垃圾量激增，导致调度未能灵活调整，垃圾收运效率低下。此外，数据收集与分析很大程度上依赖人工操作，如统计分析作业数据、查看视频回放判断作业效果等，这不仅耗费人力，也影响了数据的有效性和实时性。

某环卫公司在其负责的城市区域内推行了环卫车辆信息化管理系统。所有清扫、收运车辆均安装了 GPS 定位系统和车载视频监控设备，实时传输车辆位置、行驶轨迹和作业状态至云端数据中心。通过信息化调度平台，管理人员可根据实时路况和垃圾产生量动态调整作业路线和频率，有效减少了车辆空驶和收运延误现象。据统计，采用信息化管理后，该公司的环卫车辆平均作业效率提升了近20%。此外，通过视频监控数据的回溯分析，公司发现了作业过程中的一些常见问题和隐患，例如清扫不到位、超速驾驶等，并据此对驾驶员进行了培训和管理改进。尽管目前视频分析尚未实现完全智能化，但信息化管理的确让环卫作业更透明、可控，为未来的智能化转型奠定了扎实基础。

3. 企业管理场景

在环卫行业的企业管理信息化场景中，信息化技术被广泛应用于优化内部管理流程、提高决策效率和提升资源利用率。通过引入 ERP、OA 等信息系统，实现对项目管理、人力资源、财务运营等多个领域的信息化覆盖。然而该阶段仍面临一些挑战：一是，各部门间数据共享和协同效率不高，信息孤岛现象较为突出；二是，虽然大部分流程已实现信息化，但在关键业务节点如成本核算、绩效考核等方面，自动化程度较低，仍需大量人工干预和核验；三是，尚未充分利用大数据分析和预测能力，对市场变化、业务发展趋势的洞察力有待提升。

某环卫服务企业在其内部实施了一体化的 ERP 管理系统，涵盖了项目管理、人力资源、财务运营等多个模块。在项目管理层面，企业成功实现了项目立项、执行、验收的全流程信息化，极大地提高了项目进度的可视化程度和协作效率。通过财务模块的信息化改革，企业实现了财务报表自动化生成，大幅缩短了结算周期，降低了财务风险。在人力资源管理方面，该公司采用信息化考勤和绩效考核系统，实时跟踪员工工作表现，为工资发放和晋升决策提供了客观依据。尽管在复杂业务逻辑和个性化需求处理上还需人工辅助，但总体而言，这套 ERP 系统显著提升了企业的管理水平和决策质量，也为今后深化大数据分析和智能化管理铺平了道路。

2.1.2　数字化阶段

在数字化阶段，环卫行业经历了更深层次的升级，该阶段的主要特征是更加全面的数据采集和更加深入的业务场景数字化应用。

1. 数据采集方面

传统上依赖人工录入的数据，可以通过成熟的物联网技术实现自动采集。例如，在垃圾分类投放场景下，利用图像识别和自动化技术，可以自动分析和抓取垃圾分类质量数据。在机械化清扫和垃圾收转运场景中，通过安装传感器，可以实时上传作业装备的状态数据，提高了数据的准确性和实时性。同时，视觉 AI 技术的应用使得视频数据可以转化为可消费的场景元素数据。通过图像识别和分析，视觉 AI 可以自动识别场景中的元素，如垃圾箱的满溢程度，并将这些数据上传到平台，方便管理人员及时了解情况并采取相应措施。

2. 深度融合方面

数字化阶段强调将更多的过程数据与业务深度融合，并扩大应用场景。这一阶段的关键是从"小环卫"到"大管家"的升级。通过自动抓取不同场景的过程和结果数据，生成各种管理指标，推动每个场景的精细化管理。例如，在机械化清扫和垃圾收转运场景下，可以精确计算每个路段在不同模式下的作业完成率、作业量、作业成本、违规作业等指标，为管理决策提供支持和指导。此外，该阶段还将不同场景的数据整合，实现了不同环节的高效协同管理，包括人工扫保、机械化清扫、垃圾收转运和末端处理等，有助于全面管理整个作业过程。最后，通过数据分析，数字化阶段提供更精细化的管理报表，为降本增效决策提供更准确的指导。

综上所述，数字化阶段的目标是实现更多的自动数据采集和深度应用，提供更多的精细化管理报表和决策支持，并为环卫行业的智能化和 AI 应用提供数据基础。

2.1.3　智能化阶段

随着智能化产品的引入，环卫行业发展进入智能化阶段，主要体现在监管考核、作业质量、运营效益和成本降低等多个方面。其主要特征在于将大数据与人工智能技术相融合，依据不同的场景数据和标准开发各类大模型，从而科学、高效地实现智能化运维和监管。

1. 监管考核方面

智能化阶段中，AI 技术在监管考核领域的应用日益广泛。例如，通过构建基于大数据和复杂算法的智能监管考核模型，系统可以全面整合各类实时数据，如作业完成情况、车辆运行轨迹、设备状态等，并进行深度分析和评估。以某市为例，该市环卫监管部门利用此类智能模型实时监控全市环卫作业情况，不仅能准确掌握各家环卫公司的服务质量和履约情况，还可以根据模型输出的智能评估报告，针对性地提出整改意见和优化建议，切实保障环卫作业质量和公共服务效能。

2. 作业质量方面

在作业质量控制环节，智能化技术同样发挥着举足轻重的作用。通过接入 AI 驱动的大规模作业质量监控模型，系统可以实时抓取和分析各类质检数据、无人机巡检影像资料以及市民投诉反馈等多元信息，精准评估各类环卫作业的细致度、洁净度和及时性。例如，在某个大型环卫项目中，智能模型通过对每日数千条作业数据的深度学习，快速识别出清扫作业中的薄弱环节和潜在问题，实时推送改进措施，帮助作业团队有效提升了清扫质量和市民满意度。

3. 运营效率方面

借助大数据和大模型算法的力量，环卫行业的运营效率得到大幅提升。以机械化清扫场景为例，智能系统通过实时追踪并分析每台清扫车辆的作业时长、空驶时长、停留时长、行驶里程等关键指标，精确计算出作业饱和度、作业效率指数及单位面积作业成本，从而为优化资源配置、改进作业流程提供科学依据。在实际应用中，某环卫企业利用此类智能模型优化作业线路，合理调度车辆，成功减少了无效作业时间，提高了整体作业效率，同时通过长期数据积累和模型迭代，有效降低了新项目启动时的运营成本预测误差，实现了精准的成本管控。

4. 企业管理方面

在追求降本增效的企业管理层面，智能化阶段也发挥了重要作用。利用 AI 技术构建的降本增效模型，企业能够深度挖掘生产效率、物料消耗、人力成本等相关数据背后的价值，精准定位影响成本和效益的关键变量。例如，某环卫服务提供商利用智能模型对自身运营进行全面诊断，发现并通过改进作业班组排班制度、优化清扫材料使用方式、升级设备配置等方式，大幅度降低了运营成本，同时通过提升服务品质赢得了更多市场份额，实现了经济效益与社会效益的双重提升。

综上所述，智能化阶段的核心价值在于最大化利用大数据与 AI 技术的潜能，将其转化为环卫行业转型升级的强大驱动力，助力行业实现更加智能、高效、可持续的发展。这一阶段的演进，无疑为环卫行业打开了通往未来高质量发展的新篇章。

2.1.4 智慧化阶段

智慧化阶段象征着智能技术体系的高度聚合与联动，标志着独立的智能产品与智能软件开始走向深度融合与协调进步的新纪元。该阶段的主要特征是无人系统群体智能，具有明显的自组织、自适应、自学习和自涌现等。在这个阶段，一线作业人员和管理人员将进一步减少，取而代之的是更多的智慧化装备和系统平台用于作业和决策。针对垃圾分类投放、清扫保洁、末端处理以及环境监测和统管平台等多个环节的智慧化应用展现具体如表 2-1 所示。

智慧化阶段不同场景的应用效果　　　　　　　　表 2-1

场景	应用效果
垃圾箱	自动识别、分类、压缩垃圾
机械化清扫车	自动沿边清扫、全局路径规划、实时定位跟踪、自主避障、自动紧急安全制动、手动自动模式切换、远程车辆状态查询、远程任务调度
末端处理厂	AI 系统监控垃圾处理全过程
各环境监测点	实时感知环境状况，通过布设大量的环境监测设备，实时收集大气、水质、噪声、固体垃圾以及通过卫星遥感等技术获取的更为广泛的环境数据
云控平台	（1）云端车队管理和智能作业调度。 （2）云平台、App 多端监控作业进度，实时下发作业任务。 （3）智能驾驶监控系统，实时反馈作业车辆状态，实现远程驾驶和车辆监控高效结合，满足一人多车远程监控、接管需求

1. 垃圾前端分类投放环节

采用智能垃圾箱配合先进的 AI 视觉技术，实现垃圾分类的智慧化监管。智能垃圾箱搭载高精度传感器和深度学习算法，能够自动识别并正确分类各类垃圾，甚至具备垃圾压缩功能。与此同时，AI 视觉技术如同一双敏锐的眼睛，实时监测并判断垃圾投放是否合规，一旦发现错误分类，立即发出警报并将信息传递给相关责任人，从而显著减轻人力负担，确保垃圾分类工作的高效准确运行。

2. 机械化清扫保洁、垃圾收转运环节

基于人工智能图像识别和智能路径规划算法，无人驾驶清扫车辆实现了高度智能化运作。它们能精确识别道路垃圾分布状况，进而自主制定清扫路线，灵活应对复杂环境下的清扫需求，包括自动沿边清扫、全局路径优化、精准定位导航、自主避障及安全制动等功能的无缝衔接，极大提升了清扫效率，同时也有效减少了人力投入和能源消耗，彰显了绿色低碳的环卫理念。

3. 垃圾末端处理环节

借助于尖端自动化装备和智能 AI 管理系统，垃圾处理厂步入全程无人化运营阶段。从垃圾接收到最终处置，各个环节均实现自动化控制，AI 系统不仅能实时监控整个流程的安全性和效能，还能依据实时数据反馈调整优化工艺流程，确保垃圾处理工作高效、安全且环保。

4. 环境监测环节

利用遍布监测区域的各种智能传感器和先进的环境设备监控系统，构建了一套全天候、全方位的实时环境监测网络。这套系统能自动采集各类环境指标数据，经由高速计

算机进行数据分析建模，不仅能快速生成详细的监测报告，还能自动识别潜在问题并触发预警机制，大幅缩短了响应时间，提高了环境监测的可靠性和公信力，同时有助于普及环保知识，增强公众环保意识。

5. 智慧统管平台环节

通过利用智慧环卫综合管理指挥平台，运用云计算、大数据、物联网、互联网、安防视频和工业控制等相关技术，利用智能终端感知设备进行数据采集、挖掘、分析及处理，建设统一的管理信息共享平台，实现对环卫管理所涉及的人、车、物、事件进行全过程实时监督，提升环卫作业质量，降低环卫运营成本。

总结来说，智慧化阶段依托无人系统群体智能的优势，全面革新了环卫工作的各个环节，使之更趋于自主、智能和生态友好，有力地推动了城市环境整体品质的提升，对资源循环利用、居民生活质量改善以及城市可持续发展产生了深远影响。随着环卫数字化的深入发展，智慧环卫系统将在更大范围内实现跨行业、跨地域的数据融合与协同管理，从而构筑起更为智能高效的环保防护网，引领环境服务迈向高品质、高效率的发展新阶段。

2.2　环卫行业数字化发展中的难点

环卫行业数字化转型为解决行业发展中的难点提供了高效解决方案，有力推动了环卫行业的现代化进程。然而，环卫行业的数字化进程在数据标准制定、平台系统对接及人员技能升级等方面的需求和挑战与其他行业存在显著差异，这些因素使得环卫行业在推进数字化发展过程中面临不少难题。

2.2.1　数据标准难统一

数据标准是指在特定领域，为了实现数据的互操作性、可比性和可持续性，制定的一套规范、约定或指导原则。在实际应用中，数据标准可以帮助不同系统之间的数据互操作，促进数据集成和共享，降低数据集成的成本和复杂度。此外，数据标准也有助于确保数据的质量和一致性，提高数据的可信度和可用性。在环卫行业，数据标准可以助力环卫行业进行数据的规范化和统一化，促进数据的交换和共享，提高数据的可比性和可分析性，从而推动环卫行业的数字化发展。

环卫行业数据标准尚未实现统一，主要体现在以下几个方面：

（1）行业细分领域的多样性与复杂性。环卫行业涵盖垃圾清理、环境卫生维护、公共设施管理、垃圾处理等多种业务板块，每一块业务都有其特有的数据属性和应用场景，制定适用于所有细分领域的统一数据标准是一项巨大的挑战。

（2）地域发展差异与个性化需求。不同地区的环卫行业发展水平、政策导向、服务需求以及管理模式各异，这就决定了各地在数据收集、整理和使用上可能存在不同的侧重点和标准，加大了全国范围内环卫数据标准统一的难度。

（3）多方利益相关者的协同难题。行业内涉及政府监管部门、环卫服务提供商、第三方监管机构和社会组织等多个利益相关方，对数据的需求各异，如何平衡各方诉求，形成共识性的数据标准框架成为一大难题。

（4）现有环卫设施和技术水平参差不齐。部分环卫设施尚未实现全面数字化管理，或者技术更新换代滞后，数据采集、传输和处理的技术标准不一，这直接影响了数据标准的建立和实施。

（5）数据安全与隐私保护要求。环卫行业中涉及的个人信息如环卫工人工作记录、考勤数据等具有一定敏感性，制定数据标准时必须充分考虑数据安全与隐私保护法规要求，这也在一定程度上限制了数据标准的统一化进程。

鉴于以上多元化的服务内容、地域差异、行业内部协作复杂性、技术标准化程度不足以及数据安全隐私保护要求高等多重因素，对环卫行业的数据分析的有效性和业务信息的顺畅流通构成了阻碍。为此，亟需政府部门、行业协会及广大环卫企业共同参与，通过深度研讨与协调合作，构建一套科学合理、切实可行且兼顾安全隐私的数据标准体系，以期更高效地服务于环卫行业，有力驱动行业的数字化转型升级。

2.2.2　信息孤岛难统管

近年来，国家先后出台了三个关于政务数字化的文件，分别是《国务院办公厅关于建立健全政务数据共享协调机制加快推进数据有序共享的意见》（国办发〔2021〕6 号）、《国务院关于加强数字政府建设的指导意见》（国发〔2022〕14 号）和《国务院办公厅关于印发全国一体化政务大数据体系建设指南的通知》（国办函〔2022〕102 号）。从上述政策出台的脉络可以看出，国家对政务治理体系数字化转型的认知达到了新的高度，预示着数字技术将在国家和各级政府治理体系中得到广泛应用，进而引领政府服务和城市治理模式的新一轮变革，城市运行管理实行"一网统管"已成为不可阻挡的趋势。

"一网统管"是一种网络化的综合监管方法，在网络平台中，打破了企业、行业及地域之间的壁垒，实现对全区域内各个行业和各个主体的监督和管控。这包括对生产产品的全生命周期和生活全过程进行安全预防、风险排除以及远程操作控制，并将其纳入所在区域或城市以及国家的综合管理平台，"一网统管"系统架构如图 2-3 所示。环境

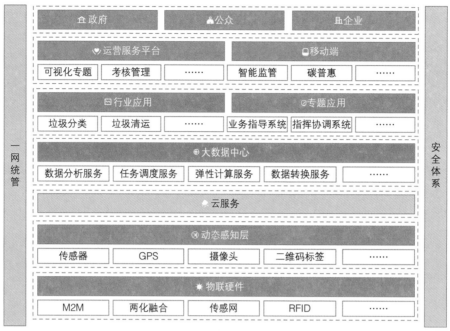

图 2-3　"一网统管"系统架构图

行业的"一网统管"概念与之类似，它旨在一个网络平台上，打破设备、企业、细分行业和地域间的壁垒，实现对全区域范围内所有环境产业主体和项目的监督和管控，包括对生产产品的全生命周期和生活全过程进行环境安全预防、风险排除和远程操作控制，并将其整合到所在区域或城市以及国家的综合管理平台中。其他各行业的"一网统管"概念也与之类似。

"一网统管"不仅有助于提升政务工作的效率和质量，推动体制和组织机构的革新，还能为企业经营活动和公众生活带来积极影响。但在实施过程中却面临诸多的问题，其中一个关键问题是信息孤岛的打通和融合，以及"一网统管"平台的建设和运维。企业内部实现"一网统管"，使得企业能够更好地管理和控制自身的数据和流程。政府希望将所有企业和各个模块都纳入大网统一管理，这就涉及各个孤岛的连接融合和现有系统的升级改造，以及"一网统管"平台的建设运维。由于分散的软件应用系统和"一网统管"平台的差异性较大，加之行政管理的各自为政，难以进行有效的融合和运维。就企业而言，每个企业都有自己独特的业务需求和技术架构，这使得企业在建立内部统管平台时会选择适合自己的技术和系统，导致不同企业之间的软件系统具有很大的差异性。政府推行的"一网统管"体系，强调规范性和整体性，要求按照统一的数据管理和共享标准执行。这种显著的差异性，和有关企业的被动接受监管，无疑加大了政府整合各网络监管系统的难度。

为了解决这个问题，政府应当首先制定统一的数据标准和规范，并在此基础上与企业紧密合作，共同研讨并制定针对性的融合策略和实施方案。此外，政府还应提供必要的技术支持和培训指导，以助力企业逐步适应并积极配合，实现企业自身应用系统与"一网统管"的有效融合。只有通过共同努力，政府和企业才能实现网络平台统一和数据共享，从而更好地推动城市环境治理和社会发展。

2.2.3　跨界人才缺欠多

数字化技术的应用为环卫行业注入了强大动能，极大地提升了各项工作的效率和智能化程度。传统的人力资源安排、作业调度等繁琐工作将被数字化系统取代，大大减轻了作业人员的工作负担。与此同时，数字化转型也意味着从业人员需不断提升自身的知识结构与技能水平。突出表现是跨界人才欠缺多，不同的从业人员之间存在着显著的接受度差异，这个差异关系到个体能否适应数字化发展的需求，更涉及整个行业的数字化进程。

首先，管理层对数字化的理解和引导至关重要。数字化转型不仅仅是引入一些新的设备和工具，更是一种工作方式的变革。管理者对于数字化文化的积极推动和有效引导，将在很大程度上决定数字化转型能否在企业内得到有效落实和推广。前提是管理人员对数字化有正确的理解和把控，这需要有跨界的知识结构和有关技能经验。绝大多数在岗管理人员是不具备的数字化技能，这是影响数字化进程的一个重要因素，需快速学习加以弥补。

其次，从业人员对数字化转型的态度千差万别。一部分从业人员对新技术持开放和积极态度，乐于学习新的数字工具，并认识到数字化转型带来的便利性和效率优势。然而，也有部分从业人员认为数字化转型是对传统工作模式的冲击，对此抱有保守或怀疑态度，担忧自身难以适应新环境，甚至可能会失去原有工作岗位。这种差异的一个关键原因在于数字化转型所带来的技能要求。有些从业人员可能缺乏数字技能，他们在使用新工具时感到困扰。而另一些人可能具备丰富的数字技能，他们能够更轻松地融入数字化工作环境。在数字时代，技能鸿沟愈发明显，这不仅是个体问题，更是行业问题。

在数字化转型中，培训是至关重要的一环。不同的人有不同的知识结构和专业技能，拥有不同的学习习惯和适应速度。为了提高数字化培训的接受度，培训方式的多样化是必要的。建立一个互助学习的氛围也能够促进数字化转型的顺利进行，员工之间的合作和知识分享是数字时代工作中的重要元素。在干中学是一个最快速有效的手段，鼓励分享成功经验可以快速传递数字化成果，帮助更多的人更快速地适应数字化环境。

总体而言，在环卫行业数字化转型的道路上充满挑战和机遇。应快速解决环卫行业管理层的跨界知识技能，加快培训解决从业人员对数字化转型接受度的差异问题，促使环卫行业数字化转型迈出关键的一步，推动整个行业朝着更加高效和可持续的方向前进。

2.3　数字化发展需求的源动力分析

2.3.1　高质量发展的要求

传统的环卫服务体系涵盖众多关键业务板块，诸如道路清扫保洁作业，垃圾前端分类投放管理、中端收运调度、末端处理设施运营，公厕维护管理以及河道清洁保养等多元化的大型场景。而在这些宏观业务范畴之下，又细分出诸多具体执行环节和应用场景，且各场景间往往存在着物理空间分布的广泛性与作业活动的流动性特点。这种复杂性和多样性构成了环卫行业的显著特征，无疑对实现行业高质量发展提出了严峻挑战。以道路清扫保洁场景为例，一个县区级项目通常拥有上百条不同规格的道路，这些道路的清扫保洁作业中，在人员和车辆之间协同作业、应急事件协同处理、监督管理以及协同运营等方面面临诸多困难，如不同区域的环卫工作人员和车辆可能来自不同的组织或部门，信息的共享和传递存在困难，导致协同作业受阻；不同区域的管理规范和标准可能存在差异，导致协同作业的流程和操作方式不一致，增加了协同的难度；不同区域的环卫工作人员素质和能力存在差异，可能导致协同作业中的沟通和协调困难，影响工作效率和质量；在协同作业和数据共享过程中，存在信息泄漏和数据安全风险，需要加强信息安全保护和管理等。

综上，环卫行业异常复杂多样的业务场景对实现高质量发展构成了严峻挑战，传统方式已经无法应对，推进环卫行业数字化升级是解决复杂场景问题的一个有效途径。鼓励环卫企业进行技术创新，引进先进的环卫设备及技术，同时建立一套信息传递高效、及时对称、多角色协同、数据驱动的管理工具，实现"精细化"管理和多业务场景融合管理，数字化正是这一"管理工具"的承载体。

2.3.2　服务市场化的促进

2015 年 12 月 24 日，《中共中央 国务院关于深入推进城市执法体制改革改进城市管理工作的指导意见》（国务院公报 2016 年第 2 号）提出发挥市场作用，吸引社会力量和社会资本参与城市管理。鼓励地方通过政府和社会资本合作等方式，推进城市市政基础设施、市政公用事业、公共交通、便民服务设施等的市场化运营。推行环卫保洁、园林绿化管养作业、公共交通等服务由政府向社会购买，逐步加大购买服务力度。

环卫服务市场化面临的多重挑战需要综合解决。第一，信息不对称问题在环卫服务领域普遍存在，其中涉及政府、环卫企业和环卫从业人员等多方主体。例如，政府在环卫服务的采购和监管过程中可能缺乏对市场信息的全面了解，导致采购和监管不透明，甚至可能引发潜在的腐败风险；环卫企业和从业人员在服务要求、定价机制和市场需求等方面存在信息不对称问题，可能导致环卫企业和从业人员的经营决策受到影响，削弱其市场竞争力。第二，环卫服务的运营管理难度较大，包括复杂的调度、设备维护和人员管理，在传统环卫行业中，据统计设备成本只占20%~30%，人力成本占50%，大部分的资源都处于"可移动"的状态，监管难度不言而喻。第三，在环卫服务市场化过程中，需要平衡成本和收益。环卫服务通常需要投入大量的人力和物力资源，包括设备、人员培训、管理成本等，且面临政府定价、市场竞争和费用支付等因素带来的收益压力，如何在保证服务质量的前提下做好成本和收益平衡，是环卫服务市场化中越来越突出的问题。

针对上述挑战，数字化技术提供了一种有效的解决途径。可通过数字化技术建立透明的信息共享平台，促进各方之间的实时数据交流，增加决策的透明度和可信度；可利用数字化工具（综合管理软件和GPS追踪系统等）帮助管理者更好地规划和监控清洁活动，提高效率；可通过数据分析和预测来实现资源的精确配置，帮助降低运营成本；可通过网络平台打通产业链，开拓新市场和新商业模式，如废物回收和再利用，增加收益。

环卫服务市场化的推进为环卫数字化的实施提供了需求源动力，而环卫数字化也成了环卫服务市场化更快落实的推动力。因此，需要进一步加强数字化转型政策支持，加大对环卫行业的培训和技术支持，推动数字化技术在环卫服务中的广泛应用，实现环卫服务市场化的全面发展，提升城市管理水平，更好地满足人们对清洁环境的需求。

2.3.3　人口红利消失及作业装备化的推动

当今我国劳动力人口增速放缓及老龄化问题日益严重，劳动力占比持续下滑，"人口红利"黄金时代不在（图2-4）。在此大环境下，劳动密集型发展模式已难以适应环卫行业的发展诉求。同时，伴随国民生活水平的提高，人工成本持续上涨，以往依赖廉价劳动力创造价值的方式已经不可持续，年轻一代对薪酬偏低和社会地位不显的环卫工作热情锐减，加剧了环卫行业从业人员老龄化现象，企业招募新人愈发困难。

环卫企业面临着劳动力成本上升与供给减少的双重压力，这对企业的经营构成了重大挑战，限制了企业未来的发展空间。为应对这一挑战，环卫企业亟须加快采用机械化、智能化设备替代传统人工作业的步伐。通过这种方式，环卫服务可以实现更高的作业效率、更低的运营成本和更稳定的清洁效果。例如，尘推机、微型机扫车、无人驾驶扫地机器人、道路清洗车、无人驾驶路面养护车、无人捡拾机器人等无人驾驶和智能化产品在环卫领域突破性地实现了全自动、全工况、精细化、高效率清洁作业，实现了平

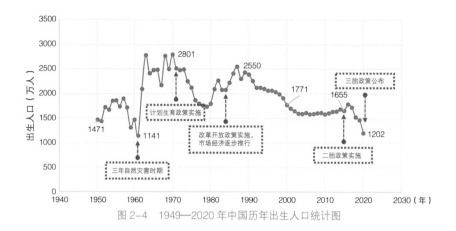

图 2-4　1949—2020 年中国历年出生人口统计图

台式、网络化管理。环卫行业正逐步由"人力密集型"向"技术密集型"转型，依托智能化硬件产品的环卫数字化将成为解决该问题的关键路径。

相较于传统的环卫作业模式，作业装备化的推广和应用极大提升了环卫工作的效能和质量。例如，清扫机器人凭借自动巡航、智能识别垃圾并高效清理的功能，显著提高了清扫速度和清洁程度，既节省了人力成本，也减轻了环卫工人的体力负担，增强了工作安全性和舒适性；高压清洗车则能有效清除路面顽固污垢，防止污染物的积累和扩散。此外，装备化作业还可以精准控制清洁剂等化学物质的使用量，确保清扫过程对环境友好。

装备化作业还可以为环卫管理提供丰富的数据支持和监管等手段。通过集成传感器和监控设备，能够实时监测环境指标、设备状况以及工作进度等信息，从而实现对环卫作业的科学调度和精细化管理。这些宝贵的数据资产有助于环卫管理部门准确地作出决策，合理配置资源，提升整体作业效率和经济效益。装备化作业亦有力推动了环卫行业的创新步伐，如智能垃圾桶和垃圾分类回收系统等新型装备的应用，在环卫作业质量和效率上成效显著，为环卫行业开拓了更为广阔的市场前景。

总之，随着人口红利的逐渐削弱，环卫行业面临前所未有的挑战。在此背景下，环卫作业装备的技术升级与机械化改革步伐加快，行业由此迈入了数字化转型的新篇章。这一深刻转变，恰逢其时地为环卫企业在应对复杂且快速变化的社会经济环境时，塑造了全新的战略发展机遇和竞争优势，促进了企业的组织变革，提升了服务品质和工作效率，也有力地支撑了环保目标的有效落地实施和企业的长远发展，并推进了城市的可持续发展进程。

2.3.4　第四次工业革命浪潮的推动

第四次工业革命是指以数字化、网络化和智能化为核心的新一轮工业革命，它是在信息时代和全球化背景下兴起的，推动了信息产业的发展和成熟，也正在改变着传统工业生产模式和社会经济发展方式，环卫行业的数字化发展也在这一浪潮中孕育成长。

新兴技术是数字化转型的核心驱动力。云计算、大数据、人工智能等新技术的蓬勃发展为数字化转型提供了强大的技术支撑。云计算助力环卫企业将数据存储云端，实现环卫资源的高效调度和管理；大数据技术则通过收集、分析和挖掘海量数据，其分析结果能够提升垃圾清运、路面清扫等作业的效能和精准度；人工智能技术为环卫设备及系统装备了大脑，例如，通过云平台，环卫部门可以实时追踪清扫车辆的位置和状态，灵活安排清扫路线和频次，以最大限度地节约资源和提高作业效率；通过大数据技术对城市各区域垃圾产生量、分布特点、清理周期等数据进行细致分析，环卫部门能够制定出更加科学合理的清运计划，精确预测和满足不同区域的环卫需求，从而提升垃圾清运、公共设施清洁等日常作业任务的执行效能和针对性；通过配备有 AI 功能的智能垃圾桶可以自主监测垃圾桶内部容量，及时通知工作人员进行清运；通过搭载 AI 算法的无人驾驶环卫车辆能够在预定路线上自主完成清扫任务，同时还能根据实时路况动态调整作业方案，有效避免遗漏或重复清扫；通过智能路灯等城市基础设施亦可集成环境感知模块，协同参与环卫管理工作，极大地提升了整个环卫行业的运营效率和服务水平。

数据是数字化转型过程中的关键要素。环卫行业可以接触到城市中最全面和有价值的数据，如规划数据、人口流动数据和垃圾产生数据等，深入挖掘和利用这些数据，能够帮助相关方更准确地预测和科学规划资源配置，提高作业的响应速度与精确性。此外，环卫服务还可利用数据分析技术，通过开发智能移动应用软件，为公众提供定制化的便捷服务，例如引导用户准确到达最近的垃圾投放点、实时更新各类垃圾的收集状态信息等。此举不仅能够优化用户体验，更有助于全面提升城市环境卫生的整体管理水平与服务质量。

物联网技术的发展为环卫行业的智慧化进程带来了崭新机遇。通过物联网，环卫设备、传感器和管理系统可实现实时监测、远程操控和自动化运行，借助物联网技术，环卫企业能够实时监控垃圾桶、垃圾车的工作状况，及时发现并解决异常问题，保障设备稳定高效运行。使用传感器能感应环境变化，如监测垃圾桶满载情况、路面洁净情况等，从而智能调度和合理配置清洁资源。物联网技术还支持远程控制和作业自动化，如运用中心控制系统制定和指挥垃圾车辆的行驶路线，可提升清洁作业效率和及时性。

人工智能和机器学习技术的飞速进步正重塑着数字化环卫行业的面貌，将其推向一个前所未有的创新与高效发展阶段。自然语言处理（NLP）技术在环卫服务中的应用，不仅限于更好地理解与响应公众的服务请求，还可以通过智能客服系统，24 小时不间断地解答居民关于垃圾分类、投放时间地点等问题，甚至可以通过分析社交媒体和其他公开数据源的反馈，提前预见和解决潜在的环卫服务热点问题，从而提供更为人性化和个性化的服务体验。计算机视觉技术在垃圾分类环节的突破尤为显著，通过高清摄像头和先进的图像识别算法，可以实时对各类垃圾进行精准分类，大幅降低错误率，提高垃圾分类与回收的精度和速度。结合物联网技术，智能垃圾桶可以实时上传满载信息，以便及时调度清运车辆，减少无效运输和环境污染，切实提升城市垃圾资源的回收利用率。深度学习技术则是优化环卫工作调度的核心工具。通过分析历史数据和实时传感器数据，深度学习模型可以准确预测各个时间段和地段的垃圾产生量、堆积情况以及路面清洁需求，指导环卫工人和智能设备在最合适的时间和地点开展工作。例如，针对大型活动后可能出现的垃圾峰值，或者雨雪天气后的路面清洁需求，基于深度学习的智能调度系统可以提前作出预案，合理配置人力和物力资源，有效降低空驶率，提升整体运营效率，同时也能为城市环境的长期改善提供决策支持。

第四次工业革命浪潮的推动及信息产业的成熟使环卫行业处于一场颠覆性的革新进程中。环卫行业通过实现运营模式的智能化升级和效率提升，直接促进城市环境品质的整体跃升，进而实质性地改善市民的生活条件。环卫企业运用云计算、大数据、人工智能、物联网等先进技术手段，实现实时监控垃圾产生与清理状况、精准预测和调度环卫资源、提供精细化和个性化的环卫服务。例如，利用智能传感设备和大数据分析预测垃圾产量高峰期，适时调动物力、人力资源，避免资源浪费；借助人工智能优化环卫车辆路线规划，提升清扫效率；运用物联网技术实现智能垃圾桶满溢预警，提高垃圾收运效率；通过移动互联网平台与市民互动，提升公众参与度，共同营造整洁美好的城市生活环境。

总之，环卫行业应在第四次工业革命浪潮推动下，加速数字化转型，实现环卫服务的提质增效，为构建和谐宜居的城市环境和社会可持续发展奠定坚实基础。

2.4　用户需求分类分析

2.4.1　政府侧需求分析

城市化进程的加速导致城市系统复杂性显著增加，对城市管理提出了更高的要求。为了应对这些挑战，数字化不仅成为发展的必然选择，而且被确立为国家层面的战略重点。"十四五"规划纲要第五篇专门论述了数字化方面的重要性，提出"打造数字经济新优势""加快数字社会建设步伐""提高数字政府建设水平"。2021 年 12 月 28日，工业和信息化部等八部门联合印发了《"十四五"智能制造发展规划》（工信部联规〔2021〕207 号），该规划中进一步明确依托政策支持，通过业务创新、技术创新和管理创新，推动数字产业化和产业数字化的具体路径。

这些规划和政策的出台，为环卫行业的数字化转型提供了明确的方向和强有力的支持。通过数字化手段，环卫行业能够实现更高效的管理、更优化的资源配置、更环保的运营模式，从而提升整体的城市管理水平。主要有以下4个方面：

1. 提升治理能力

提高环卫行业的治理能力需要建立全链条的管理体系，包括规划能力、组织管理能力、技术创新能力、环保监管能力、安全管理能力和社会责任能力。数字化转型可以帮助政府提升对环卫行业的治理能力。通过实时监控和数据分析，政府可以更好地监管和管理环卫设施、设备、车辆等资源，以及监督和评估环卫企业的运营情况，从而提高治理效率和效果，并及时发现问题并制定解决方案。

2. 提高管理效率

数字化转型可以帮助政府提高对环卫运营企业的管理效率。通过推动数字化技术在环卫行业的广泛应用，包括对环卫设施、设备、车辆、垃圾清运、垃圾分类和农村生活垃圾治理等方面的信息化管理，可以实现环卫行业的精细化管理，提高管理效率并降低管理成本。

3. 城市管理升级

数字化转型可以促进城市管理的升级，使政府更好地提升城市管理水平。通过整合环卫机制、环卫设施和环卫模式，实现专业化、精细化的城市管理，为全区城市管理开启了新模式的探索。数字化管理实现了清扫保洁、垃圾分类、设施维护和车辆管理的实时监测，通过环卫数字赋能，有效提升市容环境治理效能。这种数字化转型为城市管理提供了更多的创新和发展机会，有助于提高城市管理的效率和水平。

4. 数据价值挖掘

数字化转型可以帮助政府挖掘环卫数据的价值，为政府决策提供更多的数据支持。通过实时监测城市环境卫生情况和精细化管理环卫服务，政府可以实现环卫服务的信息公开和透明化，优化环卫设施的布局和管理，并为城市规划和建设提供科学依据。利用物联网、大数据、云计算、人工智能、CIM、区块链等最新技术，搭建集业务全周期、链条全周期、主体全周期为一体的数字化平台。实现"市、区、街道"三级联动，"政府、企业、公众"三端融合，"开放、协同、共享"的应用生态，形成环卫一体化管理格局，助力打造文明洁净城市。政府可以更好地利用环卫数据，提高城市环卫管理的效率和水平，为市民提供更好的生活环境。

政府在环卫行业数字化发展中的核心需求主要包括提升治理能力、提高管理效率、促进城市管理升级以及挖掘环卫数据的价值。数字化转型可以帮助政府实现对环卫行业的精细化监管和管理，提高治理效率和管理效率，促进城市管理的升级，并为政府决策提供更多的数据支持，从而推动环卫行业的现代化发展。数字化转型既是国家的规划，也是政府实现降低成本、提高质量、增加效益、实现绿色和安全的途径。

2.4.2　企业侧需求分析

在"十四五"规划和"工业 4.0"热潮的背景下，环卫服务行业的数字化转型正在为企业带来显著的实际价值。这种转型通过采用智能化系统，如物联网设备和管理软件，不仅提高了运营效率，降低了人力资源成本，而且通过大数据分析和人工智能技术驱动决策，深化了对市场需求的理解，优化了服务流程，并提升了客户满意度。数字化平台的使用增强了与客户的互动，提高了客户忠诚度，同时在智能垃圾分类和资源回收领域推动了环境监测和可持续发展目标的实现。本小节将探讨环卫企业在数字化转型中的具体需求，旨在提供一个全面的行业数字化转型指南。

1. 数据采集和分析

采集和分析生产过程中的数据是实现持续效率提升的基石。例如，环卫行业中某领先企业通过安装传感器和实施高级数据分析，在其清洁和垃圾回收服务中实现了显著的效率提升。这些传感器实时监测清洁车辆的性能和路线效率，优化路线规划，减少燃油消耗和车辆维护成本。预测性维护策略减少了设备故障和停机时间，提高了整体服务质量。研究表明，采用这些技术的企业平均可以减少维护成本 15%，生产效率提高 25%。这不仅意味着显著成本节约和收益增长，而且为企业带来了长期的市场竞争优势。通过优化资源配置和提升生产流程，企业能够更快地响应市场变化，提高其产品和服务的市场适应性，从而在竞争激烈的环境中保持领先地位。

2. 智能化升级

智能化升级是环卫企业实现数字化转型的核心。这种升级通过选择由经验丰富的专业网络平台公司提供的方案实施，避免了大规模更换现有设备，既节约了资本支出，又保持了技术的前沿性。据研究，智能化升级使企业能够减少 30% 能源消耗和成本，同时显著提高生产质量。这样的升级通过提高运营效率和生产质量，增强了企业的市场竞争力。降低能源消耗和提升效率也助力企业实现环保目标，提升企业的社会责任形象。长期而言，这些措施加强了企业的可持续发展能力，为其未来利润增长和业务扩展打下坚实基础。

3. 定制化软件和本地化部署

为了进一步提升效率，环卫企业可通过投资智能设备的本地化部署和应用软件的定制开发，实施定制化的解决方案，确保数据收集的精确性和生产流程的灵活性，实现更快的市场响应和更有效的资源配置。例如，一家环卫企业通过定制软件实现了其车辆调度系统的自动化，这不仅减少了人为错误，而且提高了车辆利用率和服务效率。据分析，这些定制化解决方案提高了操作透明度和整体生产力，使企业能够更快地适应市场变化和客户需求，有效减少运营浪费，实现成本节约。同时，提高操作透明度增强了企业与客户和合作伙伴之间的信任和合作，巩固了企业的市场地位，为持续创新发展奠定坚实基础。

2.4.3　公众侧需求分析

《国务院办公厅关于印发"十四五"国民健康规划的通知》（国办发〔2022〕11 号）提出："完善城乡环境卫生治理的长效机制，提高基础设施现代化水平，统筹推进城乡环境卫生整治。加强城市垃圾和污水处理设施建设，推进城市生活垃圾分类和资源回收利用。""一网统管"的网络平台由政府主导建设和运维，公众要发挥主人翁作用，有使用权，也有义务配合行业网络平台建设、运维和监管，遵守有关制度规则对环卫工作进行监督。

随着环卫行业的数字化发展，公众的需求也会得到更好的满足，分析如下：

1. 垃圾分类

公众希望垃圾分类投放能够更加方便，以减少分类错误的发生。智能垃圾桶和手机应用可以提供分类指导和提醒。智能垃圾桶可以通过传感器自动识别垃圾类型，并给予用户反馈和指导，从而减少人为分类误差。手机应用可以提供细致的垃圾分类知识和即时指导，帮助公众正确分类垃圾。此外，公共场所应设置足够数量和种类齐全的垃圾桶，方便公众进行分类投放。

2. 垃圾收运

公众希望垃圾能够及时被收运，避免垃圾满溢或产生异味等问题，保持居住环境的卫生与舒适。为了提高垃圾收运的及时性，需要建立高效的垃圾收集和运输系统。这包括优化垃圾收运的路线规划和时间安排，利用监测和预测技术，准确预测不同地区垃圾产生量，从而合理安排收运计划。此外，需要加强垃圾处理设施的建设和维护，确保设施容量充足可持续运行，以满足居民的垃圾处理需求。

3. 公厕管理

公众对公厕管理的需求主要体现在方便性和卫生性方面。公众希望能够方便地找到干净、卫生的公厕，并希望公厕的设施和卫生状况能够得到有效的监管和维护。为了提供方便的公厕服务，环卫部门可以开发手机应用或建立网站，提供公厕位置导航和实时卫生状况查询，使公众可以快速找到附近的干净公厕。公厕设施的卫生维护需要加强管理和监督，定期进行清洁、消毒和维修，并配备足够的卫生用品和设施维护人员，以提升公众对公厕管理的满意度。

4. 环卫监督

公众希望能够参与环卫工作的监督，发挥主人翁作用，了解环卫工作的进展情况，监督环卫企业的运营和服务质量，以确保环卫工作的公正性和高效性。首先，政府通过"一网统管"网络平台，全面宣传垃圾分类的重要性和必要性，树立公众"让垃圾分类成为新时尚，保护环境，变废为宝"的环保意识。其次，政府可以在"一网统管"的网络平台上组织各类垃圾分类知识培训、讲座等活动，提高公众垃圾分类能力，同时建立完善的监督机制与功能，加大对环卫工作的监管力度。在"一网统管"的网络平台上设置举报渠道，鼓励公众积极参与，对环卫工作中的不规范行为进行监督和举报，例如垃圾分类不准确、环境污染等问题。政府应当及时处理举报，并对问题进行整改和处理，形成有效的监督机制。

综上所述，公众对环卫行业的需求主要集中在垃圾分类、垃圾收运、公厕管理、环卫监督等方面。为了满足公众的需求，政府和环卫运营企业需要加强合作，提升服务水平和运营效率，通过智能化技术和"一网统管"平台等手段，提供便捷、高效、安全的环卫服务。

2.5　产业链各角色面临的挑战和机遇

数字化转型过程中，满足需求的过程是挑战，实现需求的结果是机遇，挑战与机遇并存。我们需要做的是利用数字化的技术手段迎接挑战，抓住机遇，满足政府、企业、公众这三大主体的需求。

2.5.1　政府侧

政府作为环卫行业数字化进程的主导者和参与者，面临的主要挑战在于需要组织机构调整以适应"一网统管"的要求、缺失统一标准和长效运维机制等问题。政府需构建跨部门、高规格的组织，协调各方利益，整合数据资源，实现环卫业务的透明化、智能化管理。在"一网统管"建设中，需解决网络标准不一、信息孤岛、浅层次理解智能化等问题，推动城市垃圾分类、处理设施升级及管理效率提升。运维机制的建立则需整合数据、协调相关部门、确保信息安全和提供高质量的用户支持服务，以实现政府资源的高效利用和服务质量的提升，驱动环卫行业的数字化转型和社会环保意识的增强。

1. 政府组织机构建设面临的挑战和机遇

数字化是环卫行业实现"一网统管"的重要手段，表面上看是将线下操作搬到线上，其本质是组织变革。贯穿整个过程的难点是如何有效整合各部门间的数据资源、协调不同部门间的职能边界以及确保跨部门间的无缝对接与协同合作。为此，通常需要设立专门的机构来统筹规划、执行和监督这一过程，以保证数据流通的一致性、实时性和准确性，并通过统一平台实现对环卫作业全链条的高效、精细化管理。

"一网统管"承载了政府、企业、公众的需求，应建立相应的组织以代表三方利益，并能主导"一网统管"平台的建设和运维。这个组织涉及多个部门，需要各地政府一把手负责。可借鉴上海市城市运行管理的做法，成立一个新的组织（上海市城市运行管理中心），级别要高，发展要循序渐进，应与"一网统管"的建设规模和发展速度相一致。该组织从无到有，不仅起步级别较高，其职责更是涵盖了跨部门协调、数据整合、规则制定等多个维度。因此，在组建过程中面临的挑战和难度不容小觑。需要配备强有力的领导班子，有大跨度专业能力的核心骨干，真正能做到代表人民的利益，制定"一网统管"生态系统的运行规则和监管办法。

政府组织机构调整后，在"一网统管"模式下，各关联主体之间是透明的，包括政府各部门、政府与企业和公众之间，没有了弄虚作假的土壤和空间，社会诚信度必然会增加，做到了公开、公平，可以减少纠纷，有利于社会稳定；通过降低各方关系协调成本，使得更多精力和资源得以聚焦于创新和价值创造，有力推动全社会运行效率提升；"一网统管"模式下大数据系统的背后是政府、企业和公众关系的一体化，有利于社会发展的统一管控和安定团结。

2. "一网统管"建设面临的挑战和机遇

"一网统管"是个庞大的系统工程，各地实际情况参差不齐。比较普遍存在的问题有：网络建设标准不统一，专网各自为政，相互封闭，导致信息孤岛现象普遍；所谓的智能化多为可视化，多数平台无法对收集的数据信息进行深度挖掘、高效利用、辅助决策；把"一网统管"简单地理解为把各行各业的平台连接起来或建立一个信息化平台，把过程监管简单地理解为"一屏观全貌"，把网络平台建设简单地理解为 IT 人员的工作，把网络平台运营管理简单地理解为是行政管理人员的工作或借机解决事业编等精简人员安排等。

面对挑战的同时，"一网统管"也正迎来巨大的发展机遇。首先，在基础设施方面，平台的构建与完善正有力地驱动城市环卫系统实现从垃圾收集、运输、处理到资源再利用等全流程的数字化转型和升级优化。通过精准高效的智能化管理手段，不仅显著提升了环境卫生工作的精细化水平和服务效能，而且为改善城市环境质量、保障居民健康生活提供了坚实支撑。其次，平台的建设和运营将促进环卫相关的技术创新和管理升级，这对于提高垃圾分类处理的效率和质量至关重要，有利于减少环境污染，提升资源回收利用率，并进一步推动绿色可持续的城市发展模式落地生根。因此，"一网统管"平台的建设和持续运营，在提升城市环卫精细化管理效能的同时，对于我国构建高效、环保的垃圾分类处理体系，乃至推进生态文明建设进程，都起到了至关重要的作用。

以垃圾分类为例，通过对垃圾分类全流程的数据采集，"一网统管"平台形成了信息感知网，通过屏幕就可全面了解全区垃圾分类各环节的动态详情。源头环节采用线上打卡方式，小程序自动识别分类状态，并且在后台实时显示参与人数和分类合格率等指标；到收运环节，可优化收运车辆行驶路线，作业完成率也可在后台量化显示，进行全过程监管；在处理环节，对生产条件进行优化，通过智能管控提高垃圾回收利用率。后台通过对不同的数据进行汇总分析形成数据资产，利用数据挖掘服务促进企业降本增效，并可以支撑管理人员决策合理化和智慧化，实现垃圾分类全过程可追溯。此外，需要专门的人员来建设、管理和运营平台，垃圾分类和利用率提高也将带来新的就业机会，对于缓解城市就业压力有着积极的作用。

3. 运维机制建立面临的挑战和机遇

鉴于"一网统管"结构复杂，承载内容跨度大，并需要持续迭代改进，在运维过程中会遇到很多新问题和困难。政府各部门之间的数据和信息存在差异和重复，缺少统一的数据标准和数据管理机制，数据采集和整合需要耗费大量时间和精力；整合各个部门的管理团队和资源，协调各个部门之间的职责关系和业务衔接无从下手；"一网统管"平台涉及大量敏感信息，如个人数据、商业秘密等，保障这些信息不被泄漏，防止黑客攻击和保护系统安全也是运维机制必须解决的问题；"一网统管"平台的使用者包括政府工作人员、企业人员和公众等，如何提供有效的用户支持和培训，提高用户满意度，是政府面临的一大挑战，委托专业化的网络公司运维是一个有效的办法。

通过制定平台建设运维机制和数据管理标准，规范数据采集、存储和使用等方面的管理，建立有效的管理和协调机制，明确各部门之间的职责和分工，加强部门之间的沟通和协作，实现政府服务的流程化和自动化，降低政府的管理成本和人力成本，提高政府的运行效率和服务质量。针对不同的用户群体，提供有效的用户支持和培训，帮助用户更好地使用平台，提高用户满意度和参与度，实现资源的共享和协同。确保数据的准确性、及时性和完整性，为政府决策提供更加全面、准确的数据支持，提高资源的利用效率与政府决策的科学性、有效性和服务质量，实现政府资源的数字化管理和优化配置。

2.5.2　企业侧

1. 企业降本增效面临的挑战和机遇

环卫企业以政府为主要客户，在"城市服务"与"一网统管"的趋势下，环卫数据的重要性日益凸显。通过数据驱动的管理与运营，环卫企业能够有效降低成本并提高工作效率。由于缺少统一的数据标准，产业链上下游企业间信息孤立、协同效率低、人工成本高、防伪追溯及全生命周期管理存在缺陷，难以满足政府对城市服务的需求。企业要满足政府监管通过网络平台获取数据的需要，需进行企业文化和组织的变革，借助测试床和微平台实现设备智能化升级，利用物联网、大数据、人工智能等信息化新技术，链接行业平台实现模型下的优化生产，通过标识解析实现跨平台数据互联互通，完成数字化转型，实现降本增效。问题是行业平台及其基础设施建设不是一个公司能胜任的，也没有必要每个公司都自建自用，需要政府统筹规划、引导并出台有关政策，由专业的平台公司建设运维，提供第三方服务。

通过数据实现产业之间的互联、互通、互动，数据在产业链间流动形成闭环，对数据的挖掘没有了边界也就等于对生产的优化增效没有了"天花板"，进入增效无边界的可持续发展状态。数字化升级转型是一个创新和创造新价值的过程，要发挥企业的主观能动性，政府需出台鼓励政策。例如，政府支持行业平台建设运维，尤其是在平台的基础设施（包括大模型）方面为企业完成智能化升级和平台应用提供方便。例如，环卫企业可在行业平台上进行数字化转型，重点开发个性化应用软件部分，既减少了企业在平台开发建设和运维方面的投入，又加快了企业转型速度，还可利用行业大数据提高效率，具体功能包括不限于：管理人员可以通过智能手机对环卫设施工作人员进行远程管理、巡查，实现移动办公；垃圾收运单位可以与小区物业建立联动机制，通过收运司机端和物业端精准对接，在高效收运的同时还能相互监督评价；收运作业环节中，运用芯片识别技术，代替人工监督，当系统发现混装混运问题后，违规作业的车辆信息会实时发送至系统，系统自动下发整改通知书至相关的作业企业要求其整改。

大数据的应用还可以帮助企业实现实时和精细的客户细分，让企业对客户需求的洞察更加精准，从而实现服务的精细化；数字技术应用可以帮助企业提高管理效率，实现数据驱动的精细化管理；人工智能自动化等技术的采用，可以直接提升企业的生产效率；而工业互联网和物联网等技术的应用，使得企业可以实时监测和获取生产过程中的各种数据，通过数据实时监测、事件及时预警和智能分析优化，明显提高垃圾处理的质量和效率，降低整体的运营成本，帮助企业实现生产精细化和降本增效目标。例如，在制造业中，通过在生产线上安装传感器和智能设备，可以实时监测生产设备的工作状态和运行数据，并利用这些数据进行分析和预测，优化生产流程，提高生产效率和产品质量。

2. 组织文化的变革带来的挑战和机遇

数字化转型不仅仅意味着技术的更新，更需要组织文化的变革。数字化转型需要员工接受新的思维方式，更加开放和富有创新性。因此，企业进行数字化转型需从组织文化的变革开始，并要领导带头积极引导推动，鼓励员工接受变革，并在实践的过程中逐渐融入数字化文化。

数字化技术的引入通常需要员工具备新的技能和知识，涉及培训现有员工或者招聘具备跨界知识的新员工。培训和技能提升需要时间和资源，首先需要解决的是员工的思想问题。例如，在数字化转型的过程中，员工如果没有认识到数字化转型的必要性和紧迫性，很难做到知难而进，过程中很容易放弃、放缓或搁置。

从传统线下现场操作，变成以线上远程操作为主＋线下线上互动，现场办公人数大幅度减少，理论上可以做到无人值守，即变成无人工厂或黑灯工厂，直接导致组织机构和制度流程的变革。人员减少的背后，是工作方式的改变，从用手转向用脑，从操作设备转向操作电脑；是操作精细化程度的提升，包括准确性、全面性和完整性，如设备代替人从事高危作业和精准操作；是运营时代的到来和生产效率的提高，运行条件能够控制在优化状态下进行，而且可以通过自学习进行持续优化，实现降本、增效、提质、绿色和安全的目的。

3. 技术人才短缺带来的挑战和机遇

数字化转型需要拥有相关技术知识和技能的人才。复合型数字人才的短缺是企业当前以及未来数字化转型的首要挑战。缺乏对传统业务知识的了解，就很难深入生产过程的智能控制和降本增效。"传统专业＋数字化跨界人才"是急需，只懂传统专业的人才需求将逐渐减少。因此需要政府、企业和教育机构共同努力，加强人才培养和引进，以满足数字化转型的需求。

《新一代人工智能发展规划》提出到 2030 年人工智能理论技术和应用总体达到领先水平的战略目标。假设到时传统人才、跨界人才和 IT 专业人才结构为 3∶4∶3 的话，现在大部分在岗人员要变成跨界人才，也就是说有很大的机会空间可满足现有在岗人员的提升需求。在岗领导和核心骨干人员，要担当跨界使命，与时俱进。同时给年轻新人树立榜样，在新老融合的过程，完成共识磨合与协同前行，在落实国家战略的过程中获取个人的发展机遇。

特别是领导，有较丰富社会经验，掌握大量资源，应积极主动率先垂范，继续担当转型升级领导者，为时代发展增添力量。技术创新与推广需要政策推动与鼓励，传统管理系统需要更新，通过"一网统管"实现对有关人、事、物的联通和互动，打造城市运管服平台。

2.5.3　公众侧

1. 公众参与面临的挑战和机遇

环卫数字化需要公众积极参与和使用相关应用程序来提供数据。然而，公众对这些应用程序的接受度可能存在一定的问题，包括传统习惯、技术能力不足、对数据收集和使用的担忧等。

因此，需要开展宣传和教育活动，提高公众对环卫数字化公众的认知和接受度。以垃圾分类为例，垃圾分类涉及垃圾投放、垃圾收集、垃圾运输和垃圾处理 4 个环节，而公众是垃圾分类前端投放工作中最广泛的参与者。但在日常生活中，受长期生活习惯和生活方式的影响，人们自觉参与垃圾分类的意识不强，主动性较差。尤其在农村地区，随意丢弃、随意堆放垃圾的情况常见，人们参与垃圾分类的自觉性、积极性不高。部分垃圾分类过于细化，导致实际操作过程中垃圾分类的准确率较低。

数字化环卫可以通过智能手机应用等方式向公民提供垃圾分类指导，帮助他们正确分类垃圾，增加公民的参与度。居民将垃圾正确分类和投放，垃圾经专门运输车辆运往各类垃圾专门的处理厂，能够减少中间运输、分拣、除杂、干化等过程的能源消耗，提升处理效率。

2. 公众监督面临的挑战和机遇

我国公众主动参与环境监督积极性不高、面宽点弱、力量分散，各类监督贯通协调不够，没有形成监督合力。同时，我国地域辽阔，公众监督环境治理的效果存在显著的地区差异。环境保护已经成为城乡社区群众自治事务的重要内容，但在城市社区中，特别是大城市社区中，人与人之间的交往和相互监督相对较少，节能减排、噪声污染防控、垃圾分类和减量等方面的治理效果不尽如人意。破解这些监督难题，环卫数字化转型、建设"一网统管"平台是重要抓手。

"一网统管"平台的建立将为公众监督提供更加便捷和高效的渠道。不仅可以让监督渠道实现统一入口，方便公众提交意见和建议，而且能够提高环卫工作的透明度和效率。首先，平台可以通过有效的信息管理系统，使公众可以随时随地获取环卫工作的相关信息。公众可以通过平台了解到环卫工作的进展情况、工作计划以及环卫设备的使用情况等。这种透明度能够增加公众对环卫工作的信任，也能够使公众更好地了解到环境卫生状况的变化和改善。其次，数字化平台可以实现环卫工作的实时监督，公众可以通过平台上传环卫工作的照片或视频，进行投诉或举报，相关部门及时处理并给予反馈，这样就能有效地提高环卫工作的质量。

此外，"一网统管"平台还可以提供一些互动功能，让公众能够更加直观地了解环卫工作。例如，可以通过数据统计的形式展示环卫工作的成果和改进情况，让公众更清楚地知道自己的监督意见产生了哪些影响。平台上可以组织一些环保宣传活动，增强公众对环卫工作的关注度。总之，"一网统管"平台的建立将大大提高环卫工作的透明度和效率，加强公众对环卫工作的监督力度。

3. 数据管理面临的挑战和机遇

数字化转型带来了大量的数据生成和存储需求。政府需要有效地管理这些数据，确保其安全性和合规性，同时要遵守相关的数据隐私法规，需要投入大量的资源来建立强大的数据管理体系。数字化转型使公众更加依赖互联网和网络连接，增加了网络安全威胁和数据泄漏风险，需要制定严格的数据保护政策和安全措施来防止数据泄漏和滥用。

影响环卫行业数字化数据质量的因素有多种，包括设备性能引起的和人为的，公众也存在提供虚假数据或不完整数据的可能，从而对数据的准确性和可信度造成影响，因此需要建立有效的数据验证机制和监督机制，确保数据的质量和可靠性。

数字化环卫系统可以实现信息公开，提供实时的环卫信息，如垃圾收集时间表、清洁工作进展等，让民众了解环卫工作的进程和安排，有助于增强公众参与度，促进公众对环境卫生的共同责任感。数字化环卫系统还可以通过传感器网络监测空气质量、噪声水平等环境指标，并向公民提供实时的环境监测报告。公民可以根据报告了解自己所处环境的情况，做出相应的调整，提高生活质量。数字化环卫系统可以通过智能手机应用让公民预约垃圾收集服务，公众只需在应用上选择时间和地点，环卫部门就能及时安排垃圾收集人员，这样减少了等待时间，还能避免垃圾滞留，保持环境整洁。

第 3 章

环卫行业数字化发展总体规划研究

3.1 预期目标

环卫行业数字化发展的核心是构建环卫数字化体系，将传统的环卫管理和服务方式与现代化的数据分析、处理方法相结合，实现环卫工作的精细化和科学化管理。

数字化体系的建设离不开政府、企业、公众的共同努力，根据国家数字化转型相关政策的指导，应从数字化基础设施、数字化资源体系、城市管理"一网统管"和绿色低碳发展等多角度考虑，具体目标参考如图 3-1 所示。

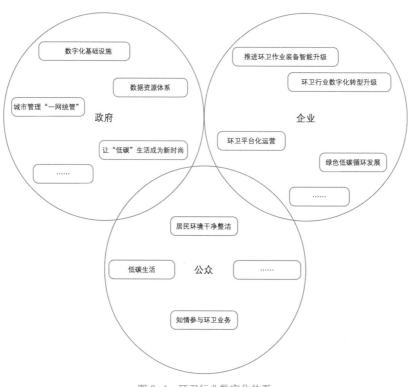

图 3-1 环卫行业数字化体系

3.1.1 政府侧

1. 夯实环卫数字基础设施

数字基础设施是以数据创新为驱动、通信网络为基础、数据算力设施为核心的基础设施体系。它涵盖了 5G、数据中心、云计算、人工智能、物联网、区块链等新一代信息通信技术，以及基于这些技术形成的各类数字平台。

作为新型基础设施，数字基础设施已经成为人们生产生活的必备要素，为产业格局、经济发展、社会生态发展提供了坚实保障。在环卫行业中，夯实数字基础设施将有助于提高效率、优化资源利用、改善服务质量。

（1）环卫数字基础设施的关键因素主要包括：

5G 网络：提供高速、低延迟的通信，支持智能设备之间的互联互通。

数据中心：存储和处理环卫数据，包括垃圾收集、路况监测、设备状态等。

云计算：为环卫管理系统提供弹性和可扩展性。

物联网：连接传感器和设备，实现实时监测和数据采集。

人工智能：用于优化路线规划、垃圾分类、设备维护等。

区块链：确保数据的安全性和可追溯性。

（2）环卫数字基础设施的主要应用包括：

智能垃圾桶：通过传感器监测垃圾桶的填充情况，优化收集路线，减少资源浪费。

路况监测系统：利用摄像头和传感器监测道路状况，提前发现问题并进行维护。

环卫车辆管理：使用 GPS 和数据分析，优化环卫车辆的调度和路线规划。

夯实环卫数字基础设施将为环卫行业的数字化转型提供坚实的基础，促进效率提升、服务质量改善，让环卫工作更加智能、高效。

2. 构建环卫数据资源体系

环卫数据资源体系是指在环卫管理领域，构建一个完整的数字化数据体系，以支持环卫工作的高效运行和科学决策。这个体系包括以下关键因素：

（1）数据收集与统计：收集环卫领域的各类数据，如垃圾清运量、清扫频次、垃圾分类情况等。统计和分析这些数据，为环卫管理提供科学依据。

（2）智慧监管平台：建立一个智慧监管平台，整合环卫数据，实现一站式监管。通过数据分析，监测环卫工作进展，发现问题并及时解决。

（3）信息化手段：构建再生资源逆向物流回收体系，推动可回收物资源化利用行业向规范化、智能化、一体化转变。利用信息技术，实现环卫工作的数字化、自动化，利用物联网大数据精准核算，降本增效。

（4）全覆盖监测与控制：在城市范围内实现环卫设施的全覆盖监测，包括垃圾桶、垃圾车、清扫设备等。通过数据分析，优化环卫资源配置，提高效率。

构建数字化环卫数据资源体系有助于提高环卫管理的科学性、精细化和智能化水平，为城市居民创造更好的生活环境。

3. 推动城市管理"一网统管"

数字化城市管理的新时代已经到来，我们期待着每一个城市都能在这个进程中焕发出新的生机与活力。到 2025 年实现数字化城市管理全覆盖，提高城市管理效率并降低管理成本；到 2035 年，城市运行管理"一网统管"体制机制完善，全面建成国家—省—市三级平台。

推行城市管理"一网统管"具体举措包括：国家平台应建设业务指导、监督检查、监测分析、综合评价、决策建议、数据交换、数据汇聚和应用维护等系统，省级平台应包括业务指导、监督检查、监测分析、综合评价、决策建议、数据交换、数据汇聚和应用维护等系统，市级平台应包括业务指导、指挥协调、行业应用、公众服务、运行监测、综合评价、决策建议、数据交换、数据汇聚和应用维护等系统。

4. 让"低碳"生活成为新时尚

2020年9月22日，第七十五届联合国大会上，我国首次明确提出碳达峰和碳中和的目标，中国将提高国家自主贡献力度，采取更加有力的政策和措施，二氧化碳排放力争于2030年前达到峰值，努力争取2060年前实现碳中和。"双碳"目标的提出，是我国作为一个负责任的大国，为应对全球气候变化向全世界做出的庄严承诺。此后，国家陆续出台了多项相关政策。

2021年1月5日，生态环境部公布《碳排放权交易管理办法（试行）》，并于2021年2月1日起施行，同时印发配套了配额分配方案和重点排放单位名单，我国碳市场发电行业第一个履约周期正式启动。

2021年9月22日，中共中央、国务院印发《关于完整准确全面贯彻新发展理念做好碳达峰碳中和工作的意见》指出，要把碳达峰、碳中和纳入经济社会发展全局，以经济社会发展全面绿色转型为引领，以能源绿色低碳发展为关键，坚定不移走生态优先、绿色低碳的高质量发展道路，确保如期实现碳达峰、碳中和。

2021年10月24日，国务院印发《2030年前碳达峰行动方案》，要求大力发展循环经济助力降碳行动，充分发挥减少资源消耗和降碳的协同作用，推进产业园区循环化发展，促进废物综合利用，大力推进生活垃圾减量化资源化。这是从国家层面将发展循环经济、推进生活垃圾分类工作纳入实现"双碳"目标的重要工作中。

2022年6月24日，科技部等九部门印发《科技支撑碳达峰碳中和实施方案（2022—2030年）》，要求充分发挥科技创新对实现碳达峰碳中和目标的关键支撑作用，以数字化、智能化带动能源结构转型升级，研究非二氧化碳温室气体监测与核算技术，研发废弃物领域甲烷回收利用技术，加强科技创新对碳排放监测、计量、核查、核算、认证、评估、监管的支撑保障。这为固废领域的低碳发展指明了方向，行业发展与数字化、智能化技术相结合成为必然。

2023年5月21日，习近平总书记回信勉力上海市虹口区嘉兴路街道垃圾分类志愿者："推动垃圾分类成为低碳生活新时尚，垃圾分类和资源化利用是个系统工程，需要各方协同发力、精准施策、久久为功，需要广大城乡居民积极参与、主动作为。"这意味着，垃圾分类这件涉及全民的"小事"，也是实现"双碳"目标的大事，需要全民参与。

2023年7月7日，生态环境部就《温室气体自愿减排交易管理办法（试行）》公开征求意见，加速中国核证减排量（CCER）重启，这表明包括甲烷利用在内的行业将能够通过市场机制获得减排经济回报，废弃物利用行业参与减排降碳的积极性将得到进一步提升。

从"双碳"目标提出，到如今各项配套政策逐步落地，垃圾分类这件关乎全社会的关键"小事"，成为实现"双碳"目标的重要一环，是值得每位公民追求的低碳生活新时尚。作为城市管理中的重要组成部分，垃圾分类纳入城市运行管理服务平台，借助"一网统管"技术的应用将推动全民提高垃圾分类的参与率、准确率，养成垃圾分类的日常行为习惯，让垃圾分类真正成为低碳生活新时尚。

3.1.2　企业侧

1. 推进环卫作业装备智能升级

当传统环卫模式与数字科技发展发生了深层次的融合，环卫装备智能化的发展道路应运而生。正确地看待环卫装备的智能升级，利用新型环卫设备实现地区性环卫工作管理，提高环卫工作中的作业质量，是其中需要关注的重中之重。

近年来，我国环卫作业机械化趋势明显，机械化清扫面积由"十一五"初期的 8.2 亿平方米快速发展至"十三五"初期的 60.2 亿平方米，复合增速高达 22.07%。一方面，国家更多地关注公共环境卫生体系建设，城市环境的逐步改善提升以及生活垃圾逐年增长的态势，使得我国环卫市场化处于高速增长时期，促进着传统环卫装备的不断升级改造。另一方面，传统环卫模式存在人员老龄化、设备老旧、环卫效率低下等问题，严重影响着城市整体环卫形势，不利于市场环卫化的进一步推进。

智能化已成为环卫装备发展的"既定"趋势。不论是人工智能的发展还是环卫装备的创新，技术与产品都在快速迭代，智能环卫装备的时代必将到来。早在 2018 年，我国某环卫企业就推出了全球首个智能环卫机器人产品族群，协同环卫工人清洁作业，将其从传统环卫工作中解放出来。在深圳某地政府环卫 PPP 项目的调研中，项目的机械化、智能化、精细化运营，得到了一众投资者的认可。环卫工人反馈，"以前拿扫帚，现在驾驶环卫机器人，特别骄傲。"

综合来看，环卫能力的提升在未来会渐渐凸显，而环卫设备智能化会成为其中的主流，所以在未来的环卫行业中，智能环卫装备会成为环卫工人作业时的必需品。此外，也要因地制宜，根据地方经济发展水平，选择合适的环卫装备智能升级方案，以更加高效地提高工作效率。

2. 赋能环卫企业数字化转型升级

在 2022 年初，国务院连续发布了两份重要文件——《"十四五"数字经济发展规划》和《2021年政府工作报告》，共同勾勒出了中国未来数字经济发展的宏伟蓝图。环卫行业也更加聚焦于推动环卫设备的数字化研发与制造，通过技术革新引领行业的转型升级。

展望未来，到2025年，随着工业数字化转型步伐的加快，众多企业将纷纷跃上"云端"，环卫设备制造企业也将取得关键技术的重大突破，实现数字化环卫设备的规模化生产。这不仅将极大提升环卫设备的工作效率和作业质量，更将开启智慧环卫的新篇章。

展望更远的2035年，力争形成统一公平、竞争有序、成熟完备的环卫数字经济现代市场体系，基本实现环卫企业的数字化转型。

为了实现这一目标，环卫企业的数字化转型升级至关重要。这不仅仅是一次技术升级，更是一次管理和运营模式的深刻变革。企业可以考虑从数字化设备的技术提升、响应政府数字化监管以及工业互联网技术提升等多个方面入手。

在数字化设备的技术提升方面，应积极引入物联网、人工智能、大数据等前沿信息技术，并尝试将其深度应用于环卫领域。通过智能传感器和监控设备，实现对环卫设施和作业过程的实时监测与管理，从而大幅提升工作效率和作业质量。

在响应政府数字化监管方面，积极与政府合作，共同建立数字化监管平台，确保企业的运营和管理符合相关法规和标准，有助于提升企业的合规性，还能为企业创造更加公平、透明的竞争环境。

在工业互联网技术提升方面，建立基于工业互联网的平台，实现设备间的互联互通和数据共享，有助于提升设备的协同作业能力，进一步优化资源配置和服务流程。

数字化转型是环卫企业实现高质量发展、提升竞争力的必由之路。通过采取上述措施，将有助于环卫企业在智能化、网络化、信息化的道路上不断迈进，成为市场竞争中的佼佼者。

3. 加快环卫平台化运营

环卫平台化运营是指将环卫管理、服务和资源整合到一个统一的数字化平台上，通过数字技术实现对环卫活动的全面监控、调度和管理，以提高效率、降低成本。平台化运营通常涵盖对环卫设备、车辆、人员和服务的整合，使得各个环节能够协同和高效地运作。

展望2025年，环卫数字化运营及调度应通过信息化系统、大数据分析等技术手段优化资源配置，提高运营效率和精细化管理水平，进而催生出智慧环卫服务这一全新业态。

而当时间来到2035年，我们期待环卫垂直行业"一网统管"体制机制的完善，建立起国家—省—市三级平台，实现全面的数字化管理和服务。

在这一过程中，企业可以通过多种具体措施加快环卫平台化运营的步伐。物联网技术的应用，可以让我们更精准地监控和管理环卫设施与作业过程；而虚拟仿真技术，则为我们提供了一个全新的视角，帮助我们更高效地规划和优化环卫作业。

智慧环卫不仅仅是技术的革新，更是我们对城市生活品质的全新追求。在这个数字化驱动的未来，我们有理由相信环卫行业将焕发出前所未有的生机与活力。

4. 实现绿色低碳循环发展

随着我国经济社会的快速发展，推动循环经济和绿色发展已成为实现可持续发展的关键。2021 年 7 月发布的《"十四五"循环经济发展规划》中要求推动企业循环式生产、产业循环式组合，促进废物综合利用，推进工业余压余热、废水废气废液的资源化利用，实现绿色低碳循环发展，同时鼓励创建国家生态工业示范园区。企业应准确把握行业绿色发展新趋势，充分发挥企业绿色发展主体责任，推动企业增强绿色发展制度保障，建立完善企业级绿色低碳发展管理平台，加快绿色技术攻关和转化。

实现绿色低碳循环发展是环卫数字化转型企业的任务。环卫企业应通过数字化技术的运用，建立碳排放监测体系，实现碳排放的精准控制和减排目标，减少环卫设施建设和运营过程中的碳排放；建立低碳经济信息化平台，实现碳排放权交易、低碳金融等服务的智能化管理，推动低碳经济的发展。

3.1.3　公众侧

1. 居住环境干净整洁

保持居住环境干净整洁可以提升生活品质、提高自我价值感、降低疾病风险，这也是一种积极的生活态度和健康的心理状态的体现。要使居住环境干净整洁，公众应积极参与垃圾分类，按照规定将垃圾分类投放到指定的容器中，确保垃圾能够得到有效处理和回收利用等。

垃圾分类工作要坚持从基层抓起、从娃娃抓起、从群众需求抓起，紧盯科学规划、设施建设、安全运行关键环节，注重依法建章立制、督促指导、评估评价，统筹推动垃圾分类取得积极进展和成效。从 2023 年起，我国将于每年 5 月第四周开展"全国城市生活垃圾分类宣传周"活动。宣传主题为"让垃圾分类成为新时尚"，宣传重点包括传达中央有关部署要求、宣贯有关制度政策标准、宣介阶段性工作成果、推广典型实践经验、普及生活垃圾分类知识等内容。

2. 低碳生活方便快捷

习近平总书记 2023 年 7 月在全国生态环境保护大会上指出："加快推动发展方式绿色低碳转型。坚持把绿色低碳发展作为解决生态环境问题的治本之策，加快形成绿色生产方式和生活方式，厚植高质量发展的绿色底色。"

实现低碳生活方便快捷公众要配合政府和企业的相关动作，使数字化平台能提供准确的垃圾分类指导，促使居民正确分类垃圾并采取环保的处理方式，如回收利用、资源再利用等；同时，智能垃圾桶、智能垃圾车等设施，可提高居民生活的便利性和舒适度，方便居民实践低碳生活、减少环境污染。

3. 知情参与环卫业务

公众的知情和监督对于环卫工作的开展至关重要，公众知情和监督有助于建立更加公正和可持续的环境治理体系，随着公众认知逐步加强，让环卫行业数字化转型更进一步。

"十四五"规划纲要提出健全现代环境治理体系，完善生态环境公益诉讼制度。加大环保信息公开力度，完善公众监督和举报反馈机制，引导社会组织和公众共同参与环境治理，建立生态环境突发事件后评估机制和公众健康影响评估制度。

实现公众知情参与环卫业务应利用数字化技术，建立环卫业务的监督与评估体系，定期对环卫服务质量进行评估和公示；每年开展环卫服务满意度调查，并实现满意度达到 80% 以上的目标；与公众积极互动，确保公众对环卫业务有更广泛的知情参与，推动环卫行业的发展和提升服务质量，能有效推动居民参与垃圾分类工作，营造干净整洁的居住环境。

3.2　主要任务

为实现预期目标，保障环卫行业数字化体系构建，使得环卫数字化转型顺利开展，需要明确环卫行业数字化转型现阶段的主要任务：①建设环卫行业数字化标准体系，通过制定和实施标准，规范环卫行业数字化建设，提高数字化水平；②完善环卫行业数字化基础设施建设，提高数字化环境的稳定性和安全性；③发挥环卫数据要素价值作用，挖掘和利用环卫数据的潜在价值，提高数字化效益；④提高环卫数字发展质量水平，通过不断优化和改进，提升数字化水平和质量；⑤健全环卫数字治理安全保障体系，确保数字化建设的合规性和安全性；⑥打造环卫行业数字化发展灯塔示范，通过实践探索和创新，引领环卫行业数字化转型的进程；⑦提高环卫行业数字化公众参与度；⑧加强网络安全保障体系和能力建设。下面将从以上八个方面，详细讨论环卫数字化转型的主要任务。

3.2.1　建立环卫行业数字化标准体系

环卫行业数字化标准体系是指由智慧环卫范围内相互关联的标准，按照一定的结构进行逻辑组合进而构成的一个有机整体，属于标准化的行业顶层设计、总体布局和战略规划。该体系的建设和应用，有助于明确环卫行业数字化发展的方向和重点，推进环卫传统服务企业转型升级，降低产业链系统集成成本，加快构建以数据资产为驱动的现代化环卫产业体系，对提升行业发展质量、推进数字城市建设和助力双碳落地都具有非常重要的意义。根据《国务院关于印发深化标准化工作改革方案的通知》（国发〔2015〕13 号）精神，结合环卫行业特点和市场需求，环卫行业数字化标准体系主要包括基础标准、数据标准和平台标准三个模块（图 3-2）。

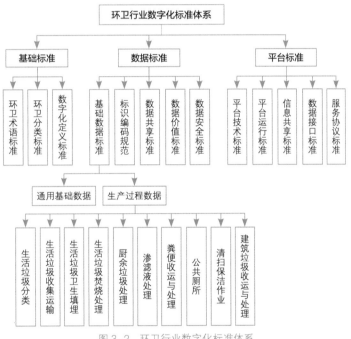

图 3-2　环卫行业数字化标准体系

1. 基础标准

基础标准是指环卫行业数字化标准的导则、通则、统一标准等基础性标准，用于定义环卫行业数字化转型相关概念，也可为其他标准的制定提供支撑，内容涵盖了数字化环卫的基本要素（如术语定义、数据分类）以及技术设备的数字化认定（如测试认证）等。通过基础标准的制定和实施，规范并明确环卫行业数字化相关的基本概念和行业边界，保障行业内各业务子系统具备互操作性，降低集成成本，提高整体效率。具体来看，基础标准主要包括环卫术语标准、环卫分类标准和数字化定义标准。

其中，环卫术语标准，旨在规范和统一我国环境卫生行业的专业术语。通过该标准的制定和实施，为环卫行业用户提供共同的语言基础和语言环境，使行业内的交流和理解更加流畅。环卫分类标准，根据数据的性质将其划分为基础数据、事件数据、管理数据和外部数据资源，便于高效地采集、处理和应用环卫数据，不断挖掘和激发行业数据要素价值。环卫数字化定义标准，利用测试床等平台模拟行业内各种条件，逼近真实环境，验证各类产品的数字化水平和应用成效，深入了解和评估环卫数字化相关技术和产品的性能。

现阶段国内环卫行业数字化相关标准相对较少（表 3-1），虽然标准体系任务清单中的一些标准已经发布（表 3-2），但仍需要进一步建设和完善以满足行业数字化转型的需求。这些基础标准的制定和实施将为环卫行业数字化提供坚实的支持，推动行业更好地适应数字化时代的发展趋势。

环卫行业数字化现有相关标准   表 3-1

序号	标准名称	发布单位	备注
（一）国家标准			
1	环卫车辆设备用图形符号	中华人民共和国国家质量监督检验检疫总局、中国国家标准化管理委员会	GB/T 31012—2014
2	城乡社区环卫清洁服务要求	国家市场监督管理总局、国家标准化管理委员会	GB/T 41085—2021
3	农村环卫保洁服务规范	国家市场监督管理总局、国家标准化管理委员会	GB/T 41373—2022
（二）行业标准			
1	城镇环境卫生设施属性数据采集表及数据库结构	中华人民共和国住房和城乡建设部	CJ/T 171—2016
2	纯电动城市环卫车技术条件	中华人民共和国工业和信息化部	QC/T 1087—2017
（三）地方标准			
1	数字化环卫收运运维信息系统管理规范	安徽省市场监督管理局	DB34/T 3428—2019
2	成都市智慧城市市政设施城市环境卫生基础数据规范	成都市市场监督管理局	DB5101/T 66—2020
3	城乡环卫基础设施建设要求	泰州市市场监督管理局	DB3212/T 1107—2022
4	江苏省环境卫生信息化系统技术标准	江苏省市场监督管理局	DB32/T 4246—2022
5	武汉市智慧城管环境卫生基础数据规范	武汉市市场监督管理局	DB4201/T 668—2023
（四）团体标准			
1	市容环境卫生服务规范	深圳市公共服务设施维护协会	T/SAPSFM 007—2022
2	城镇生活垃圾分类投放要求	福建省城市市容环境卫生行业协会	T/FJCHX 00004—2023

环卫行业数字化标准体系主要任务清单　　　　表 3-2

序号	分类	名称	状态	内容	完成年份
1	基础标准	环卫术语标准	部分已发布	已发布的为通用术语，可补充发布细分行业术语和定义标准	2025 年
2		环卫分类标准	部分已发布	包括行业边界和细分领域主要分类	2025 年
3		数字化定义标准	未编	对环卫数字化水平进行界定，通过测试床等先进技术手段实现	2025 年
4	数据标准	基础数据标准	在编	包括基础信息数据标准通用模块及细分行业模块	2025 年
5		标识编码规范	未编	通用设备、设施存在通用的编码规则，需补充环卫行业专用标准	2025 年
6		数据共享标准	未编	环卫行业数字化项目数据监管、服务、交换和应用等，可分专业、分行业、分业务范围	2025 年
7		数据价值标准	未编	环卫行业数字化数据价值界定	2035 年
8		数据安全标准	未编	与平台系统及其数据相关的安全要求标准，如加密、安全等	2035 年
9	平台标准	平台技术标准	部分已发布	城市运行管理服务平台数据标准和技术标准涉及环卫部分要求	2025 年
10		平台运行标准	部分已发布	环卫数字化项目行业、部门公共平台运行、维护、信息交换共享要求	2025 年
11		信息共享标准	未编	界定企业与行业数据共享边界	2025 年
12		数据接口标准	未编	企业与行业数据共享授权协议	2025 年
13		服务协议标准	部分已发布	环卫数字化项目行业、部门公共平台建设跨部门、跨行业数据接口标准交换规则	2025 年

2. 数据标准

数据标准是指保障环卫行业数据的内外部使用和交换一致性和准确性的规范性约束标准，通过统一的数据定义、数据分类、数据格式和转换、编码等，实现数据标准化，保障数据采集、应用的一致性、准确性、完整性和安全性，保障数据要素资源交易的合法合规。通过数据标准的制定和实施，将发挥数据作为核心资源的优势，不断挖掘并发挥环卫数据要素价值。具体来看，数据标准主要包括基础数据标准、标识编码规范、数据共享标准、数据价值标准和数据安全标准。

其中，基础数据标准定义了环卫行业数据的基本要素和属性，为确保数据的一致性提供了基础支撑。标识编码规范则用于确保数据在不同系统和平台之间的正确识别和对应，有助于数据的有效交换和整合。数据共享标准用于实现不同环卫部门和实体之间数据的共享和合作，进一步加强信息流通。数据价值标准用于评估和确定数据的实际价值，帮助行业决策者更好地利用数据资源。数据安全标准用于保障数据的保密性、完整性和可用性，防止数据泄漏和滥用。

环卫行业信息数据标准编制工作已启动，由中国城市环境卫生协会智慧环卫专业委员会牵头，按照"总体规划、分步实施、成熟一个发布一个"原则统筹推进，为满足环卫行业数字化转型的迫切需求，从基础数据标准开始编制。通过充分考虑环卫行业的多样性和复杂性，《环卫行业基础信息数据标准》现分为 10 个细分模块，包括生活垃圾分类、生活垃圾收集运输、生活垃圾卫生填埋、生活垃圾焚烧处理、厨余垃圾处理、渗滤液处理、粪便收运与处理、公共厕所、清扫保洁作业以及建筑垃圾收运与处理，后期可根据行业发展进行补充。

3. 平台标准

平台标准是指规范环卫行业公共平台的建设、服务和信息交换，为多业务协同、协调沟通、信息共享提供支撑的标准，涵盖了数字化环卫平台的架构、接口和功能等要求。依托工信部权威认证面向环境产业中的特色型工业互联网平台，为行业各参与者提供了统一的数字化工作环境，加快环卫行业数字化平台的开发和应用，实现信息共享、高效合作和资源利用，进一步推动了环卫行业的数字化升级。具体来看，平台标准主要包括平台技术标准、平台运行标准、信息共享标准、数据接口标准、服务协议标准。

其中，平台技术标准，为环卫公共平台的技术构建提供指导，确保平台的可扩展性和可维护性，为平台运行提供技术支持。平台运行标准，规定环卫公共平台的操作和维护流程，以确保平台的稳定性和可用性，涵盖平台运维、数据管理、安全性和性能等要求。信息共享标准，旨在促进环卫行业内不同实体之间的数据共享和协作，规范数据共享的格式、协议和权限，保障信息顺畅传递。数据接口标准，为不同环卫系统之间的数据交互提供了通用的接口规范，使得系统能够相互连接和交换信息，实现数据无缝流通。服务协议标准，规范环卫公共平台与服务提供商之间的合作关系，确保各方遵循一致的规则和标准。

资料显示，环卫行业数字化平台标准并未发布，仅在《城市运行管理服务平台技术标准》等中涉及部分内容。环卫行业作为城市运行管理服务平台监管的重要组成部分，覆盖了行业内所有细分子业务模块，后续中国城市环境卫生协会将依托环境产业互联网平台，以数据流为抓手，以网络平台为工具，以全产业链管控为手段，将资源充分利用、循环利用，实现生产增效、多方共赢、持续发展。

3.2.2 完善环卫行业数字化基础设施建设

环卫行业数字基础设施主要包括环卫行业数字化网络设施、环卫行业数字化应用设施、环卫行业数字化新技术设施以及环卫行业数字化智慧设施。数字基础设施建设在数字化转型中扮演重要角色。2023 年，中共中央、国务院印发的《数字中国建设整体布局规划》明确指出，打通数字基础设施大动脉、系统优化算力基础设施布局、整体提升应用基础设施水平，加强传统基础设施数字化、智能化改造。由此不难看出，数字化基础设施构成了数字化转型的基石，借助环卫领域数字化标准体系来夯实和完善环卫数字化基础设施，是环卫行业数字化转型的主要任务之一，下面将对以上四类设施进行具体讨论。

1. 环卫行业数字化网络设施

环卫数字化网络设施是指环卫行业用于提供网络服务的基础设施，包括电信线路、服务器、交换机、路由器等。随着 5G 时代的到来，网络设施向高速、智能和全互联方向发展，为更好地适应环卫行业数字化转型的需要，环卫行业数字化网络设施的建设可以从以下四方面考虑：

（1）加大对 5G 终端和千兆网络的应用，建立环卫信息采集、传输和处理的网络，实现环卫信息的实时采集和传输，提高环卫工作效率。

（2）推动卫星通信与 5G 融合，助力打造空天一体化通信，建立环卫信息的远程采集和传输，实现对远程地区环卫信息的监控和管理，提高环卫管理的覆盖范围和效果。

（3）利用窄带物联网等新型的物联网技术，建立环卫设施的智能化管理，实现对环卫设施的远程监控和管理，提高环卫设施的运行效率和管理水平。

（4）建立网络设施的统一管理平台，实现对网络设施的集中管理和运维，提高网络设施的运行效率和可靠性。

2. 环卫行业数字化应用设施

环卫行业数字化应用设施主要指以云计算、云平台等为代表的设施和平台。其能够帮助环卫企业实现信息技术软硬件的改造升级，创新应用开发和部署工具，加速数据的流通、汇集、处理和价值挖掘，有效提升应用的生产效率。2020 年，工业和信息化部办公厅印发《中小企业数字化赋能专项行动方案》（工信厅企业〔2020〕10 号），国家发展改革委、中央网信办联合印发了《关于推进"上云用数赋智"行动培育新经济发展实施方案》（发改高技〔2020〕552 号），鼓励云计算与大数据推动人工智能、5G 等新兴技术的融合，推动传统企业数字化转型。环卫企业上云、上平台成为环卫数字化转型的必经之路，传统的商业经济模式已无法支撑企业降本增效的需求，数据驱动企业运营模式发生变革已经成为必然趋势。

环卫行业数字化应用设施建设，需要充分运用信息化平台、云服务、云中心等新技术，具体可以从以下三方面考虑：

（1）建立环卫信息化平台，实现环卫信息的集中管理和共享，提高环卫信息的可用性和可靠性。

（2）利用云服务技术建立环卫信息的分布式存储和处理，实现对环卫信息的大规模存储和处理，提高环卫信息的处理能力和效率。

（3）建立环卫云中心，实现对环卫信息的集中管理和运维，提高环卫信息的管理效率和可靠性。

3. 环卫行业数字化新技术设施

以标识解析、测试床、区块链、AI为代表的新技术设施应用，构筑起环卫行业数字化基础设施的关键支撑。基础网络实现数据的采集和传输，云网融合对数据进行存储处理，标识解析、测试床、区块链、AI等新技术是数据产生价值的工具，其主要表现有以下四方面：

（1）在环卫行业中，标识解析作为一项关键的技术手段，实现各种设备、人员和物资的数据跟踪和管理。通过给每一个环卫设备或物品分配唯一的标识符，使得整个环卫产业链中这些设备的使用信息可查、可跟踪，实现更精细的数据分析。环卫行业第一个标识解析二级节点已开始建设，计划于2024年正式投入使用。

（2）测试床是一种虚拟环境，可以在其中模拟实际环境中的运行情况，检测产品或系统的性能、可靠性和稳定性。2023年第一个环卫行业测试床开始筹备建设，预计2025年建成并投入使用，用于检验新的环卫设备、技术和策略的效果，确保其能够在真实环境中有效地发挥作用。这有助于降低风险，提高创新的成功率，并且可以帮助制定出更加科学合理的环卫政策和方案。

（3）区块链是一种分布式数据库技术，具有去中心化、透明度高、不可篡改等特点。2023年，青岛市西海岸政府建设的城市运行管理"一网统管"平台中，将区块链技术与环卫深度融合，打造"环卫链子平台"，实现对垃圾来源、垃圾流向以及最终处理方式的全流程追踪，从而提高垃圾回收的效率，减少资源浪费。区块链还可以用于保护环卫工人的权益，例如记录他们的工作时间和工作量，保证他们得到公平的待遇。

（4）AI在海量数据的分析与处理上具有"革命性"的优势，借助AI对环卫信息进行智能化分析和处理，实现对环卫信息的智能化管理和决策，提高环卫管理的效率和效果，充分发掘环卫数据背后的潜在价值。

4. 环卫行业数字化智慧设施

环卫行业数字化智慧设施是指利用物联网、大数据等新一代信息技术，对环卫车辆、垃圾桶、垃圾分类房等传统环卫基础设施进行智慧化升级形成的一类设施。为更好地让环卫装备成为与城市环境和智慧管理互联互通的平台，推动环卫行业数字化转型高质量发展，对智慧设施的建设主要可以从以下三方面入手：

（1）集成自动化和数字化的先进生产方式实现生产制造智能化。环卫装备数字化转型要以数字化与工业化深度融合为主线，在生产全过程贯穿 AI 大数据分析，辅助企业优化生产流程和预测故障。在研发阶段利用大数据、虚拟仿真等手段优化提升传统工艺路线，加速科技成果的产业化应用；在生产环节引入先进的工业机器人、3D 打印技术等建设智能工厂，对关键设备、生产线全环节进行智能管控，持续优化工艺参数并提高生产效率，同时为践行"双碳"战略贡献科技力量。

（2）融合创新设计理念，提高产品智能化水平和用户的使用体验。环卫装备数字化转型要从规划入手，以创新设计为牵引，研发出高附加值、高技术含量的智能化产品，提供智慧化的服务质量和友好性的用户体验；以市场需求为导向，不断进行产品创新和升级，对用户的行为和环境进行实时感知和识别，开发具有自主导航、远程监控、数据分析等功能的环卫装备，如无人驾驶清洁车、垃圾分类机器人等。

（3）连接各类智能装备和系统实现信息共享交互与服务优化升级。环卫装备数字化转型需要全行业协同发力，利用云计算、自动化控制等技术手段，使不同设备和系统之间能够自动协调和交互，实现更加智能化的控制管理；通过搭建智慧产业大脑平台，集成环卫行业特色应用，实现生产企业、服务用户及主管部门互联互通；利用基于数据的深度挖掘开发远程运维等增值服务，以期更好地服务和保障智慧设施稳定运行。

完善环卫行业的数字化基础设施建设不仅能够推动环卫工作向更高效、精准、智能的方向发展，还能提升环卫服务的整体治理水平和公众满意度，符合国家关于推进全面数字化转型的战略布局，具有重要的现实意义和长远价值。

3.2.3　发挥环卫数据要素价值作用

数据要素是指参与社会生产经营活动，为所有者或使用者带来经济效益的数据资源，为生产要素之一。环卫行业数据要素是在环卫管理和服务过程中，为了全面、准确地获取和分析环卫信息而必须收集和记录的关键数据。2022 年 12 月，我国首份专门针对数据要素的基础性文件《中共中央 国务院关于构建数据基础制度更好发挥数据要素作用的意见》发布后，多部门多措并举推进数据要素市场建设，发挥环卫数据要素的价值，除了需要通过建设环卫数据采集系统来准确地收集和分析环卫数据，还应将环卫数据要素与其他相关领域的数据进行融合与共享，为公众、企业和研究机构提供更多样化的数据服务和创新应用。这种综合方法将推动城市环卫管理向智能化、高效化和可持续的方向发展，推动环卫管理和服务的科学化和智能化进程，提升城市环境质量和居民生活品质。

数据本身并不具备价值，只有将数据与特定业务深度融合，形成管理所需的各种要素指标，数据才能具备实际价值。不同的业务场景会有不同的指标定义和管理逻辑，《城市市容和环境卫生管理条例》对生活废弃物的清扫、收集、运输、处理和公共厕所、公共水域的环境卫生管理分别提出了要求，其中餐厨垃圾是生活废弃物的重要组成之一，根据以上政策要求，城市环卫工作可以分为从机械化清扫保洁、垃圾分类投放、垃圾收转运、人工扫保、餐厨垃圾收运、公厕运营、河道保洁、水面清扫保洁和垃圾末端处理等 9 个主要业务场景。以下将根据业务场景来介绍基础数据要素及其价值。

1. 环卫行业数字化数据要素综述

（1）机械化清扫保洁

与传统的手工清扫保洁方式相比，利用机械设备进行地面清扫和保洁的清洁方式具有高效率、高清洁度、节省人力和时间等优点。机械化清扫保洁业务场景中的基础数据要素如图 3-3 所示。

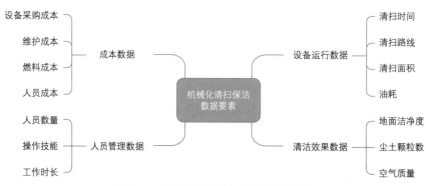

图 3-3   机械化清扫保洁业务基础数据要素

成本数据。成本数据主要涉及设备采购成本、维护成本、燃料成本和人员成本。通过这些数据的搜集和分析，可以减少资源浪费和成本支出，进而实现机械化清扫保洁的高效运营。

人员管理数据。在机械化清扫保洁过程中，除了机械设备，实现人员管理也是不可或缺的，因此收集人员管理数据是必要的。这些数据包括人员数量、操作技能、工作时长等信息。通过收集这些数据，可以更好地进行人员管理和运营。在实际业务中，了解人员数量可以帮助合理分配工作岗位，确保工作岗位的正常运转；对人员的操作技能进行评估，可以进行培训和提升，提高整体工作效率。通过对这些数据的分析，还可以发现潜在的问题和瓶颈，及时采取措施加以改进。收集人员管理数据是实现机械化清扫保洁的有效运营和管理的重要一环。

设备运行数据。在机械化清扫保洁过程中，机械设备如扫地车、洗地车、吸尘车等会产生大量的运行数据。这些数据包括清扫时间、清扫路线、清扫面积、油耗等，提供了设备运行状态、工作效率和清洁效果的重要信息。通过对这些数据的分析和利用，可以为设备的维护和改进提供有力的依据。在实际业务中，通过比较不同清扫路线的数据可以评估各路线的清洁效果，从而优化清扫计划；清扫时间和工作效率的数据可以帮助调整设备的工作模式，提高效率；油耗数据则可以为设备的能源消耗和成本控制提供参考。充分利用这些运行数据，可以实现设备的精细管理和优化，提升机械化清扫保洁的效率和质量。

清洁效果数据。机械化清扫保洁的主要目标是提高清洁效果，为了实现这一目标，需要广泛收集各种清洁效果数据。这些数据包括地面洁净度、尘土颗粒数、空气质量等指标，它们反映了清扫保洁工作的实际效果和影响因素。通过收集和分析这些数据，可以评估清洁工作的成效，并找出改进清扫保洁方案的依据。在实际业务中，根据地面洁净度数据，可以确定清扫的优先区域和频率；通过监测尘土颗粒数和空气质量，可以调整清扫设备和工艺，更好地控制环境污染；此外，将数据与历史数据进行比对，追踪清洁效果的变化趋势，可及时发现问题并采取相应措施。收集各种清洁效果数据是改进机械化清扫保洁方案、提高清洁效果的基础和重要手段。

（2）垃圾分类投放

垃圾分类投放是环卫行业中的一项关键任务，其主要目标是引导和规范居民正确投放生活垃圾。环卫部门负责定期收集、运输和处理已分类投放的垃圾，以有效减少环境污染和资源浪费，推动可持续发展。垃圾分类投放业务包含多个关键数据要素，这些要素对于实现垃圾分类投放的智能化和精细化管理至关重要（图 3-4）。

垃圾处理信息。垃圾处理信息涵盖了垃圾的处理方式和过程，包括分类、回收、再生、焚烧等方面的情况。有效的垃圾处理信息管理对于监控和评估垃圾的去向和处理效果非常重要。通过透明公开的垃圾处理信息，可以增强公众对垃圾处理工作的信任，增强居民对垃圾分类投放的意识和参与度。垃圾处理信息的管理还能够最大限度地回收和利用垃圾资源，减少环境污染和资源浪费。通过科学合理地处理垃圾，可以推动可持续发展和绿色生态建设的目标实现，为社会和环境带来更多的福祉。建立有效的垃圾处理信息管理机制对于实现垃圾资源化利用、环境保护和可持续发展具有重要的意义。

居民分类投放习惯信息。居民分类投放习惯信息涵盖居民在日常生活中正确分类投放垃圾的行为和习惯，包括垃圾分类投放意愿、垃圾投放频次和投放时间等方面。通过

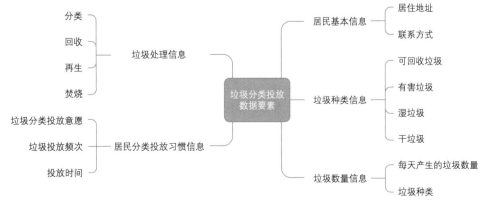

图 3-4　垃圾分类投放业务基础数据要素

定期调查居民分类投放习惯，可以评估垃圾分类工作的成效和存在的问题，进而推动垃圾分类工作的顺利进行；通过分析居民的投放意愿，可以针对性地开展宣传教育活动，提高居民对垃圾分类的认知度和积极性，促进居民形成正确的垃圾分类习惯和行为。收集居民分类投放习惯信息对于改进垃圾分类工作、推动社区环境整治具有重要意义。

居民基本信息。居民基本信息对于垃圾分类投放服务的提供者与居民之间的有效沟通非常重要。通过收集和记录居民的基本信息，可以建立沟通渠道，实现服务的精准投送和及时反馈。在实际业务中，了解居民的居住地址可以帮助垃圾分类投放服务提供者更好地规划服务范围和投递路线，确保每个小区、每个单元都能得到及时、有针对性的服务；掌握居民的联系方式可以方便服务提供者进行与居民的有效互动，通过电话、短信等方式传递相关信息、提醒投放事项或解决问题，以确保信息传递的准确性和时效性。收集居民基本信息是为了更好地实施垃圾分类投放服务，提高信息传递的准确性和时效性的必要措施。

垃圾种类信息。垃圾种类信息包括可回收垃圾、有害垃圾、湿垃圾和干垃圾等不同类型垃圾的分类和标识信息。提供清晰明确的垃圾分类信息对于减少误投和混合投放，提高垃圾分类投放的准确性和效率非常重要。通过向居民提供最新的垃圾分类信息，可以确保居民对不同垃圾类型的认知与服务提供者保持一致，有助于提升居民的垃圾分类水平和意识，进一步推动垃圾分类工作的顺利进行；及时更新垃圾分类信息可以展示出相关部门和服务提供者的专业性和责任心，让居民获取到最新的准确信息，避免因信息滞后导致的错误投放行为。及时更新和提供明确的垃圾分类信息对于引导居民正确分类投放垃圾、改善垃圾处理效率具有重要意义。

垃圾数量信息。垃圾数量信息是指对不同类型垃圾数量的统计和记录，包括居民每天产生的垃圾数量和垃圾种类等数据，这些信息对于了解垃圾产生规模和分布具有重要意义。通过收集和分析垃圾数量信息，可以评估垃圾分类政策的实施效果，了解不同地区、不同群体的垃圾产生情况，进而制定相应的改进措施；垃圾数量信息还可以用于监测垃圾减量和资源回收的效果，为制定可持续发展和生态环境保护政策提供参考，通过公布垃圾数量信息，可以加深公众对环保问题的认识和关注，培养社会的环保意识和行为习惯。收集和利用垃圾数量信息对于推动垃圾减量、资源回收以及促进可持续发展和生态环境保护具有重要的意义。

（3）垃圾收转运

垃圾收转运是指通过合理调度业务流程和资源，确保垃圾按照规定程序进行分类、整理和装载，从而保证垃圾的安全、高效运输，包括垃圾的收集和转运。垃圾收转运业务场景中的基础数据要素如图3-5所示。

人员管理信息。在垃圾收转运业务中，人力资源的管理至关重要。人员管理信息包括工作人员数量、岗位分配、技能水平和工作时长等信息。通过收集这些数据，可以了

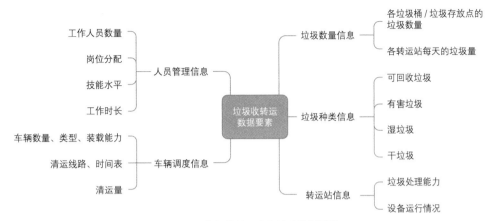

图 3-5　垃圾收转运业务基础数据要素

解团队的基本情况和工作能力，为人员管理提供参考；还需记录人员的考勤情况、培训记录和绩效评估等数据，以便对人员进行绩效监控和评估，并制定个性化的培训计划，提高团队的技能储备和服务质量；还需关注人员的安全培训和劳动保护等方面的数据，确保人员的安全和健康。通过对人员管理数据的收集和分析，可以优化人员管理和团队的运作效率，提高服务水平和用户满意度。

车辆调度信息。为了保障垃圾顺利转运，除了收集转运站的相关数据外，还需要收集车辆调度的相关数据。这些数据包括车辆数量、类型、装载能力以及清运线路、时间表、清运量等信息，通过收集这些数据，可以评估车队的运输能力和垃圾转运效率，并为车辆调度提供参考；还需记录车辆的维护状况、油耗情况和行驶里程等数据，以便对车辆维护和保养进行科学管理，降低车辆维修成本和使用成本；还需要监测车辆的行驶安全状况以及遵守交通规则的情况，确保垃圾转运过程中的安全性和稳定性。通过对车辆调度数据的收集和分析，可以优化车辆调度和运输路线，提高转运效率，降低成本和环境污染。

垃圾数量信息。垃圾收转运需要对垃圾产生和处理情况进行全面的数据统计和记录。通过收集每日、每月、每年的垃圾产生量和垃圾收集量等数据，可以反映垃圾清理工作的进度和效果，并为垃圾收转运方案的优化提供参考依据；通过记录垃圾收转运车辆的出车量、回收量、干湿垃圾比例等信息，可以帮助制定更加科学合理的垃圾处理方案，减少垃圾堆积和环境污染；此外，垃圾收转运的数据还可以用于监测环卫企业服务品质和效率，评估环卫企业的管理水平和绩效状况。建立健全的垃圾收转运数据管理机制对于推进城市环卫工作的规范化、科学化和信息化具有重要的意义。

垃圾种类信息。对于垃圾分类回收的实施，首先需要对不同类型的垃圾进行统计和分类记录。垃圾种类繁多，在统计时需要分别记录不同种类的比例和数量。数据分析可以帮助制定更加科学合理的垃圾分类回收方案，提升垃圾处理效率，减少资源浪费和环境污染。另外，需要特别关注特殊垃圾的类型和数量，如医疗废物、电子废弃物等，处理这些垃圾需要具备专业知识和技能，需要特殊的安全处置措施，以保障环境和公众的健康安全。通过对垃圾种类数据的收集和记录，并进行透明公开的信息披露，可以增强居民对垃圾分类投放的意识和参与度，推进垃圾分类回收工作的落地和持续发展。

转运站信息。在垃圾收转运业务场景中，除了垃圾收集和分类外，还需要收集转运站的相关数据，这些数据包括转运站的垃圾处理能力、设备运行情况等。对于垃圾处理能力，需要记录转运站每天或每小时的处理量，以评估其处理能力是否满足需求；设备运行情况的监测方面，包括转运车辆的出车率、运行状况，以及设备的维护保养情况，确保设备正常运转，不影响垃圾收转运工作的进行。通过数据的收集和分析，可以优化转运站的运营管理，提高垃圾转运效率，减少资源浪费和环境污染。

（4）人工扫保

人工扫保指通过人工清扫、保洁等方式，对公共区域、城市街道、广场、公园、建筑物内部等场所进行清洁和维护，保障公共区域的清洁与卫生，营造宜居、宜人的城市环境，提升市民生活质量。人工扫保业务场景中的基础数据要素如图 3-6 所示。

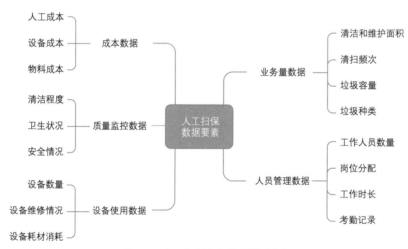

图 3-6　人工扫保业务基础数据要素

成本数据。在人工扫保业务中，各种成本都需要谨慎考虑，为了进行成本优化和预算控制，收集各类成本数据至关重要。成本数据包括人工成本、设备成本、物料成本等信息。人工成本是业务运营中最主要的成本之一，了解与管理人员工资对于合理配置资源和提高效率至关重要；设备成本是设备长期使用后价值的减少，通过收集这一数据可以评估设备的经济寿命，及时安排更新和维修；物料成本则涉及定期补充必要材料的成本，在掌握相关数据后能够更加精确地制定采购计划和预算。通过收集各类成本数据，能够全面了解业务经济效益，发现潜在的成本优化空间，为管理决策提供可靠依据。

质量监控数据。在人工扫保业务中，为了保证清洁效果和提升服务质量，收集质量监控数据至关重要，这些数据包括清洁效果评估、客户满意度调查、投诉处理记录等信息。清洁效果评估可以用于衡量清洁服务的实际效果，并对其进行及时评估和改进；通过客户满意度调查能够了解客户对清洁服务的满意程度，发现问题所在并采取相应措施提高用户体验；投诉处理记录有助于及时发现并解决客户的不满和问题，提升服务质量。通过收集质量监控数据，能够全面了解清洁效果和服务质量的情况，及时发现潜在问题和改进空间。

设备使用数据。在人工扫保业务中，设备的使用情况对于工作效率和服务质量有很大影响。为了更好地进行设备维护和更新的决策，需要收集设备使用数据，包括设备数量、设备维修情况、设备耗材消耗等信息。设备数量是评估清洁服务场所大小和清洁职责的重要指标；通过设备维修情况可以及时发现和处理问题，保证清洁设备的正常运转；根据设备耗材消耗可以了解设备的使用频次和质量，并适当调整材料使用量，以减少资源浪费。设备使用数据的收集有利于及时了解设备使用情况，指导设备维护和更新，提高设备运行效率和服务质量。

业务量数据。在人工扫保业务中，准确了解当前工作量和负荷是取得高效率的关键。收集业务量数据是了解业务需求和规模的重要方法，其中清洁和维护面积、清扫频次、垃圾容量和垃圾种类都是关键指标。通过清洁和维护面积数据可以评估清洁范围和任务量；通过清扫频次数据可以了解清洁频次和操作流程；垃圾容量和垃圾种类可以为垃圾桶投放和分类处理提供依据。该数据的收集有利于人员调配和设备投入，还能科学合理地分配资源和规划服务计划。通过评估业务量，能够系统性地管理和协调清洁服务，提高工作效率和服务质量，从而满足客户需求。

人员管理数据。在人工扫保业务场景中，管理和协调大量清洁人员是至关重要的。为了更好地进行人员调度和管理，需要收集人员管理数据，包括工作人员数量、岗位分配、工作时长和考勤记录等信息。工作人员数量是评估清洁服务团队规模的重要指标；岗位分配可以根据不同人员背景和能力合理安排各个区域的清洁负责人；工作时长和考勤记录可以评估清洁人员的绩效，并进行奖罚和培训计划。人员管理数据的收集有利于科学合理地对人员配置，进行绩效评估和培训计划，及时补充人员缺口并优化团队结构，提高工作效率和团队协作能力。

（5）餐厨垃圾收运

餐厨垃圾收运指对餐饮行业、食品加工厂等产生的废弃食物残渣、过期食品、肉类海鲜等易腐食品进行收集、运输和处理的业务，目的是推动餐厨垃圾分类和资源回收的实施，促进城市可持续发展。餐厨垃圾收运业务场景中的基础数据要素如图 3-7 所示。

成本数据。在餐厨垃圾收运业务中，投入各项成本是不可避免的，包括车辆采购成本、维护成本、人员成本、燃料费用等。收集车辆采购费用和维护费用等数据，可以明确投入的资金和资源，并进行成本核算；收集人员成本和燃料费用等数据，可以量化人员成本和燃料耗费，并与业务量进行对比；收集成本数据还能为预算编制和控制提供依据。收集成本数据有助于评估业务的经济效益，为成本优化和预算控制提供依据。通过

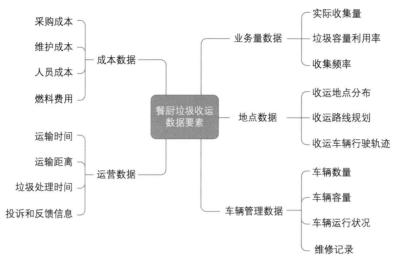

图 3-7　餐厨垃圾收运业务基础数据要素

合理利用成本数据，可以提高成本效益，实现资源的最大化利用。

运营数据。运营数据包括运输时间、运输距离、垃圾处理时间，以及投诉和反馈信息等信息。收集运输时间和距离等数据，可以计算出每个环节的平均运输时间和距离，从而对运输效率进行评估；收集垃圾处理时间等数据，可以量化服务质量，检测是否存在违规行为，以及分析不同垃圾处理点的处理能力和效率，制定相应方案进行优化，提高服务水平和用户满意度；收集投诉和反馈信息等数据，可以及时反馈用户需求和意见，进一步优化服务和改进方案。收集运营数据有助于开展运输效率评估和服务质量监控，及时发现问题并进行改进。

业务量数据。在餐厨垃圾收运业务场景中，为了准确评估工作量和满足需求，收集业务量数据至关重要，这些数据包括每天或每周餐厨垃圾的实际收集量、垃圾容量利用率、收集频率等信息。了解每天或每周餐厨垃圾的实际收集量能够帮助规划合理的收集路线和时段，确保资源的高效利用和服务的及时性；通过收集垃圾容量利用率等数据，能够对垃圾产生情况进行分析和预测，为合理配置人力和设备资源提供指导。通过收集业务量数据，可以确定垃圾收运的准确需求量，从而为人员调配和车辆投入提供可靠依据。

地点数据。餐厨垃圾收运涉及多个地点的垃圾收集和处理，因此收集地点数据至关重要。这些数据包括收运地点分布、收运路线规划以及收运车辆行驶轨迹等信息。收集收运地点的位置和数量等信息，可以帮助确定最佳的收集范围和覆盖面积，使收运路线更加科学合理；收集收运路线的规划信息，例如道路状况、拥堵情况等，可以避免不必要的行车延误，提升整体运输效率；通过收集收运车辆的行驶轨迹等数据，可以实时监控车辆的位置和运行状态，提供实时导航和调度指引，使整个收运过程更加高效和可控。通过收集地点数据，可以进行合理的路线规划和垃圾收集点分布优化，从而提高运输效率和服务质量。

车辆管理数据。餐厨垃圾收运涉及管理和协调大量的收运车辆，收集车辆管理数据至关重要，这些数据包括车辆数量、车辆容量、车辆运行状况、车辆维修记录等信息。收集车辆数量和容量等基本信息，可以明确可用的车辆资源和承载能力，从而合理安排每个环节的运输任务，以实现高效的餐厨垃圾收运；收集车辆运行状况，包括车辆的里程数、油耗等数据，有助于对车辆工作状态进行监控和评估；收集车辆维修记录，可以帮助制定科学的维护计划和更新决策。收集车辆管理数据有助于进行车辆调度和管理，确保足够的运力资源来满足餐厨垃圾收运业务需求，并进行合理的维护计划和更新决策，提高运输效率和服务质量。

（6）公厕运营

公厕运营指对公共厕所的日常维护和管理，确保公共厕所设施的正常运行和清洁卫生，为市民提供清洁、卫生、舒适的使用环境。公厕运营业务场景中的基础数据要素如图 3-8 所示。

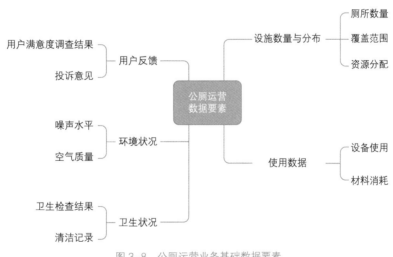

图 3-8 　 公厕运营业务基础数据要素

用户反馈。用户反馈是评估公厕运营效果和用户满意度的关键指标之一，为了实现公厕运营的优化，需要积极收集用户反馈数据，包括用户满意度调查结果、投诉意见等。通过设计科学、全面的调查问卷，可以了解用户对公厕的整体评价、各项服务的满意度以及存在的问题和建议；应主动收集用户的投诉意见和反馈信息，这些投诉意见涉及的问题可能包括卫生状况、设备故障、服务态度等方面，通过分析这些数据，可以发现问题的根源并积极采取措施进行纠正和改进。通过这些数据的收集与分析，可以及时发现并改进公厕运营问题，提升公厕形象。

环境状况。公厕运营业务涉及对环境状况的管理，为了确保公厕运营符合环保要求，需要收集相关的环境状况数据，如噪声水平、空气质量等。通过收集噪声水平数据，可以了解公厕周边的噪声情况，并对其进行评估；通过监测空气质量数据，可以检测公厕排放物质对空气的影响。通过对公厕环境状况数据的收集与分析，有助于提升公厕运营的环保水平，保护周围环境的质量，提高公众对公厕运营的满意度；也将为公厕管理部门提供参考，使其能够更好地进行环境保护工作。

卫生状况。相关数据包括卫生检查结果和清洁记录等。通过收集卫生检查结果数据，可以全面评估公厕的卫生状况；通过收集清洁记录数据，可以跟踪公厕卫生的日常维护情况。收集卫生状况数据的重要性在于能够快速发现问题并采取措施进行卫生改善和管理，通过及时收集和分析这些数据，可以预防和解决公厕卫生问题，提高公众对公厕卫生的满意度和信任度；还可以为公厕卫生管理部门提供决策依据和参考，优化资源配置并提高工作效率。

设施数量与分布。在公厕运营业务中，收集设施数量与分布数据，可以帮助评估公厕运营的规模和范围，了解公厕运营的基础数据，为资源调配、计划制定、公厕运营监测和评估提供依据。

使用数据。在公厕运营过程中，收集公厕使用数据，包括设备使用情况、材料消耗情况等，能够为设备维护和保养、材料需求预测以及使用效率优化提供有力支持，从而提高公厕运营效果。通过收集设备使用情况数据，可以进行设备维护和保养的有效管理，优化公厕的使用效率；通过收集材料消耗情况数据，可以准确预测材料需求。通过合理收集与利用公厕使用数据，可以提高设备的可靠性和稳定性，降低材料成本，优化公厕服务流程，进而提高公厕运营效果，为大众提供更好的公共卫生设施服务。

（7）河道保洁

河道保洁指对河道进行清理、维护和保洁的业务，包括对河道进行垃圾清理、水草清除、淤泥清理等工作，通过定期巡查、清理河道中的垃圾和杂物，确保河道通畅和水质清洁。河道保洁还包括河岸绿化养护、污染物监测等服务。河道保洁业务场景中的基础数据要素如图3-9所示。

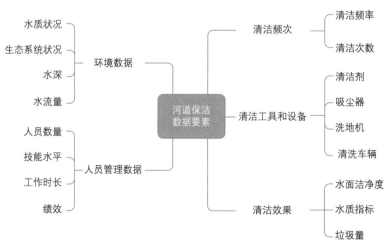

图3-9　河道保洁业务基础数据要素

环境数据。在河道保洁业务场景中，收集环境数据包括水质状况、生态系统状况等，对于环境监测和评估起到至关重要的作用。收集水质状况数据如溶解氧、pH 值、浊度等，可以帮助了解河道水质的污染程度和变化趋势；收集生态系统状况数据如植被覆盖率、物种数量和种群密度等，可以帮助了解河道的生物多样性和生态平衡情况。通过收集和分析环境数据，可以了解河道的污染源、生态敏感区域等信息，从而制定出更加科学、针对性的保洁方案，提高清洁工作的效果和效率，最大限度地减少对生态环境的干扰。

人员管理数据。河道保洁业务的有效管理离不开对人员的科学管理，为了实现这一目标，需要收集相关数据用于人员管理，包括人员数量、技能水平、工作时长和绩效等信息。通过收集人员数量数据来了解保洁团队的规模，并据此进行合理的人员分配和任务安排；通过掌握每个团队成员的技能水平数据，可以更好地匹配人员与相应的清洁任务，确保工作效率和质量；收集工作时长数据可以帮助评估每位成员的工作量和工作效率；通过收集绩效数据，如工作成果、客户评价等，可以对团队成员的表现进行评估，发现问题并采取相应措施来改进和提升管理水平。收集人员管理相关数据并结合合理的任务分配、培训和绩效评估，可以有效提高保洁团队的工作效率和管理水平。

清洁频次。在河道保洁业务中，需要收集清洁频次数据以评估清洁计划的合理性和效果，并根据河道的特点和需求优化清洁频次，从而确保河道始终保持良好的卫生状况。对于城市人口密集区域的河道，需要更频繁地清洁，而较为荒野的自然河道则可以适当降低清洁频次。

清洁工具和设备。在河道保洁过程中，需要使用各种清洁工具和设备，如船只、网具、清洗车辆等。对于不同类型的河道保洁工作，需要选择适当的工具和设备来完成任务，因此收集工具和设备的种类及其数量是必要的，通过了解和记录这些数据，可以对所需的工具和设备进行合理配置和管理，确保在清洁工作中有足够的资源支持；通过记录工具和设备的使用情况，可以及时掌握工作状态、维修保养情况等。通过对工具和设备种类、数量以及使用情况等数据的收集与分析，可以进行工具设备的管理和维护，确保清洁工作的顺利进行，并不断提升工作效率和质量。

清洁效果数据。为了评估清洁工作的成效，需要收集清洁效果数据，包括水面洁净度、水质指标、垃圾量等信息，用于反映清洁效果的好坏。通过收集水面洁净度数据，可以了解河道表面的清洁程度和卫生状况；收集水质指标数据可以反映河道水体的污染程度，如浊度、溶解氧、pH 值等，从而评估清洁工作对水质的改善程度；通过统计垃圾量数据，了解清洁工作中移除的垃圾总量，并通过垃圾种类的分析来了解污染源的特征。收集清洁效果数据并及时进行分析和调整，可以提高清洁工作的效果，确保河道保持良好的环境状态。

（8）水面清扫保洁

水面清扫保洁指对水面进行清理、维护和保洁的业务，包括对水面进行垃圾清理、水草清除、淤泥清理等工作，通过定期巡查、清理水面中的垃圾和杂物，确保水面通畅和水质清洁以确保水体的畅通和环境的卫生。水面清扫保洁业务场景中的基础数据要素如图 3-10 所示。

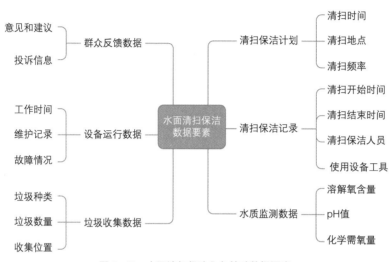

图 3-10　水面清扫保洁业务基础数据要素

群众反馈数据。群众反馈数据是指收集群众对水面清扫保洁工作的意见、建议和投诉信息的数据。通过收集用户的意见、建议和投诉信息，可以了解用户对清洁工作的满意度和不满意的地方。这些数据可以帮助改进清洁工作的质量，提升用户的满意度，并建立良好的用户关系。用户反馈数据还可以为管理部门提供参考和决策依据，以便进行相应的改进措施和调整服务策略。

设备运行数据。设备运行数据是指对水面清扫保洁业务所使用的清洁设备（如船只、清洁器具）的运行数据进行记录的数据，包括设备工作时间、维护记录、故障情况等信息。通过记录设备工作时间，可以了解设备的使用情况，以便进行设备的维护和保养。记录设备的维护记录和故障情况，可以及时发现设备的问题，并采取相应的措施进行修复和维护，确保设备的正常运行和延长使用寿命。

垃圾收集数据。垃圾收集数据是指水面清扫保洁过程中收集到的垃圾信息的数据，包括垃圾种类、数量、收集位置等信息。垃圾收集数据可以指导清洁工作的方向，如确定清洁工作的重点区域和重点垃圾种类，以便更加高效地进行清洁工作。垃圾收集数据还可以为环境管理部门提供垃圾处理和分类的依据，以便进行相应的处理和管理。

清扫保洁计划。清扫保洁计划数据包括清扫保洁任务的计划安排，如清扫时间、地点和频率等信息。通过清扫保洁计划数据，可以确定清扫任务的时间和地点，以便合理安排清扫人员的工作时间和地点分配。清扫保洁计划数据还可以指导清扫工作的频率，确保清扫作业的全面性和及时性。通过合理安排清扫保洁计划，可以有效提高清洁工作的效率和质量。

清扫保洁记录。清扫保洁记录数据是对每次清扫保洁活动进行实际情况的记录。这些记录包括清扫开始时间、结束时间、保洁人员和使用设备工具等信息。通过记录清扫保洁活动的实际情况，可以了解清洁工作的执行情况。这些记录有助于工作效果进行分析和改进，通过评估清扫保洁活动的实际情况，可以找出问题和不足之处，并采取相应的措施进行改进。

水质监测数据。水质监测数据是指对水面清扫保洁业务所涉及的水体进行水质监测的数据，包括溶解氧含量、pH 值、化学需氧量（COD）等指标。通过水质监测数据，可以了解清洁工作对水质的影响程度，如清洁工作是否能够改善水质，以及清洁工作后水质是否符合相关标准。这些数据可以为环境管理部门提供水质状况的评估依据，指导清洁工作的开展，并采取相应的措施改善水质。

（9）垃圾末端处理

垃圾末端处理指对垃圾进行最终处理和处置的业务，包括垃圾的焚烧和填埋等，目的是通过建设和管理垃圾处理设施，实施科学的处理流程，确保垃圾资源化利用和无害化处理。末端处理业务场景中的基础数据要素如图 3-11 所示。

环境数据。包括空气质量、水质、噪声等。通过收集环境数据，可以进行环境监测和评估，了解处理过程对环境的影响，及时发现潜在的环境问题，并采取预防措施减少事故发生的可能性。通过对环境数据的检查和评估，可以确保垃圾处理企业遵守环保法规和标准，增加对外公开数据的透明度，提高企业的环境责任感和形象。收集和分析末端处理业务中的环境数据，有助于保护环境资源，维护生态平衡，推动可持续发展。

人员管理数据。包括人员数量、技能水平、工作时长等方面。通过收集人员数量数据，可以了解整个处理团队的规模和组成，根据团队规模制定相应的管理策略，确保团

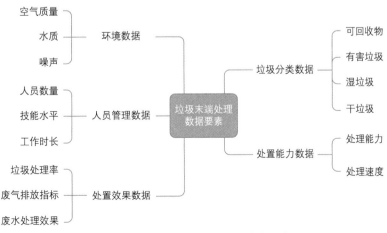

图 3-11　垃圾末端处理业务基础数据要素

队协作效率和运转顺畅；收集技能水平数据可以帮助评估团队成员的专业能力，合理分配工作任务，保证团队在各个环节都具备必要的专业知识和技能；收集工作时长等数据可以合理安排工作任务，确保工作量的合理分配。通过收集和分析人员管理数据，有助于提高团队的工作效率和管理水平，确保末端处理业务的顺利开展。

处置效果数据。包括垃圾处理率、废气排放指标、废水处理效果等。通过收集垃圾处理率数据，可以评估垃圾处置的效果，若处理率较低，意味着需要改进处置设施或优化操作流程，以提高垃圾处理的效率和质量；收集废气排放指标和废水处理效果数据有助于评估处置过程中的环境影响，确保垃圾处置的环境友好性和安全性。通过收集和分析处置效果数据，可以识别存在的问题和改进的空间，并采取相应措施进行优化，以实现更高效、可持续的垃圾处理，确保垃圾处置的环境友好性和安全性。

垃圾分类数据。包括不同类别垃圾的数量和比例。根据不同类别垃圾的数量和比例，可以分析出需要加强分类宣传教育的重点垃圾类别，进一步增强居民的垃圾分类意识；还可以根据数据分析结果，调整垃圾收集桶的设置和容量，以适应不同垃圾类别的需求；合理规划垃圾收集和处理的流程，对于垃圾量较大的类别，可以加强回收和再利用的措施，减少对环境的负担，对于垃圾量较少的类别，可以采取相应措施提高其收集效率，确保垃圾得到妥善处理。通过收集不同类别垃圾的数量和比例，可以评估垃圾分类的情况和效果，并为改善垃圾分类方案提供依据。

处置能力数据。包括垃圾处理设施的处理能力、处理速度等信息。收集垃圾处理设施的处理能力数据可以帮助评估现有设施的负荷情况，进而确定设施是否能够应对当前垃圾处理需求。收集处理速度等数据可以帮助制定合理的处置计划，确保垃圾得到及时有效的处置；通过分析处理速度，还可以根据实际需要调整设备配置，提高垃圾处理的效率和质量。通过对处置能力数据的采集与分析，可有效提高垃圾处理的效率，减少垃圾的积压和滞留，保持环境的清洁和健康。

2. 环卫行业数字化数据要素价值实现路径

数据要素是社会生产经营活动中的重要资源。通过建设环卫数据采集系统，从不同的广度和深度对不同业务场景中的环卫信息的准确收集和分析，可以从多个方面入手以实现数据要素价值。

构建数据收集与整合机制：构建环卫数据收集与整合机制是实现环卫数据要素价值的基础。可以建立一个统一的环卫数据平台，通过物联网技术、传感器等手段，实时采集垃圾分类、垃圾清运、垃圾处理等环卫数据，确保数据的全面性和准确性；与其他相关部门的数据进行整合，形成一个综合的城市数据平台，为城市管理决策提供更全面、准确的环境信息。

建立数据共享与开放机制：环卫数据的共享和开放是充分发挥其价值的重要途径。

通过建立数据共享与开放机制，可以鼓励环卫部门、企事业单位以及社会公众参与数据共享，提高数据的可利用性和可操作性。可以制定相关政策，鼓励数据共享的主体，建立交换机制，推动环卫数据的互联互通，促进数据的跨部门、跨领域应用。

加强数据分析与应用能力：数据分析与应用是发挥环卫数据要素价值的关键。可以建设专业的数据分析团队，引入先进的数据分析技术和工具，对环卫数据进行深度挖掘和分析，提取有价值的信息；通过数据模型、算法等手段，预测垃圾产生量、优化垃圾清运路线，提高垃圾处理效率等，为环卫决策提供科学依据，提升环卫管理的精细化水平。

推动数据要素与其他领域的融合应用：环卫数据要素与其他领域的数据要素进行融合应用，可以提升数据的综合效益和社会价值。在实际业务中，将环卫数据与城市规划、交通管理、环境保护等领域的数据进行融合，可以实现城市环境整体优化和智慧城市建设。通过数据共享和协同，可以实现跨部门、跨领域的合作，提高城市管理的整体效能。

加强数据安全与隐私保护：在推动环卫数据要素的应用过程中，必须重视数据安全和隐私保护。可以建立完善的数据安全管理制度，加强数据的加密、备份和权限控制等措施，确保环卫数据的安全性和完整性；加强社会对环卫数据的监管，加强法律法规的制定和执行，保护个人隐私，防止数据泄漏和滥用，增强公众对环卫数据的信任度。

增强数据意识与能力：增强环卫从业人员的数据意识和数据运用能力，是发挥环卫数据要素价值的重要环节。可以通过培训、培养等方式，提升环卫从业人员对环卫数据的理解和应用能力；培养专业的环卫数据团队，使其熟悉数据采集、整合、分析等环节，能够运用数据进行决策支持和问题解决，进一步提高环卫管理的科学性和精细化水平。

3.2.4　提升环卫行业数字化发展质量水平

提升环卫行业数字化发展质量水平主要体现在"应用广度"和"应用深度"两个方面。"应用广度"是指数字化在环卫领域业务场景落地应用的范围广度；"应用深度"是指数据采集加工等技术手段在环卫领域的实际运用程度和创新程度。这两个指标可共同评估环卫行业数字化高质量发展的全面性和创新性。

1. 提升环卫行业数字化发展的广度

环卫行业数字化发展是利用信息技术手段，对城市环卫管理进行数字化、智能化、网络化的改造和升级。在实施环卫行业数字化发展过程中，通过业务场景在环卫领域的广泛使用，可以进一步提高环卫行业数字化发展质量以达到预期目标。

环卫行业几种具体数字化业务应用场景介绍如下：

（1）机械化清扫保洁

引入机械化设备如扫地机器人、洗地机和清洁车等能够自动化完成清扫任务，减轻人力负担，提高清扫效率。这些设备可以通过智能化系统进行路径规划和调度，以适应不同地区和场景需求，包括道路、公园、广场和停车场等公共场所，同时可以彻底清理垃圾和污渍。它们能有效清除垃圾、落叶和尘土等杂物，还可进行高压水洗和喷洒消毒等工作。机械化设备的应用可以降低传统清扫保洁工作的危险和安全隐患，减少人工参与，保护环卫工人的安全。这些设备还配备安全感应器和自动停止功能，确保在遇到障碍物或危险情况时能及时停机，防止事故发生。通过对机械化设备进行数据采集和分析，可以实现对环卫工作的监测和评估，并进行可视化展示，以达到《城市道路清扫保洁与质量评价标准》CJJ/T 126—2022 的要求。相较于传统的清扫保洁工作，机械化清扫保洁的广泛应用将提升区域环卫作业覆盖率至 100%，并降低成本约 10%。

（2）垃圾分类投放

环卫行业数字化发展高质量水平主要表现在智能垃圾桶成可以自动识别垃圾种类，减少人工操作的错误和疏漏，提高准确性和效率。数字化监管系统对实时监控和数据收集，借助大数据和人工智能分析，可以及时处理投放错误、违规行为等问题，提高执行力和监督效果。此外，利用机器学习算法进行历史数据学习，从中识别出分类不正确或污染严重的垃圾投放行为，并帮助管理人员优化运营计划和分类环境，提高分类效率与准确性。

（3）智能化收转运

通过配备定位、计量、称重等多种传感器和识别设备实现实时监测和统计垃圾数量和种类，通过对垃圾分类的智慧化计量称重，实现垃圾分类的实时称重、实时汇总，提升垃圾分类计量数据的及时率、准确率达 95% 以上，为垃圾分类计量数据提供保障。数字化监测系统在垃圾收集、转运和处理环节中实现数据监控和追溯，提高垃圾处理的质量和效率。智能化垃圾分类收运转运应用提供了更为便捷和高效的方式，给环卫工人或者第三方收运转运企业及司机提供路线规划、运输指引和安全事故提醒，记录漏收和混装混运等情况，对垃圾收运车辆进行收运线路的科学规划、过程监测，确保收运过程的经济性、规范性，提升垃圾收运效率的同时，降低车辆运营成本 15%；对司机驾驶行为（包括瞌睡、疲劳驾驶、抽烟等）进行分析，及时提醒，减少安全事故，到 2025 年营运车辆万车死亡率下降 10%。

（4）人工扫保

通过安装摄像头、传感器和智能化监测系统，城市管理部门可以实时监测城市的清洁状况，包括街道、公园等公共场所的垃圾、污渍等问题，提高了监管的准确性和及时性，提高了工作效率。人工扫保还利用移动应用程序，实现了及时接收工作任务、上报问题、查询工作指引等功能，提高了工作的组织和协调效率，减少了信息传递和处理的时间成本。人工智能技术的应用使得垃圾、污渍等问题可以自动识别和处理，大大提高了工作的速度和精度；同时可以对清洁工作进行预测和优化。

（5）餐厨垃圾收运

通过智能化的收集和处理系统，引入智能垃圾桶、传感器等技术，实现自动化收集和分类，提高效率并减少人力成本。使用清洁能源车辆进行餐厨垃圾收集和运输，采用生物技术、有机肥料等环保手段进行处理，降低对环境的影响。数字化管理和监控系统的应用可以实时监测垃圾收运的进度和情况，提高透明度和效率。公众参与和教育方面，开展宣传活动、教育培训等形式，增强公众的垃圾分类和回收意识，促进大家积极参与垃圾分类和减量行动，提升餐厨垃圾收运的效率和质量。

（6）公厕运营

高质量发展体现在智能硬件升级，引入智能感应器、自动清洁设备、智能洗手设备等先进设备，提高了公厕的自动化程度和便利性，减少了人工管理的工作量。数字化技术的应用使得公厕管理更加精细化和高效化，通过智能感应器实时监测环境温度、湿度和气味等指标，及时采取措施保持空气清新，提升了公厕的舒适度。推广数字化公厕导航和评价系统，方便用户查找附近公厕，了解实时使用情况和评价信息，提供更好的选择参考，并通过用户评价系统激励公厕管理部门改善服务质量，提升整体运营水平。公厕数据库的建立和共享促进了各个区域公厕之间的合作和互通，提高了资源利用效率。公厕运营的高质量发展不仅改善用户体验，而且提升城市形象和品牌价值。一个干净、舒适、智能化的公厕环境可以增加市民对城市的好感度，提升整体形象和吸引力。

（7）河道保洁

随着环卫行业数字化发展的不断推进，数字化技术在河道保洁领域的应用数字发展水平不断提高。数字化巡查和监测系统的广泛使用提高了河道保洁的管理水平，通过安装传感器和摄像头等设备，监测水质、水位、垃圾堆积等指标，实现对河道状况的实时监控。相关部门可以通过数字平台获取监测数据，及时采取相应的措施，如清理垃圾、处理污染源等，保障河道环境的清洁和健康。数字化河道清洁设备的应用提高了河道保洁的效率和质量。传统的人工清洁通常效率较低且需要大量人力投入，而数字化清洁设备的使用改变了这一现状，例如，无人驾驶清洁船、河道机器人和水上无人机等智能设备可以自动巡航、收集垃圾和清理污染物，大大提高了清洁作业的效率。

（8）水面清扫保洁

高质量发展主要体现在采用先进的清扫技术和设备，如高效清扫船、无人机等，提高清扫效率和质量。注重水面清扫过程中的环境保护，采用无害化清洁剂和低碳排放的设备，减少对水体生态环境的影响。通过合理规划清扫路线、优化清扫时间和频率，提高清扫效率和效益，确保水面保洁工作的持续性和可持续发展。建立科学的水面清扫保洁管理体系，加强对清扫工作的监督和评估，推动清扫工作的规范化和专业化发展。

（9）末端处理

高质量发展主要体现在注重资源的循环利用，实现生活垃圾末端处理的最大化利用率，降低对原材料的依赖，为可持续发展作出贡献。高效能源利用也是末端处理的重要特点。通过优化能源利用，提高能源利用效率，例如采用高效的能源回收系统，将废弃物中的能源进行回收利用，减少对传统能源的需求。到 2025 年底，全国城市生活垃圾回收利用率将达到 35% 以上，城市生活垃圾焚烧处理能力占比 65% 左右，全国城市生活垃圾资源化利用率达到 60% 左右。末端处理注重安全可靠性，采用科学的工艺流程和严格的操作规范，确保处理过程中不会对人员和环境造成伤害和威胁，还建立完善的监测和检测体系，及时发现和解决潜在的安全隐患，生产安全事故死亡人数下降 15%。末端处理不仅注重环境和安全，而且追求经济效益，企业生产效率提高 20% 以上，提高人员作业效率 5% 以上。

2. 提升环卫行业数字化发展的深度

通过数字化、智能化和物联网等技术手段在业务场景中积累数据，可以提高环卫行业数字化发展的质量，提升工作效率，减少人为错误。数据要素的高质量发展与应用深度表现在数据收集、数据分析、技术创新与应用、机器学习算法、数据共享与协同、宣传教育等方面。数据分析和预测模型可以改善环卫数字产品整体运行效果，不断提升其应用深度，提高环卫行业数字化发展的质量和效果，为城市居民提供更加优质的生活环境。

（1）机械化清扫保洁

高质量发展应用深度主要是通过各种传感器和监测装置，能够实时、准确地采集环境清洁相关的数据，如垃圾堆积情况、道路尘埃浓度等。通过对这些数据进行分析和处理，可以识别出污染源、清扫热点区域等信息，并提供科学依据和决策支持，以改进清扫保洁工作的效率和质量；可以建立清洁任务的优先级和紧急程度模型，结合实时数据和预测模型，完成清扫保洁资源的合理分配，提高清扫效率和响应速度；还可以根据历史数据和统计分析结果，制定更科学合理的清扫计划和路线，避免重复清扫和资源浪费，达到最佳清洁效果。机械化清扫保洁设备与监测系统的数据交互，可以实现智能预警和故障诊断功能。通过监测设备运行状态和传感器数据，及时发现设备故障、异常情况或清扫效果下降的情况，并进行预警提示。分析这些数据，对环卫人员作业状态进行智慧化监测，对环卫车辆驾驶行为进行监控，对环卫人员异常情况及时响应处理，到 2025 年营运车辆万车死亡率下降 10%，让环卫人员作业更安全。

（2）垃圾分类投放

建立全面的数据采集系统，包括各类垃圾分类投放设备的传感器以及监控摄像头等。实时记录每个分类容器的使用情况和物品种类，数据分类整理，让垃圾分类数据更加精准和可靠，将垃圾分类投放数据与其他相关部门或组织进行共享和协同分析，如政府部门、社区居委会等，通过共享数据可以获取更全面的信息，进一步提升垃圾分类质量。根据数据分析结果，定制宣传教育方案，帮助居民树立正确的垃圾分类意识。通过公开透明的数据展示方式，向居民展示投放数据的准确性和分析结果和管理部门决策依据，增加居民对于垃圾分类的重视程度。

（3）垃圾收转运

建立实时监控系统，对垃圾收转运车辆的行驶路线、装载量等信息进行实时收集和记录。利用数据分析技术对收集到的数据进行深入分析，找出运输效率低下、路线不合理、装载不均衡等问题，并进行优化调整。将垃圾分类投放数据与垃圾收转运数据进行关联分析，找出分类错误或混合污染的问题，并提出解决方案。与相关部门或组织进行数据共享与协同，共同分析数据，改进运输计划和流程，提升垃圾收转运质量。

（4）人工扫保

建立全面的人工扫保数据采集系统，包括扫保记录、反馈意见等信息。整合各个环节的数据，形成完整的数据集。利用数据分析技术，对收集到的数据进行挖掘。通过统计分析、模式识别等手段，找出常见的问题和病灶，发现规律和趋势，为改善扫保质量提供依据。利用数据分析结果，建立科学的人工扫保的指标体系，如工作效率、服务质量、问题反馈处理速度等。通过定期评估，及时发现问题，矫正偏差。

（5）餐厨垃圾收运

建立餐厨垃圾收运数据监测系统，包括重量、种类、来源等信息的实时记录，并结合 GPS 定位等技术，对收集车辆的行驶路线和时间进行跟踪和记录。利用数据分析工具和技术，对收集到的餐厨垃圾收运数据进行深入分析。通过统计分析、趋势观察等方法，找出收集过程中的问题和瓶颈，进行优化调整，提升收运效率和质量。根据数据分析结果，建立科学的餐厨垃圾收运数据指标体系，如收集效率、处理及时性、资源利用率等。通过评估和比对，发现问题并进行改进。结合数据分析结果，探索技术创新，并应用于餐厨垃圾收运过程中，如采用智能化称重设备、优化路线规划算法等，提高收集效率和准确性。

（6）公厕运营

建立公厕运营数据采集系统，包括使用频率、清洁度、故障情况等信息的记录。整合各个公厕的数据，形成完整的数据集。利用传感器等技术，实时监测公厕的使用情况和环境数据，如人流量、空气质量、卫生设施、清洁程度、消毒情况、湿度、温度、臭味强度、氨气浓度等。结合历史数据，进行预测和规划，提前调配资源。在用水用电管理方面，实现公厕水电数据的实时采集、存储、传输，对公厕运行进行成本分析，利用大数据挖掘，实现降本增效，有效节能 30% 以上。

（7）河道保洁

建立河道保洁数据采集系统，包括清理频率、垃圾种类、清理方式等信息的实时记录。利用现代化技术手段，如传感器、摄像头等，实时监测河道情况。利用数据分析工具和技术，对收集到的数据进行分析和可视化处理。通过统计分析、热力图等方式，找出河道保洁的热点区域和问题，进行有针对性的改进。结合历史数据和监测结果，建立河道保洁的预警与预测模型。通过分析数据趋势和异常情况，提前预测可能出现的问题，并及时采取措施。与相关部门、社区和志愿者建立合作机制，共享河道保洁数据。利用河道保洁数据，加强宣传教育工作，提高公众对河道环境保护的认知和意识。通过宣传活动，引导公众积极参与河道保洁工作。

（8）水面清扫保洁

高质量发展的应用深度体现在利用先进的技术手段，进行水面清扫保洁工作，通过无人机对水面进行巡查和监测，可以及时发现垃圾和污染物，并指导清扫作业；还体现在建立水质监测系统，实时监测水体的水质参数，及时发现污染源并采取相应的措施进行治理。智能机器人可以实现自动清扫和污染物收集，提高清洁效率和质量。过对水面清扫保洁工作的数据进行收集和分析，可以深入了解清扫的频率、范围和效果等方面的情况。利用大数据和人工智能技术，可以进行预测性维护和优化清洁计划，提高清扫保洁工作的效能。

（9）末端处理

建立末端处理数据采集系统，包括废物种类、处理方式、处理效果等信息的记录。整合各处理厂的数据，形成完整的数据集。利用数据分析技术，对收集到的末端处理数据进行挖掘和评估。通过统计分析、趋势分析等手段，找出处理过程中存在的问题和可优化的空间。根据数据分析结果，建立科学的末端处理指标体系，如废物处理效率、资源回收率等。利用数据分析结果，持续优化处理过程并进行技术创新与设备更新，实现废弃物综合利用效益最大化。

3.2.5　推动环卫数字治理体系建设

党的十八届三中全会提出"创新社会治理"，此后加强和创新社会治理一直是备受学界关注的研究热点。随着经济社会加速向信息化智能化方向转型，数字技术对社会治理的支撑作用开始受到广泛关注。党的十九届四中全会明确提出完善党委领导、政府负责、民主协商、社会协同、公众参与、法治保障、科技支撑的社会治理体系。党的十九届五中全会提出"加强数字社会、数字政府建设，提升公共服务、社会治理等数字化智能化水平"。

1. 环卫数字治理体系建设目的意义

《"十四五"国家信息化规划》对我国"十四五"时期信息化发展做出部署安排，明确提出到2025年，数字中国建设取得决定性进展，信息化发展水平大幅跃升。数字基础设施体系更加完备，数字技术创新体系基本形成，数字经济发展质量效益达到世界领先水平。数字治理体系的构建，是实现数字中国的重要部分，建立和完善环卫数字治理体系，是适应城市数字化转型的必然趋势，也是提高城市治理水平的重要手段。

环卫数字治理体系的建设，可以实现对垃圾产生量、清运量、处理量等数据的实时监测和统计分析，为管理部门提供科学决策依据；可以实现垃圾分类、回收、处理等环节的全程监管，提高环境卫生水平，改善城市形象；可以提高居民对环卫工作的参与度和满意度，居民可方便快捷获取环卫信息和服务，参与管理，提升生活质量。

2. 环卫数字治理体系构建要素

环卫数字治理体系的构建是实现城市环境卫生管理现代化的关键一步，涉及多个要素，包括数据收集与处理、平台建设、应用系统开发、安全保障以及人才培养等。每一项都是构建高效、可靠、先进环卫数字治理体系不可或缺的组成部分。

数据收集与处理是环卫数字治理体系的基础。通过物联网技术、传感器等现代信息技术手段实现对环卫工作各个环节的实时数据收集，包括垃圾收集量、环卫车辆行驶路径、环境质量监测等，这些数据经过处理后能为环卫管理提供精准的决策支持。例如，通过分析垃圾收集数据，可以优化垃圾收集点的布局和清运频率，从而提高垃圾清运工作效率和服务质量。

平台建设是实现环卫数字治理的核心。构建统一的环卫管理平台，可以实现数据的集中存储、管理和分析，为环卫管理提供全面、准确的信息支持。通过平台，可以实现对环卫资源的有效调度、对环卫工作的实时监控以及对市民反馈的快速响应，大大提高了环卫管理的智能化和精细化水平。

应用系统的开发是实现环卫数字管理的关键。根据环卫工作的不同需求，开发适用于清洁、垃圾收集与处理、环境监测等不同场景的应用系统。这些系统能够提高环卫工作的自动化水平，减少人力、物力的消耗，提升服务效率和质量。

安全保障是环卫数字治理体系建设中的重要环节。随着大量数据的收集和处理，如何确保数据的安全性和隐私保护成为关键问题。建立健全的数据安全管理体系和隐私保护措施，采取有效的技术和管理手段防止数据泄露、篡改和滥用，是保障环卫数字治理顺利进行的基础。

人才培养是环卫数字治理体系成功实施的保障。随着环卫数字化转型的深入，对环卫人员的数字技能提出了更高要求。加强对环卫人员的数字技能培训，提升其对新技术的掌握和应用能力，是确保环卫数字治理体系有效运行的关键。

环卫数字治理体系的构建是一个系统工程，需要多个要素的有机结合和协调发展。通过技术创新、平台构建、应用开发、安全保障及人才培养等多方面的努力，才能构建起一个高效、可靠、先进的环卫数字治理体系，实现环卫管理的现代化，为创建干净、美丽、宜居的城市环境提供坚实支撑。

3. 环卫数字治理体系路径选择

环卫数字治理体系的构建是一个复杂而系统的过程，它不仅涉及技术的创新和应用，还需要有明确的发展路径和策略指导。在构建环卫数字治理体系的过程中，选择合适的路径对于确保体系能够高效、有效运行至关重要。

顶层设计是构建环卫数字治理体系的首要步骤。这一阶段需要明确数字治理的目标、原则和总体框架，包括确定环卫数字化的战略定位、目标任务、实施原则以及总体架构设计。通过顶层设计，可以确保环卫数字治理工作方向和目标的一致，为后续实施工作奠定坚实的基础。

技术创新是推进环卫数字治理体系建设的核心驱动力。在现代信息技术快速发展的背景下，积极探索和应用物联网、大数据、云计算、人工智能等先进技术，对于提升环卫管理的智能化水平、优化服务流程、提高工作效率具有重要意义。例如，通过物联网技术实现环卫设施的智能化管理，或利用大数据分析优化环卫资源配置，都是技术创新在环卫数字治理中的具体应用。

多元协作是实现环卫数字治理体系高效运行的重要保障。环卫数字治理不仅是技术问题，更是一个系统工程，需要政府、企业、社会组织以及市民等多方参与和协作。通过建立跨部门、跨领域的协作机制，整合不同方面的资源和力量，可以有效推进环卫数字治理体系的建设和应用。

持续优化与创新是环卫数字治理体系建设的持久动力。随着社会的发展和技术的进步，环卫数字治理的需求和条件也在不断变化。因此，需要不断对环卫数字治理体系进行评估和优化，及时调整和更新治理策略和技术应用，推动环卫管理向更高水平发展。

加强人才培养和能力建设是实现环卫数字治理体系目标的基础。在环卫数字治理的过程中，需要大量具备数字技能和创新能力的专业人才。因此，加强对环卫人员的数字技能培训，提高其对新技术的理解和应用能力，是确保环卫数字治理体系有效实施的关键。

环卫数字治理体系的建设是一个系统工程，需要从顶层设计、技术创新、多元协作、持续优化与创新以及人才培养等多个方面入手，才能确保体系的有效构建和运行。

3.2.6　打造环卫行业数字化发展"灯塔"示范

"灯塔"通常指的是位于海岸、港口或河道的建筑物，用于引导船只前进的方向。在现代语境中，这个词常常引申为指导特定行业发展方向的事物，例如"灯塔项目""灯塔工厂""灯塔工程"等。在环卫数字化领域，"灯塔"示范案例指的是那些能够引领整个环卫行业数字化发展的典范，包括政府项目、企业项目、产业园区、大数据中心等。

近年来，"灯塔"一词与第四次工业革命（Fourth Industrial Revolution，简称 4IR）的结合已广为人知，影响深远。自 2018 年开始，达沃斯世界经济论坛与麦肯锡咨询公司在全球范围内发起了"灯塔工厂"项目，旨在寻找制造业数字化转型的典范。入选的工厂被誉为"第四次工业革命的指路明灯"，它们代表了全球制造业领域智能制造和数字化的最高水平，具有示范性和榜样意义。

那么，究竟具备怎样的条件才能被称为"灯塔"示范呢？可以参考"灯塔工厂"的评价标准，即能够广泛应用第四次工业革命技术，通过改造工厂、价值链和商业模式，推动财务、运营和可持续发展的变革。具体而言，主要评判标准包括以下几个方面：

（1）在运营模式、产品、服务、商业模式等方面进行渐进式创新，产生重大影响。

（2）大规模部署并整合多个 4IR 技术，发挥协同效应。

（3）在关键推动因素中表现出色，包括第四次工业革命技术、工业物联网架构、员工参与、能力培养和敏捷用例开发等。

（4）具备可拓展的 4IR 技术平台，能够适应未来的发展需求。

因此，"灯塔"示范的核心特点可以总结为：技术先进、对行业企业变革影响深远、关键指标出色、可拓展的平台。下面将从政府、龙头企业、行业平台和大数据中心这四个方面具体探讨如何评估和实现环卫数字化发展的"灯塔"示范。

1. 促进政府管理服务数字化

环卫行业作为城市管理的重要组成部分，按照住房和城乡建设部办公厅于 2021 年 12 月 17 日印发的《城市运行管理服务平台建设指南（试行）》和 2022 年 1 月 1 日起施行的《城市运营管理服务平台技术标准》CJJ/T 312—2021 的要求，应在市级平台上建设相关的行业应用系统、运行监测系统和决策建议系统。环卫业务的边界如图 3-12 所示。

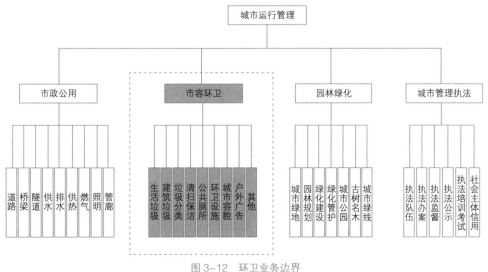

图 3-12　环卫业务边界

其中行业应用系统包括市容环卫应用系统的建设，市容环卫应用系统可进一步细分为生活垃圾、建筑垃圾、垃圾分类、清扫保洁、公共厕所、环卫设施等信息化应用系统。

运行监测系统应包含预警预测子系统，其中环卫设施安全运行预测预警模块应具备中转站空气质量预警分析、环卫车辆轨迹预警分析、环卫人员行为预警分析等功能。

决策建议系统则应包含市容环卫分析研判功能模块，具备对生活垃圾、建筑垃圾、垃圾分类、清扫保洁、公共厕所、环卫设施等数据进行统计分析的功能。

以实现城市运行管理的"一网统管"为目标，各地城市管理部门和环卫行业主管部门因地制宜，推动现有信息化系统的迭代升级，加速了政府管理和服务的数字化转型。

政府打造城市运行管理服务平台灯塔示范项目，可以从以下几方面入手：

（1）明确建设目标。政府需要明确城市运行管理服务平台的建设目标，包括提高城市管理效率、提升市民生活质量、实现可持续发展等。

（2）制定建设方案。根据建设目标，政府需要制定具体的建设方案，包括建设内容、技术路线、实施步骤等。在制定方案时，需要充分考虑城市实际情况和市民需求，确保方案的可操作性和实用性。

（3）搭建技术平台。城市运行管理服务平台需要依托先进的技术平台来实现，可以引进云计算、大数据、物联网等技术，搭建一个高效、稳定、安全的技术平台。实现城市各项运行管理服务的数字化和智能化，提升城市管理效率，为居民提供更加便捷、高效的公共服务。

（4）整合城市管理资源。城市运行管理服务平台需要整合城市管理资源，包括市政设施、环境卫生、交通管理等各个方面的资源。政府可以通过建立数据中心、共享平台等方式，实现城市管理资源的共享和协同。

（5）引入市场机制。政府可以引入市场机制，通过公开招标、政府购买服务等方式，引导企业参与城市运行管理服务平台的投资和建设。同时，政府也需要加强对企业的监管，确保服务质量和服务效果。

（6）建立长效机制。城市运行管理服务平台的运行需要建立长效机制，包括定期评估、更新、优化等。政府需要加强对平台的监测和评估，及时发现和解决问题，确保平台的稳定运行和持续发展。

（7）加强宣传推广。政府需要加强宣传推广工作，通过各种渠道向市民宣传城市运行管理服务平台的优势和特点，提高市民对平台的认知度和使用率。

政府打造城市运行管理服务平台示范项目需要从多个方面入手，明确建设目标、制定建设方案、搭建技术平台、整合城市管理资源、引入市场机制、建立长效机制以及加强宣传推广等。通过这些措施的实施，可以有效地推动城市运行管理服务平台的灯塔示范项目建设和应用。

2. 鼓励环卫龙头企业数字化

伴随科技进步和监管要求提升，环卫企业面临信息孤岛、管理分散、过程追溯难、运营成本高等问题，龙头企业对项目公司的管理效率也有待提升，需要通过数字化手段提升企业的运营管理效率。

为了贯彻党中央和国务院关于加速数字化发展的决策部署，深入挖掘环卫行业数字化转型的痛点问题并提供解决方案，完善环卫数字化转型的技术创新服务体系，以数字化转型推动环卫产业的综合实力和核心竞争力增强，中国城市环境卫生协会智慧环卫专业委员会于 2023 年 5 月组织了 2023 中国智慧环卫案例征集工作，向环卫行业的各领域企事业单位以及智慧环卫和数字化转型技术与产品服务提供商，征集了以下 3 个方面的数字化转型案例：①环卫设备制造与应用的数字化转型案例；②环卫设施建设与运维的数字化转型案例；③环卫企业经营管理的数字化转型案例。

案例征集重点考察申报对象是否能够通过数字化技术或模式，促进环卫服务水平的提升，并在实际应用中取得显著成效和突破，这一评价标准与"灯塔工厂"的评价标准相一致。

考虑到行业发展现状，环卫行业企业打造灯塔示范应积极推进数字化转型，解决信息孤岛问题，加强企业一网统控和集团一网统管建设，特别关注以下方面：

（1）制定数字化规划。制定明确的数字化战略，将数字化技术与业务战略紧密结合，形成全面的数字化转型蓝图；利用数据驱动决策，借助数据分析和人工智能等技术，将数据转化为洞察力，以辅助决策和优化业务流程；加大数字化投资，结合企业发展阶段和业务需求，持续投资数字化技术和项目，以确保数字化转型能够持续发展。

（2）加强数字化技术应用。在各业务领域广泛应用数字化技术，包括数字化生产、数字化营销、数字化供应链等；应注重技术创新能力，持续关注新兴技术，并能够快速采纳和应用新技术推动业务发展，包括人工智能、大数据、物联网等。

（3）全面提升数字化发展能力。坚持数字化文化建设，注重培养数字化文化，倡导数字化思维和创新文化，鼓励员工积极参与数字化转型；培养数字化人才，注重培养和发展数字化人才，建设具备数字化专业知识和技能的高素质团队；提升数字化成果和效益转化，推动转型以取得显著的成果和效益，包括提高运营效率、降低成本、增加收入、提升质量、促进绿色发展和保障安全等。

（4）发展合作伙伴生态。与各类合作伙伴建立紧密的数字化合作伙伴关系，以形成共享、共赢的生态系统；以企业自身转型为起点，带动生态伙伴数字化转型，扩大行业影响力，成为其他企业学习和借鉴的典范。

通过专注于数字化技术和科技创新，加大研发投入，注重合作、开放和共赢，环卫企业将实现从信息化向数字化的转变。

3. 推动环卫产业园区数字化

《国务院关于加快建立健全绿色低碳循环经济发展经济体系的指导意见》(国发〔2021〕4号)要求,健全绿色低碳循环发展的生产体系,提升产业园区和产业集群循环化水平,推进既有产业园区和产业集群循环化改造,推动公共设施共建共享、能源梯级利用、资源循环利用和污染物集中安全处置等。

2021年10月24日,国务院印发《2030年前碳达峰行动方案》,要求实施"循环经济助力降碳行动",推进产业园区循环化发展,大力推进生活垃圾减量化资源化。

2022年1月30日,《国家发展改革委 国家能源局关于完善能源绿色低碳转型体制机制和政策措施的意见》提出:引导工业企业开展清洁能源替代,降低单位产品碳排放,鼓励具备条件的企业率先形成低碳、零碳能源消费模式,鼓励建设绿色用能产业园区和企业。

2023年2月28日中国城市环境卫生协会印发的《2023年中国城市环境卫生协会重点工作》中指出,要重点推进专项服务工作,构建行业服务体系。围绕"双碳"目标和新发展理念,联合有关单位开展低碳(零碳)园区建设研究和试点工作,积极推动园区等重大环卫设施的低碳发展。

关于环卫行业园区的数字化转型发展,国家规划、政策方向和行业指引,都从最初强调利用技术手段推进园区循环化发展,向基于循环化发展推进园区低碳或零碳发展转变,并达成了共识,低碳/零碳是园区发展的必然方向。

环卫行业的垃圾处置园区是循环经济产业园区和国家实现双碳目标的重要组成部分,也应该积极采用数字化手段推进其发展。结合相关政策对产业园区循环化低碳发展的要求,可以提出环卫行业垃圾处置园区发展的方向:

优化园区的信息基础设施。健全园区的业务支撑体系,强化园区的公共服务平台,创新园区的管理信息系统,以数字化手段推动产业园区的可持续发展。

基础设施智能化数字化。整合云计算、物联网、大数据等新一代信息与通信技术,通过监测、分析、整合和智慧响应的方式全面整合园区内外资源,实现园区基础设施的智能化数字化、规划管理的信息化、公共服务的便捷化、社会治理的经济化和产业发展的现代化。

数字技术赋能园区碳中和。整合新一代信息与通信技术,搭建双碳平台,实现对园区碳数据的测量核查,摸清碳家底,利用算法模型优化指导生产工艺,推进减排降碳,积极推进碳资产管理和碳交易增效,并以处置园区低碳发展推进全民的垃圾分类,实现更大范围、更深层次的碳减排。

在垃圾处置园区低碳发展、推动全民垃圾分类方面,青岛西海岸城市生活垃圾分类"一网统管"项目是一个典型优秀案例,利用科技赋能,协同公众侧、企业侧、政府侧三方共同发力,以垃圾处置园区低碳发展为起点,反推前端全民垃圾分类,同时

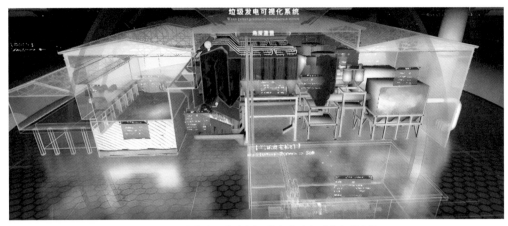

图 3-13   青岛市西海岸新区数字孪生低碳垃圾焚烧场

满足政府监管需求。图 3-13 是青岛市西海岸新区利用数字技术建立的数字孪生低碳垃圾焚烧场，实现了厂区处理设施的实时监测、云上巡检、精准预警、碳指标监测和减排优化。

（1）在企业侧，利用大数据分析联动，建立有效激励机制

从垃圾处理环节入手，核算垃圾分类带来的经济收益。在垃圾处置园区建立双碳数据中心，用于核算园区的碳排放量、碳减排量；通过边缘设备微平台进行数据提取、算法沉淀和模型下发，建立园区生产各工艺单元指标参数与碳指标之间的关系，生成碳减排优化的算法模型，反向指导生产，实现减排优化；根据节能降耗带来的收益和碳资产交易带来的预期收益，汇总核算前端垃圾分类投放和分类收运带来的经济收益。

从垃圾处理向前延伸，通过对垃圾分类全过程的碳数据进行分析计算，建立各细分环节如居民垃圾分类投放、可回收物回收、分类收运给垃圾处理环节带来的经济收益间的量化关系，基于此将经济收益细分到各个环节中，由政府部门统筹将末端处理的经济收益定量合理地再分配到前端，用于给居民分配碳积分、减免物业费等，激励前端的垃圾分类行为，促进碳减排。

这种方式对企业和政府来说都是便捷高效的，园区只需要加装微平台和少量的传感设备，就可以上平台，自动核算园区碳指标，摸清碳家底，优化生产减排降碳；而政府只需要开通账号，使用平台，就可以对垃圾分类全过程进行监管，掌握碳排放、碳减排情况，合理建立激励机制，持续推进垃圾分类和减排降碳。

（2）在公众侧，打造"掌上平台"，为减碳提供便捷服务

在公众侧，整合建设了碳普惠小程序，为居民日常减碳提供便捷服务，对居民正确的垃圾分类行为给予碳积分奖励，用于兑换生活物品或商品优惠券，使居民在践行垃圾分类低碳行为的同时能够受益。

居民在家庭中正确进行垃圾分类和投放，有助于减少垃圾运输、处理过程的直接、间接碳排放。居民家庭生活垃圾产生后，可以通过小程序的"晒桶打卡"功能拍照上

传家庭厨余垃圾和其他垃圾的分类图片，小程序通过 AI 算法和图像识别技术自动对分类质量进行判断和评价，对分类合格的给予一定量的碳积分奖励，对分类不合格即时标记，并可反馈不合格的原因以此精准高效指导居民在家中进行垃圾分类。

居民通过智能 AI 分类亭分类投放垃圾后，系统也可自动对厨余垃圾和可回收物称重，根据投放正确性和称重数据给予居民碳积分奖励，自动分配至居民的小程序账户。通过这种居民"自主上传"+小程序"自动分析"+投放"自动识别"的方式，实现家庭内部垃圾分类质量的感知、评价和监督，调动居民主动分类的积极性，使低碳生活成为习惯。培养居民资源循环利用的意识，有助于垃圾源头减量，减少垃圾分解和产品再生产的碳排放。

碳普惠小程序还为居民提供了旧物交易、大件回收等便捷服务。居民家中的闲置物品，可以通过小程序进行交易，促进闲置物品的循环利用，减少物品浪费和垃圾产生；对于家庭中的废家用电器、家具等大件垃圾，可以通过小程序预约大件垃圾回收公司上门回收，从而通过专业拆解后进行回收利用，避免和其他垃圾混合处理，提升处理效率。旧物交易和大件回收完成后，居民也可获取碳积分奖励，提升居民资源节约和循环利用的意识，持续推动源头减量，从源头减少碳排放。

通过这种居民"便享服务"+碳积分"自动激励"的碳普惠模式，为居民减碳提供了便捷的服务，也进一步提升了居民垃圾减量化的意识，充分调动了居民主动分类的积极性，推动垃圾分类全程的碳减排。

（3）在政府侧，全程数据追踪，推动政府碳监管

前文阐述了如何通过大数据分析技术建立有效的垃圾分类和碳减排激励机制，在该机制的建设过程中，政府作为利益再分配的主导者起到了至关重要的作用。以政府监管碳数据的真实性为前提，才能够保障激励机制的公平公正和有效。

在项目建设过程中，利用区块链和标识解析技术，保障了对垃圾分类全过程碳监管数据流转的可追溯、安全和不可篡改。基于 Eiiplat 环境产业互联网平台，建立环卫链，保障数据产生后所有的传输、流转过程不可篡改；利用标识解析技术为设施数据提供标识服务，实现垃圾分类全生命周期可追溯和设备使用全生命周期管理，做到废弃物来源可追、去向可查、责任可究。

通过这种方式，确保了数据的真实可信性，推动了政府对垃圾分类全流程的追溯和碳监管。当所有采集数据都真实、可信、可追溯时，再利用相关的方法学来核算各环节的碳指标，支撑激励机制建设和政策制定，才能够使垃圾分类全流程涉及的主体都受益，使之持续践行垃圾分类，追求低碳生活新时尚，助力实现"双碳"目标。

青岛西海岸城市生活垃圾分类一网统管项目通过科技赋能，从园区低碳发展入手，围绕垃圾分类提供了这种便捷的低碳生活新模式，让垃圾分类从"要我分"到"我要分""我会分"，从"难以落实"到"融入寻常百姓家"。

4. 加快环卫大数据中心建设

2020 年 12 月，工业和信息化部印发《工业互联网创新发展行动计划（2021—2023 年）》，其中提出了目标："到 2023 年，基本建成国家工业互联网大数据中心体系，建设 20 个区域级分中心和 10 个行业级分中心"。2022 年初，中国工业互联网研究院初步建立了国家工业互联网大数据中心，展开了首批国家工业大数据中心体系建设的省级试点示范项目申报工作。以 E 环境产业互联网平台为基础，环卫行业云中心山东省示范项目入选，申报主体签订任务书并按照全国一体化工业大数据中心体系相关标准进行建设。在规定建设期内（一般为 18 个月）完成建设任务申请验收，达标后正式授牌并接入国家工业大数据中心网络。

其中，环卫行业云中心自 2022 年 9 月启动建设以来，借助云中心示范建设东风，制定了山东省智慧环卫升级三年计划，按照"区县试点—市级试点—省级推广"三步实施，打造山东省智慧环卫全国示范。截至 2023 年 10 月，已建成青岛市西海岸新区垃圾分类"一网统管"全国示范，并得到行业的认可和高度评价，预计于 2024 年建设完成，届时将上线至少 40 项行业 SaaS 应用，8000 家以上企业上"云"。

在此背景下，明确了行业中心试点示范项目的评价标准，这一标准可以为行业大数据中心的"灯塔"示范建设提供指导：行业中心应积极服务本行业数字化转型升级，为该行业产业链上下游企业提供上云上平台、数据流通和数据应用等服务，打造行业数据赋能新模式新业态。建设、运营工业大数据中心的企事业单位应具有较强的行业数据资源汇聚能力、丰富的数据应用场景和较好的数据应用水平，首选行业"链主"企业。

行业中心、分中心要满足靠近行业、业态丰富、规模集聚等原则，主要包括：①中心要靠近集中度较高的产业链，"链主"行业市场占有率或产业链集成度要达到 30% 以上，建设主体应为行业龙头企业、深耕行业的软件龙头企业或其他专业机构；②中心要具备成熟的工业行业 IaaS、PaaS、SaaS、DaaS 体系化服务能力，能够面向特定行业为产业链上下游提供算力、算法、数据、安全等方面产品（服务）或解决方案，服务平台用户活跃，拥有丰富的产业生态资源；③中心要逐步接入 handle 解析体系，积极采用隐私计算等创新技术，具备数据安全互联互通能力；④中心具有一定规模和较高集中度，标准机架数分别达到 10000 架、3000 架以上，提供 PUE 降低方案，PUE 值控制在 1.3 以内。

根据国家规定的行业大数据中心和分中心示范项目的要求，环卫行业大数据中心和分中心的建设主体应积极优化数据中心体系的架构设计，加速数据中心节点的建设，提高数据中心的赋能能力，建立算力一体化调度平台，增强运力资源服务能力，推动数据资源管理的标准化，探索数据资源流通的新机制，推进数据赋能专项行动，深化产业大脑试点建设，构建产业链协同生态，夯实安全保障建设，促进绿色高效发展，共同推动环卫行业的发展和数字化转型。

3.2.7　提升环卫行业数字化公众参与度

环卫行业数字化通过公众参与，可以让公众更深入地参与环卫工作中来，增强公众的环保意识和参与度，促进城市固废管理的实效，促进政府、公众和环卫企业之间的互动和沟通。

"十四五"规划纲要提出：加大环保信息公开力度，完善公众监督和举报反馈机制，引导社会组织和公众共同参与环境治理；建立生态环境突发事件后评估机制和公众健康影响评估制度。

为提升环卫行业数字化公众参与度，就需要健全完善垃圾分类社区宣传工作机制，引导志愿者、社会组织深入基层社区开展垃圾分类宣传、指导和培训等工作，普及垃圾分类知识，引导居民从身边做起、从点滴做起，逐步养成主动分类的习惯。加快生活垃圾分类宣传教育基地和垃圾分类示范校园建设，建立健全垃圾处理设施向公众开放制度。

3.2.8　加强网络安全保障体系和能力建设

随着 5G、工业互联网、车联网、物联网、大数据中心等新型基础设施的建设以及新一代信息通信技术的不断发展，经济社会各领域互相渗透融合，网络安全在经济社会数字化转型发展中的基础性地位、全局性影响愈发突出，其中基础通信网络安全的基石底座作用进一步凸显，融合业务安全风险不断加剧，网络安全事关制造强国、网络强国、数字中国发展大局。《"十四五"信息通信行业发展规划》提出全面加强"十四五"时期网络安全保障体系和能力建设。

网络安全是环卫行业发展面临的重要问题之一，要落实党中央、国务院决策部署，积极适应新阶段新形势新任务，统筹发展和安全，重点围绕夯基础、深融合、护数据、促产业和强治理五个方面抓好网络安全工作，建立安全的环卫网络体系。

3.3　实施路径

根据环卫行业数字化发展的总体规划和实施目标，实施路径需从政府、企业和公众三个角度来考虑，以 2025 年、2035 年为关键节点分阶段实现。在实现过程中，政府、企业、公众逐步形成三方合力，相互合作，结合自身情况明确自身的数字化转型路径，政府发挥规划和引领作用，企业发挥技术创新和实施作用，公众发挥积极参与和支持作用，三者通过构建数字基础设施、推动智能化运维、引导绿色低碳发展，共同推动环卫行业数字化转型，实现城市管理的"一网统管"，提高环卫工作效率和质量，改善居住环境质量，促进可持续发展。

3.3.1　政府侧

学界早期关于政府数字化转型的研究主要聚焦于信息技术应用对政府数字化转型实施路径的影响。有学者认为，政府数字化转型是公共部门使用信息和技术改善服务的一种方式，使政府更加负责、透明和有效；还有学者认为，政府数字化转型就是通过数字化技术创新来应对社会、经济、政治和生态环境等多方面的诉求。近年来，学者们开始关注除技术以外的其他实施路径，根据河北经贸大学现代商贸服务业研究中心《环保产业数字化转型的影响因素分析和对策建议》中的研究，推动政府环保产业数字化转型的对策建议如下：

1. 推动环卫行业数字基础设施建设

现阶段，政府应注重优化环卫行业数字基础设施建设，推动信息技术与环卫行业深度融合，以提升数字化治理能力，同时加快环卫行业数字化建设步伐，构建数字环卫运营管理平台，实现数据共享和交互应用，通过数字化监测和管理手段，推进环卫基础设施的建设。

到 2025 年，为建立完备的数字环卫基础设施体系，实现数字化、智能化、绿色化和安全可靠的管理和运营，政府应推动环卫行业的数字化转型，采用先进的技术手段，提升环卫设施的运维效率和服务水平，通过数据分析和智能决策支持，优化环卫资源配置，提高环境治理效果，并持续加强网络安全防控能力，确保环卫信息系统的稳定和安全。

到 2035 年，政府将全面建成系统完备、高效实用、智能绿色、安全可靠的现代化城市基础设施体系。在这一目标下，环卫建设采用清洁能源和智能技术，注重提高环卫设施的能效和环境友好性，将推动数字化普惠，让更多人享受到数字化环卫带来的便利和环境改善。

从优化基础设施到构建数字环卫，再到全面建设现代化基础设施体系，政府在推动环卫数字基础设施建设方面的实施路径是一个逐步推进的过程。这一路径将为环卫行业的可持续发展和城市居民的生活质量提供坚实支撑。

2. 促进环卫数据资源体系构建

《全国一体化政务大数据体系建设指南》提出"到 2025 年，全国一体化政务大数据体系更加完备，政务数据管理更加高效，政务数据资源全部纳入目录管理"的建设目标。主要任务包括统筹管理一体化、数据目录一体化、数据资源一体化、共享交换一体化、数据服务一体化、算力设施一体化以及安全保障一体化等。这些任务的完成将为环卫数据资源体系的构建奠定基础，并为后续阶段的工作提供有力支撑。

到 2025 年，政府应进一步完善政务数据管理体系，进一步推进政府数据资源的整合、共享和交换，同时着手构建环卫数据资源体系，以支撑环卫行业数字化转型。

到 2035 年，政府应进一步完善环卫数据资源体系，提升大数据分析能力，以支撑环卫行业可持续高质量发展。政府将通过加强对环卫数据的采集、整合和分析，提升环卫行业的数字化水平和管理效率，为环卫行业的可持续发展提供有力保障。

政府在构建环卫数据资源体系方面建议通过推进政务数据管理、环卫数据资源整合和共享，以及环卫数据安全保障等一系列措施，逐步完善环卫数据资源体系，提升大数据分析能力，支撑环卫行业可持续高质量发展。

3. 加速城市管理实现"一网统管"

2022 年《住房和城乡建设部办公厅关于全面加快建设城市运行管理服务平台的通知》要求全面加快建设城市运行管理服务平台，推动城市运行管理"一网统管"。

现阶段政府着手推进数字化城市管理的全覆盖，以提高城市管理效率并降低管理成本。首先对城市管理数据的整合和共享，统筹规划建立统一的数据平台，主导行业平台的建设和运维，实现信息的互通和共享；其次是加强对城市管理数据的安全保障，确保数据的安全性和可靠性。以上两方面将为后续阶段的工作奠定基础。

到 2025 年，政府将进一步完善数字化城市管理体制机制，建设国家—省—市三级平台，加强对城市管理数据的采集、整合和分析，以将提升城市管理的智能化水平，为企业上平台接受监管提供平台支持和政府鼓励，进一步优化城市资源配置和服务效率，实现各级政府之间的数据共享和协同管理以及城市运行管理的"一网统管"。

到 2035 年，城市运行管理的"一网统管"体制机制得到完善，政府将进一步加强对城市管理数据的整合和共享，实现政府、企业和公众全面的数据互通和共享，为环卫行业可持续高质量发展提供支撑。

政府在加速城市管理实现"一网统管"的进程中，通过推进数字化城市管理全覆盖，建设国家—省—市三级平台，提升大数据分析能力以及加强数据安全保障等措施，逐步实现城市运行管理的"一网统管"。

4. 鼓励绿色低碳转型

现阶段，政府加强对环卫企业的政策引导，推动其向绿色低碳方向转型发展，并出台相关政策，鼓励环卫企业使用绿色、低碳的技术和设备，降低碳排放量。同时加强对环卫企业的监管，确保其符合环保法规要求。

到 2025 年，政府应进一步完善环卫行业的绿色低碳转型机制。加强对环卫企业的技术创新和资金支持，鼓励其开发和应用环保技术，进行绿色、低碳投资和建设，提高环卫设备的绿色、低碳、高效性能，确保其绿色低碳转型工作取得实质性进展。

到 2035 年，为实现碳排放达峰后稳中有降，政府进一步完善绿色低碳转型机制，加强对环卫行业的政策引导和技术创新支持，以此鼓励环卫企业向绿色低碳方向转型发展。

政府在鼓励绿色低碳转型实施方面，通过加强对环卫企业的政策引导、技术创新和资金支持等措施，推动环卫行业向绿色低碳方向转型发展，并加快城市绿色低碳化进程，为环卫行业的可持续发展提供有力支撑。

3.3.2　企业侧

在现代环卫行业发展过程中，机械作业逐步取代人工作业，效率大大提高；而随着数字化各项技术的逐步推广，环卫行业正在经历一场"数字化"的革命，数字化带来的生产效率的提升以及生产模式的改变，成为环卫企业转型升级的重要驱动力。在发展绿色经济和数字经济的大背景下，我国环卫企业必须紧跟时代潮流，充分利用现代化信息技术进行数字化转型，才能在未来的发展中与时俱进。

针对我国环卫产业数字化转型过程中，如何实现现阶段、2025 年以及 2035 年的目标，提出如下建议。

1. 持续升级基础设施智能化

2022 年 1 月，国务院印发《"十四五"数字经济发展规划》，要求有序推进基础设施智能升级，提升基础设施网络化、智能化、服务化、协同化水平，高效布局人工智能基础设施，提升支撑"智能 +"发展的行业赋能能力，加快推进环保等领域基础设施数字化改造，提升市政公用设施智能化水平。

现阶段，企业在以构建智能高效的融合基础设施为目标的前提下，应该有序推进基础设施智能升级。这意味着企业需要通过引入先进的信息技术和通信技术，将传统的基础设施转型为智能化的系统，同时加强人工智能基础设施的布局，提升支撑"智能 +"发展的行业赋能能力，为未来的智能化发展打下坚实基础。

到 2025 年，企业应进一步推动基础设施的智能化改造，这意味着企业需要加大投入，推动新技术的应用，实现基础设施网络化、智能化、服务化、协同化水平的提升。例如，可以利用人工智能和大数据分析技术，对城市垃圾分类、清运路线等进行优化和智能化管理，提高资源利用效率和环境保护水平。企业还应该积极推动基础设施和生产装备的智能化改造，提高生产效率和质量。

到 2035 年，企业需要加强与城乡规划部门的合作，推动智能化技术在城市基础设施建设中的应用。建设全面、高效的数字化平台和系统也是至关重要的，平台要涵盖供应链管理、客户关系管理、数据分析等模块，企业可以更好地管理和优化资源，提供个性化的服务，并实现与合作伙伴和客户的紧密连接，从而实现信息共享和协同工作。对数字企业来讲，谁掌握了生态，谁就掌握了产业主导权。

企业应有序推进基础设施智能升级，推动基础设施和生产装备的智能化改造以及新型环卫基础设施建设，构建智能高效的融合基础设施，提升城市环卫基础设施的智能化水平。

2. 推行环卫行业数字化转型升级

现阶段，环卫行业正面临着数字化转型的挑战和机遇。随着信息技术的迅猛发展，企业需要开始着手整合现有的数据资源，建立起数据管理系统，并逐步探索大数据、人工智能等先进技术在环卫领域的应用。同时，企业需要加强内部组织架构的调整和人员培训，以适应数字化转型带来的变革。此阶段的关键是制定清晰的数字化转型路线图，与政府部门密切合作，共同推动环卫数字化转型取得初步成果，为未来的发展奠定坚实基础。

到 2025 年，大数据、人工智能等技术将会更加成熟，企业需要充分利用这些技术，洞察市场趋势、优化运营决策，并提供个性化的产品和服务。同时，企业应与政府共建智慧城市生态系统，从而为企业自身提供更多的政策支持和资源优势，加速数字化转型的进程。

到 2035 年，企业数字化转型的实施路径将更加注重引入先进技术，要加大数字化设施在城市中的应用范围，提供更优质的数字化环卫服务，以形成完备的环卫数字经济现代市场体系。数字化技术将会更加成熟和普及，企业的及时跟进是保持竞争力和创新能力的基准。

数字化环卫服务将成为城市管理的重要组成部分，企业需要加强数字化建设的应用，提高数据管理和分析能力，加速数字化转型的进程。同时，加强行业之间的协作，形成合作共赢的生态系统，将有助于推动数字化环卫服务的全面发展和提升行业整体水平，最终形成统一公平、竞争有序、成熟完备的环卫数字经济现代市场体系，将环卫数字经济发展水平提升至世界前列。

3. 推进环卫平台化运维

现阶段，企业为加快环卫平台化运维，通过建立环卫数据中心和云平台，实现对环卫数据的整合和管理，为后续打下基础。企业应加强与相关政府部门、科研机构和技术企业的合作，共同推动环卫信息化标准的制定和应用，促进行业数据的互联互通。同时应积极引入物联网、人工智能等前沿技术，实现对环卫设备的远程监控和智能化运维，提高运营效率和服务质量。

到 2025 年，企业应该进一步推动环卫行业的平台化运维，这意味着企业需要加大投入，整合行业优势力量，推动平台建设和资源集聚。企业可以建立统一的环卫服务平台，整合各类环卫资源和服务，为用户提供便捷的环卫服务，还应加强与城市管理部门、社区组织和居民用户的合作，实现环卫信息的共享和互动，提高环卫工作的透明度和参与度。

到 2035 年，要建成完善的环卫垂直行业"一网统管"体制机制，全面建设国家—省—市三级平台，探索建立开放的环卫数据平台，吸引更多的创新企业和开发者参与，推动环卫行业的数字化创新和平台化运维。在数字化转型的过程中，企业也需要与其他行业进行协作，行业间的协同合作十分重要，可以通过数据共享和资源整合实现行业间的互联互通。例如，与城市规划、交通管理等相关领域的政府部门合作，则可以更好地协调资源，提高环卫服务的覆盖范围和质量。

4. 引导绿色低碳循环发展

现阶段，企业应通过加大对绿色技术的研发和应用，例如清洁能源、节能减排技术等，以减少对传统高碳能源的依赖；同时积极参与碳市场建设，推动碳交易和碳定价机制的建立，激励企业减排行为。

到 2025 年，企业应该进一步加大对绿色低碳循环发展的投入和力度，在技术创新、能源结构调整和产业升级方面取得实质性进展，如加强与供应链伙伴的合作，推动资源循环利用和废弃物处理的协同发展，积极引入先进的绿色制造技术，提高生产过程的资源利用效率和环境友好性。

到 2035 年，为实现绿色低碳循环发展的全面转型，企业应加强与相关行业的合作，推动碳排放减量和碳汇增量的协同发展，加大对新能源和可再生能源的投资和应用，减少对化石能源的依赖。

实现绿色低碳循环发展方面，推动绿色技术创新和能源结构转型是重点，应加大对绿色低碳循环发展的投入和力度，并在全产业链范围内实现碳中和和资源循环利用的目标，这将更有助于企业逐步实现"双碳"目标，为可持续发展和碳减排作出积极贡献。

3.3.3 公众侧

腾讯研究院等单位联合发布的《数字化转型指数报告 2023》指出构建未来产业竞争力，视角应该在于挖掘数字经济与未来产业互动的内在关联和用户角色。我们应该从"公民即用户"的角度审视和定义政府数字化转型，突出强调公民的角色，建立起以创造用户价值为核心的数字化顶层设计，并以创造用户价值和优化用户使用体验作为政府数字化转型的出发点和归依。数字化转型需要顾及多方利益，从整体考虑产业和社会的各种关联和需求，但最终的目标是为公众创造一个居住环境整洁、日常生活安全便利、环卫业务知情参与的社会体系。根据报告《数字化转型指数报告 2023——构建未来产业竞争力 子报告 3：公众数字化转型认知报告》，整理环卫公众数字化发展路径要素及实施办法如下。

1. 居住美化环境共建

数字化环卫服务的发展需要全社会的共同参与和支持，而公众作为最直接受益者，更应该积极参与其中，为数字化环卫服务的发展贡献自己的力量。公众在环卫数字化转型过程中，应该积极加强环保意识，学习垃圾分类知识，提供人性化建议，并积极配合数字化环卫管理。

现阶段，为促进居住环境美化，公众应该增强环境保护意识，应积极参与到居住美化环境共建中来。通过积极参与环境教育，提高对环境问题的认知和理解，树立环保意识，积极参与社区环境整治活动，如垃圾分类、绿化行动等，共同营造整洁美丽的居住环境；主动关注环境政策和法规，积极参与环境保护的决策和监督，推动环境保护工作的开展。

到 2025 年，公众更加注重数字化技术在环卫行业的应用，以及推动智能清洁设备的全面覆盖。例如，通过积极参与智能垃圾分类系统的使用和推广，提高垃圾分类准确率；利用智能手机等移动终端，参与城市环境监测和反馈，及时上报环境问题，促进问题的快速解决。

到 2035 年，公众将更加注重环境数字化技术的普及和创新应用，积极参与智能环卫设施的运用和管理。公众将通过参与数字化环境教育和培训，提高对环境数字化技术的认知和应用能力，充分利用各类智能设备和应用程序，如智能垃圾桶、环境监测 App 等，积极参与环境保护和改善工作。其次，公众将更加重视数字化环境治理的参与，通过参与智能城市环境监测和反馈系统，及时上报环境问题，并参与环境治理决策和监督，推动环境数字化治理的全面展开。

公众的支持和参与促进了数字化环境服务的普及和优化，共同营造更加智能、便捷、清洁、美丽的居住环境，实现环境数字化治理和服务的可持续发展。

2. 积极参与低碳生活

社会公众是低碳发展最主要的参与者和最终的受益者，生态环境的公有性决定了公众参与低碳发展的可能性和必要性。社会公众有序、有效、适度地参与低碳发展，对我国践行低碳发展具有重要作用。

现阶段，大部分公众已经通过参与宣传教育活动，提高了对低碳生活的认知和理解。下一步公众可以利用数字化技术，如智能手机应用程序，获取垃圾分类知识和指导，方便快捷地进行垃圾分类。公众在日常生活中还可以选择使用低碳产品和服务，如共享单车、公共交通等，减少个人碳足迹。

到 2025 年，公众应该更加注重数字化技术在低碳生活中的应用，提高便捷性和效率，公众可以利用智能家居设备，如智能垃圾桶、智能能源管理系统等，实现垃圾分类和能源节约的智能化管理；利用移动支付和电子商务平台，方便快捷地购买低碳产品和服务；参与数字化社区活动，如在线环保讲座、虚拟环境保护体验等，提高低碳生活的参与度和满意度。

到 2035 年，完成垃圾处理过程中的能源回收利用。为了实现这一目标，公众需要形成低碳生活的自觉意识，关注政府的环保政策和法规，积极参与公共决策和监督，推动低碳生活的落地和实施。

3. 知情参与环卫行动

现阶段，公众在知情参与环卫活动方面需要更多的宣传和教育，政府和社会组织可以加大相关宣传力度，提高公众对环卫信息公开的认识和重视程度。同时，建立更加便捷和透明的信息反馈机制，鼓励公众积极参与环卫信息的收集和反馈，形成全社会共同参与环卫工作的良好氛围。

到 2025 年，公众可以通过提高环卫信息公开意识，积极参与环卫信息采集和反馈，推广垃圾分类制度，以及参与环卫监督和评估等方式，为实现城市范围内建立环卫业务信息公开平台并将覆盖率达到 90% 以上的目标贡献力量。

到 2035 年，数字化环卫将成为城市管理的重要标志之一，公众应该全面支持数字化环卫的推广，并积极参与其中。这包括减少对环境的污染，参与数字化环卫系统的监督，及时反馈问题和提出建议；协助政府和企业完善数字化环卫的服务水平，参与设施的设计和布局，以及评估和改进活动，推动数字化环卫服务的不断提升；积极宣传数字化环卫的价值和意义，增强社会对其的认知和认可度。数字化环卫的推广需要公众的积极参与和支持，而公众也可以从数字化环卫中获得更好的服务和生活品质。

3.4　保障措施

3.4.1　政策保障

政策保障在环卫行业数字化转型中扮演着至关重要的角色，政策会阐述国家对于环卫数字化转型等方面的长远规划，为企业提供转型的依据，帮助企业和公众把握行业趋势。完善的政策保障，有助于环卫行业的数字化转型顺利推进，取得预期的效果。

1. 现状分析

数字化转型相关政策的关注重点聚焦于以下 5 个方面：

（1）加强转型引导，通过发布文件、通知等形式来指导和引导企业的数字化转型。

（2）加大资金支持，政府投入一定数额的资金用于支持企业的数字化转型，比如通过补贴、奖励等方式。

（3）推广试点应用，通过试点项目来探索和验证数字化转型的有效方法和技术，并将成功的经验推广到其他企业。

（4）完善配套服务，加强和完善相关的配套设施和服务，包括公共服务平台、人才培训、资源对接等方面，以更好地满足企业数字化转型的需求。

（5）优化发展环境，加大对基础设施的投资，优化企业数字化转型的外部环境。

《工业和信息化部办公厅关于印发中小企业数字化转型指南的通知》（工信厅信发〔2022〕33 号）提出，实施中小企业数字化转型促进工程，深入开展大中小企业"携手行动"，推动产业链供应链上下游、大中小企业融通创新；按照"企业出一点、平台让一点、政府补一点"的思路降低中小企业数字化转型门槛，有条件的地方可鼓励平台减免转型共性需求支出；结合当地重点行业和关键领域，遴选中小企业数字化转型试点示范，培育推广中小企业数字化转型案例标杆，鼓励中小企业"看样学样"；构建完善中小企业数字化转型公共服务体系，加强中小企业数字化转型公共服务平台建设，提升政策宣传、诊断评估、资源对接、人才培训、工程监理等公共服务能力；加大工业互联网、人工智能、5G、大数据等新型基础设施建设力度，优化中小企业数字化转型外部环境。

2023 年 2 月，中共中央、国务院印发《数字中国建设整体布局规划》提出，要加强组织领导，健全议事协调机制，各有关部门按照职责分工，完善政策措施，强化资源整合和力量协同，形成工作合力。

政策保障现状为企业的数字化转型提供了良好的支持环境，但实际落实过程中仍有一些亟须解决一些问题，如缺少组织保障和人才保障具体的实施方案和措施，缺乏有效的激励机制等。因此，在未来的发展中，还需要进一步完善相关政策和措施，以更好地推进环卫行业的数字化转型。

2. 核心内容

政策保障的关键内容包括数字化转型方向的指导、资金支持、经验推广、配套服务、行业引导等方面。为更好地促进环卫行业数字化改革，政策还应考虑支持环卫企业建立数字化转型组织架构，提高企业的运作效率和质量；支持环卫企业建立数字化转型的运作模式，包括数字化管理、数字化服务等。例如，《数字中国建设整体布局规划》强调建立健全数字中国建设统筹协调机制，及时研究解决数字化发展重大问题，推动跨部门协同和上下联动，抓好重大任务和重大工程的督促落实，开展数字中国发展监测评估，将数字中国建设工作情况作为对有关党政领导干部考核评价的参考。

环卫企业需要引入和应用先进的数字化技术，政府应支持环卫企业进行数字化技术的研发和创新，促进产学研的合作，鼓励科研机构、高校和企业共同参与环卫行业的数字化创新，提升企业的技术水平、成果转化率和服务质量，推动行业数字化技术的发展。《数字中国建设整体布局规划》指出，要强化数字中国关键能力，构筑自立自强的数字技术创新体系，健全社会主义市场经济条件下关键核心技术攻关新型举国体制，加强企业主导的产学研深度融合。强化企业科技创新主体地位，发挥科技型骨干企业引领支撑作用。加强知识产权保护，健全知识产权转化收益分配机制。

3. 实施建议

环卫行业数字化转型过程中，需要引进和培养数字化人才，提高企业的技术水平和服务质量。《数字中国建设整体布局规划》指出，强化人才支撑，增强领导干部和公务员数字思维、数字认知、数字技能，统筹布局一批数字领域学科专业点，培养创新型、应用型、复合型人才，构建覆盖全民、城乡融合的数字素养与技能发展培育体系。

保障数字安全是数字化转型中必不可少的环节，政策的制定应考虑支持环卫企业建立数字化转型的安全体系，保护企业的数据安全和网络安全；还应考虑支持环卫企业进行数字化安全的研发和创新，提高行业的数字化安全水平。《数字中国建设整体布局规划》指出，筑牢可信可控的数字安全屏障，切实维护网络安全，完善网络安全法律法规和政策体系。增强数据安全保障能力，建立数据分类分级保护基础制度，健全网络数据监测预警和应急处置工作体系。

3.4.2　组织保障

为确保数字化转型顺利进行和达到预期目标，需要在组织层面实行包括技术支持、人才培训、资金投入、政策支持和管理体系建设一系列保障措施，确保数字化转型在组织层面得到充分的支持和推动，从而实现环卫行业的效率提升、质量改善和可持续发展。

1. 现状分析

环卫行业数字化转型的组织保障主要包括建立数字化转型组织架构和运作模式。环卫行业在数字化转型组织架构和运作模式上存在的问题主要体现在两方面。一是部分环卫企业缺乏清晰的数字化转型战略和目标，导致数字化转型工作缺乏整体统筹和组织。二是由于环卫行业涉及多个地区、部门和层级，要实现跨地区、跨部门和跨层级的协同联动需要克服信息沟通不畅、利益分配不均等问题。

《中共中央　国务院关于构建数据基础制度更好发挥数据要素作用的意见》提到，"加强整体工作统筹，促进跨地区跨部门跨层级协同联动，强化督促指导。各地区各部门要高度重视数据基础制度建设，统一思想认识，加大改革力度，结合各自实际，制定工作举措，细化任务分工，抓好推进落实。"环卫行业的复杂性和多样性，需要考虑地区和企业的差异性，任务分工的细化需要根据各自实际情况进行，以确保任务的有效分工和推进落实。

2. 核心内容

为了有效推进环卫行业数字化转型的组织保障，需要考虑以下关键要素：

（1）政府应建立健全的数字化转型管理机制，包括制定明确的政策和规划文件，明确各级政府部门的责任和职能，加强协同合作，推动数字化转型任务的落实。

（2）政府应加大对环卫企业的资金支持力度，提供资金补贴和贷款支持，减轻企业转型成本压力，鼓励企业积极投入数字化转型。

（3）政府还应加强对数字化技术的研发和推广，建立技术创新支持机制，提供科研项目资金和人才支持，促进环卫行业数字化技术的发展和应用。

（4）行业协会和组织应加强与政府的协调合作，积极服务企业，组织行业内的培训和交流活动，推动数字化经验和技术的共享。

（5）企业自身需要重视数字化转型，建立专门的数字化转型团队，明确目标和任务，加强内部的培训和人才引进，建立良好的组织文化氛围，推动数字化转型工作的顺利进行。

3. 实施建议

组织保障是在实施保障措施过程中，确保各项工作有序进行、协调推进的一项重要保障措施。在数字化转型过程中，建立合适的 IT 组织和治理体系，是确保转型按计划有序进行的关键。

（1）建立数字化转型组织。建立数字化转型组织是实现数字化转型的关键步骤，应由公司高层领导亲自挂帅，并吸纳各个部门的专业人员参与，共同推进数字化转型工作。组织内部应设立数字化转型团队，专门负责制定数字化转型战略、规划、实施和评估。数字化转型组织应该与企业其他部门紧密协作，形成全面的数字化转型能力。

（2）明确数字化转型的目标和责任。在建立数字化转型组织的基础上，需要明确各个部门在数字化转型中的职责和目标，确保各部门之间的协同合作。每个部门应该根据整体数字化转型战略，制定相应的数字化目标，并将其与员工的绩效考核和激励机制相结合。数字化转型责任应该层层分解到每个岗位和个人，形成全员参与的数字化转型氛围。

（3）加强数字化人才的培养和管理。数字化转型需要专业的人才支持，数字化人才的培养和管理是数字化转型成功的关键之一。企业应该建立完善的数字化人才培养计划和管理制度，包括内部培训、外部学习资源的提供，以及数字化人才的职业发展机会；积极吸引具有数字化能力和创新思维的人才，并通过竞争性薪酬和福利激励措施留住人才。

（4）建立数字化转型的激励机制。为了激发员工的积极性和创造力，需要建立数字化转型的激励机制。包括设立合理的绩效考核指标和奖励机制，将数字化转型的目标与员工的奖励挂钩，鼓励员工积极参与数字化转型工作，并为员工提供相应的资源和支持。企业还可以通过内部分享和交流活动，营造良好的数字化转型氛围，激发员工的创新潜力。

（5）加强数字化转型的沟通与协调。数字化转型是一个涉及多个部门和岗位的系统性工程，需要加强各部门之间的沟通与协调。组织应该建立有效的沟通机制和协调机制，如定期召开跨部门会议、建立数字化转型项目管理办公室等，以确保各部门之间的信息共享和协同合作。组织还可以借助数字化协作工具和平台，促进团队之间的协作和知识共享。

3.4.3　场景保障

在数字化时代下，数字化场景建设是环卫行业发展的"必修课"。应用场景指一个应用（产品）被使用的时候用户"最可能的"所处场景。这些场景包括时间、空间、设备支持、社交及用户情绪等多个方面，应用场景的建设应尽量考虑全面。数字化场景一般被定义为：通过新一代数字科技的深入应用，对产业场景进行全要素数字化升级、转型和再造，实现生产模式、管理模式、商业模式的创新和重塑，形成新的经过实践检验的产业场景。

在环卫行业数字化场景建设过程中，需要明确现状，分析实现数字化场景欠缺的条件，总结提炼环卫行业数字化场景的关键要素，确定数字化场景建设的步骤，确保数字化场景建设顺利实现。

1. 现状分析

环卫行业数字化场景是在环卫领域的业务背景下，为了满足政府、企业或公众的监管、管理、服务、生活的需求而创建的。环卫行业数字化场景是公共应用场景，由政府主导，政府在场景建设过程中发挥重要作用。当前数字中国相关政策法规逐步细化完善，环卫行业作为众多行业领域之一，相关的政策、法规、制度、标准尚在完善过程中。

作为环卫行业数字化转型的主体，企业的主观能动性是必要因素。数字化转型存在诸多困难，只有企业一把手重视，才能真正实现企业乃至推动细分行业的数字化转型。场景升级和数字化转型的背后，是各主体利益关系的打破，要打破现有应用场景格局和利益关系，需要有充分的思想准备和强大的领导力，甚至是干预力。在环卫行业数字化转型过程中，越来越多企业从原来的被动接受到主动"拥抱"，并逐渐成为领先者。

应用场景是一个动态的和开放的系统存在，而不是一个静态的和封闭的孤立事物。除了政府政策支持和企业主观能动性外，参与主体、资金支持、技术力量、数据及信息等也会影响环卫行业数字化场景的落地。

2. 核心内容

伴随科技进步和行业发展，环卫数字化场景在行业发展的过程中会进一步细化和新生，如智能环卫设施，本节围绕当前的主要场景进行分析。

环卫行业数字化场景的参与人员包括创建者、维护者和用户。在不同的场景下，各类主体承担不同的角色，创建者、维护者和用户中多个角色也可能由相同的主体承担。数字化场景的关键要素集中承载和拓展了传统场景的要素，数字化场景的关键要素分为两大类，即基础要素和数字化要素。基础要素包括时间空间、组织角色、场景活动；数字化要素包括数字应用、机器设备、数据及信息。

建设环卫数字化场景，要抓住关键要素，将传统场景下的业务背景，通过剖析分解后，运用科技手段转化为数字化场景，并通过规则、制度、流程驱动，满足用户的需求。数字化场景关键要素如图3-14所示。

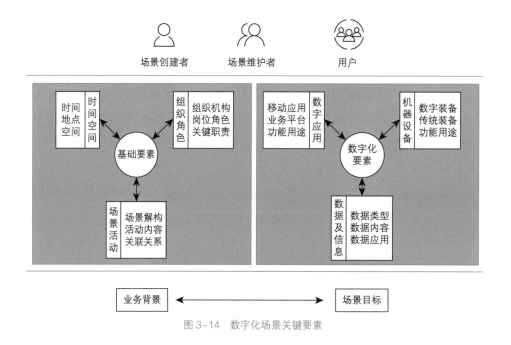

图3-14 数字化场景关键要素

3. 实施建议

数字化场景建设包括确定场景需求、选择数字化技术、设计数字化场景、实施数字化场景等步骤。环卫细分领域众多，搭建符合需求的数字化应用场景才有可能真正发挥数字化技术的作用，解决实际业务中存在的问题，促进环卫工作的提升改善。

数字化场景建设的第一步是确定场景需求。在确定场景需求时，需要考虑场景的目的是解决什么问题、用户的需求是什么、场景具有怎样的特点等影响因素，在一个场景下，往往会存在用户多、需求多的情况，要辨别最核心的需求、解决最重要的问题就需要对场景需求进行调研收集和分析处理。

数字化场景建设的需求确定后，需选择合适的数字化技术搭建数字化场景。在选择数字化技术方案时，可根据场景需求和实际情况，综合考虑目标和需求、可用性和可靠性、兼容性和集成性、可扩展性和定制化、安全和隐私保护、价格和服务等因素。

在数字化场景设计时，往往一个大的场景中包含多个相互联系、彼此交叉的小场景。在设计数字化场景时，应充分考虑整个场景各部分的布局以及相互间的联系，从而确保整个方案呈现结果的易用性和逻辑性，可从场景布局、交互方式、用户体验等多方面综合考虑。

在数字化场景设计方案确定后，需要进行数字化场景实施，在实施过程中，可考虑可行性、成本、时间等多种因素，以达到最佳的实施效果。

可通过确定数字化场景需求、选择数字化技术、设计数字化场景、实施数字化场景4 个步骤来建立数字化场景，而针对各细分业务场景，还需要结合各业务特点进行个性化分析和开发，才能真正符合其需求。

3.4.4　人才保障

在数字化转型的背景下，与传统环卫行业相比，数字化环卫行业需要培养更多的综合型人才和跨界人才，以满足新技术和新模式对人才的需求。

传统的环卫行业主要需要具备一定的操作技能和基本的安全知识，但在数字化环卫行业中，由于涉及大量的物联网、云计算、数据分析等技术，需要有更多的综合型人才来解决疑难问题。例如需要具备数据分析、程序设计和系统集成等技能的人才来进行数字化系统的开发和维护。这些人才为数字化环卫行业注入新鲜血液和创新思维，推动数字化环卫行业不断创新和发展。

1. 现状分析

随着数字化时代的到来，环卫行业面临着转型的压力和机遇。数字化技术的应用能够提升环卫行业的工作效率和服务质量，为城市环卫带来更大的改善。要推动环卫行业的数字化转型，关键在于培养和引进合适的环卫数字化人才或者说是跨界人才。

成为知识跨界的人需要多少时间？快则集中培训学习要一年，一般边干边学要3~5年。从现在到2030年只有7年时间，若以智能化水平来衡量，现在智能化率平均按20%计，到2030年预计目标按80%计，也就是说还有60%以上的组织和设施需要完成智能化升级，需要平均每年以9%的速度进行升级才能完成。相当于每个单位，每年100个人中，有9人完成跨界升级。这个数不大，但做起来远比想象得难。在开展跨界培训学习和转型升级工作时，要有充分的思想准备，需要强有力的措施。

随着环卫行业对于技术型和管理型人才的需求日益增长，人才供给相对不足。环卫行业需要熟悉环卫设备操作和维护的工程技术人员、掌握环卫数字化管理系统的信息技术人员以及环卫项目管理人员等专业人才。然而，环卫行业的工作环境苛刻，薪酬待遇相对较低，导致吸引人才的难度较大。为了满足人才需求，提高环卫数字化人才质量和数量，建立人才保障措施必不可少。

2. 核心内容

面对环卫数字化人才现状，保住人才、留住人才以及有力政策支持成为待解决的问题。政府部门和相关机构早已认识到这一点，并已经制定了一系列政策来保障数字化人才的培养和引进。

数字化人才保障是实现环卫行业数字化转型的必要条件，政策的制定和实施、企业与政府的合作与支持、实践案例的验证，都为我们提供了明确的证据，只有加大对数字化人才的培养和引进力度，才能推动环卫行业完成数字化转型，提高工作效率和服务质量，为城市卫生环境带来更大的改善。

3. 实施建议

由于环卫工作的规模和复杂性不断增加，人才问题成为制约环卫数字化发展的重要因素。随着数字化技术的应用，环卫工作对从业人员的技术水平和专业素养提出了更高的要求，人才培养机制建设尤为重要。为了保障环卫数字化人才的培养和发展，需要采取一系列措施。

第一，国家层面：①资金支持。政府可以设立专项资金，用于支持环卫数字化人才培养和培训项目，以及资助数字化环卫领域的创新项目和初创企业。这些资金可以用于设立奖学金、补贴培训费用、购买培训设备等，鼓励环卫从业人员参与数字化技术的学习和培训。②税收优惠。政府可以给予环卫数字化企业税收优惠政策，鼓励企业提升数字化技术水平和培养人才。例如，减免企业所得税、增值税等税收优惠政策，降低企业负担，提高企业投入数字化人才的积极性。③人才引进政策。政府可以出台吸引环卫数字化人才的政策，如提供优厚的薪资待遇、住房、户口等福利，为环卫数字化人才提供良好的工作和生活环境，吸引他们加入环卫行业。④奖励措施。政府可以设立环卫数字化人才奖励制度，对在数字化技术研发、应用推广等方面作出重要贡献的个人或团队给予奖励和荣誉，激发环卫从业人员的创新热情和积极性。⑤教育和培训支持。政府可以加大对高校和培训机构的支持力度，提供资金和资源支持，加强数字化环卫人才的培养和教育。政府可以与高校和培训机构合作，开展实训基地建设、教师培训等活动，提高环卫数字化人才培养的质量和效果。⑥优化教育体制。加强对环卫数字化人才培养的关注，将相关课程纳入教育体系中，提供系统的学习资源和教学环境。

第二，行业层面上：①产学研结合。加强与高校、科研机构的合作，共同开展研究和技术创新，推动数字化环卫技术的发展，培养高水平的科研人员和专业人才。这可以包括研究项目、实习计划和奖学金机制的建立。②国际合作。与国际组织和国外企业合作，共享最佳实践和经验，吸引国际人才，推动数字化环卫领域的发展。③人才引导和储备。制定人才引导和储备计划，为环卫数字化领域培养和储备人才。例如，设立人才引导计划，引导高校毕业生和青年人才投身环卫数字化领域；建立人才储备库，为企业提供人才储备和补充。④职业发展途径规划。提供明确的职业发展途径，鼓励人才在数字化环卫领域长期发展。这可以包括晋升机会、奖励计划和行业认可。⑤行业交流和分享。组织行业内的交流活动、研讨会和论坛，让数字化环卫领域的专业人士分享最佳实践和经验，以便其他人可以从中学习，提高整体素质和专业水平。⑥建立数字化环卫领域的行业认证和标准，以确保从业人员具备必要的技能和知识。⑦建立在线社交平台，以便数字化环卫领域的专业人士分享知识和互相连接。⑧多元化招聘。鼓励多元化的人才招聘，包括吸引不同性别、年龄和背景的从业人员，以获得不同的思维和经历。

3.4.5　技术保障

环卫数字化技术在城市环卫管理中的作用日益凸显，能够提高工作效率、降低成本、改善环境质量等方面的作用已经得到广泛认可。建立环卫数字化技术保障的过程中，需要对现状进行明确分析，并确定实现数字化技术保障的条件。我们应了解当前城市环卫管理的现状，确定数字化技术保障的需求和重点，提炼出环卫数字化技术保障的核心内容，落实数字化技术保障建设。以下按照该思路进行分析说明。

1. 现状分析

环卫数字化技术在一些大中城市得到了广泛应用，取得了一定的成效，并针对环卫行业的数据采集、信息共享和智能化运营，制定了一系列规范和标准，主要包括环卫车辆智能化装备标准、城市环卫信息化管理规范、环卫设施智能监测系统标准等。

各行业普遍采用环境监测、数据分析、违规预警等技术手段，建立生产管控数据模型，主要包括环境监测数据采集、实时监测系统、污染物排放标准等内容，以建立对生产过程的实时监控和精细管控。

环卫领域通用边缘服务设备正逐渐普及应用，主要包括智能垃圾桶、智能车载终端、环卫机械可视化监控等，可以自动感知垃圾容量、分类准确度等参数，并通过网络传输数据至中心服务器，提供实时的垃圾收集和处理信息。利用物联网技术，完成了环卫车辆的智能调度和监控。车辆上安装了 GPS 定位设备和传感器，可以实时监测车辆的位置、行驶速度以及垃圾桶的装满程度等信息，通过智能调度系统达到对车辆的合理调度和路径优化，提高了工作效率和资源利用率。

数字化技术还应用于环卫工人管理和培训。通过使用移动终端设备，可以实时查看工作任务、上报工作进度、记录工作质量等信息，提高工作效率和信息反馈的及时性；还可以通过在线培训平台提供环卫工人专业知识和操作技能的培训，提高工作人员的素质和技能水平。目前在一些中小城市和农村地区，环卫数字化技术的应用相对较少。一方面，是由于数字化技术投资成本较高，需要政府和企业的资金支持；另一方面，是由于人员培训和技术支持的不足，很多环卫工人对数字化技术的应用还存在一定的障碍。

环卫行业数字化技术在城市环卫管理中的应用取得了一定成效，但在全国范围内的普及和推广仍面临一些挑战。未来，需要政府、企业和社会各界的共同努力，加大对环卫数字化技术的投入和支持，推动其在环卫管理中的广泛应用，进一步提升城市环境质量和管理水平。

2. 核心内容

环卫行业数字化技术保障涉及多个关键技术核心内容，这些核心内容相互配合，共同构成了数字化环卫管理的基础。

（1）数字化技术标准与规范。包含智能环卫设备接口标准、数据采集和传输规范、环卫信息管理平台和智能调度系统标准等，规范还涵盖环卫数据共享与开放等方面，旨在统一环卫设备的通信协议、数据格式，确保数据的准确性和安全性，提高环卫作业效率和管理水平。

（2）生产管控数据模型。包括环境监测数据采集、实时监测系统、污染物排放标准等，以达到对生产过程的实时监控和精细管控。

（3）智能设备和传感器。它是环卫数字化技术的核心要素之一。智能垃圾桶、智能垃圾收集车等设备能够实时监测垃圾容量、分类准确度等信息，传感器能够感知环境数据，如温度、湿度等。

（4）数据采集和传输技术。环卫数字化技术需要采集和传输大量的数据，需要具备高效可靠的数据采集和传输技术，包括无线通信技术、网络通信技术、数据存储和处理技术等，确保数据的实时性和准确性。

（5）数据分析和决策支持系统。对采集到的数据进行分析和处理，可以提取有价值的信息，并为环卫管理决策提供支持。数据分析和决策支持系统能够帮助管理者更好地了解环卫工作的情况，优化工作流程和资源分配。

（6）智能调度系统。智能调度系统能够根据实时数据和需求，合理安排环卫车辆的路线和任务。优化调度算法和实时监控，可以提高工作效率和资源利用率，减少行驶距离和时间，降低成本和碳排放。

（7）移动终端设备和应用。为环卫工人提供移动终端设备和应用程序，以提供实时的信息反馈和交流渠道，使环卫工人能够方便地查看任务、上报进度、接受培训等，提高工作效率和信息的及时性。

环卫行业数字化技术要素包括智能设备和传感器、数据采集和传输技术、数据分析和决策支持系统、智能调度系统以及移动终端设备和应用。这些要素相互配合，能够达到对环卫数字化管理的全面优化和提升。

3. 实施建议

（1）制定统一的技术标准与规范，确保智能设备和传感器的互操作性和兼容性，避免不同厂商设备之间的不兼容问题，保证数字化技术的顺利应用。

（2）加强网络基础设施建设，提高网络覆盖和稳定性。确保数字化技术的数据传输和实时监控的效果，以及移动终端设备的连接稳定。

（3）加强数据安全保障措施，包括数据加密、身份认证等技术手段。确保数字化技术中采集到的敏感数据的安全性和隐私保护。

（4）加强对环卫工人的培训和技术支持，提高他们的数字化技术应用能力。使其能够熟练操作智能设备、应用移动终端设备，并能够充分利用数字化技术提高工作效率。

（5）建立数据分析与决策支持系统，通过对采集到的数据进行分析和处理，提取有价值的信息，为环卫管理决策提供支持。这样可以优化工作流程和资源分配，提高环卫管理的效率和效果。

（6）加大政府对环卫数字化技术的支持和投入，提供资金和技术支持。建立政府部门与企业的合作机制，共同推动环卫数字化技术的应用和推广。

3.4.6　安全保障

1. 现状分析

数字经济正成为重组全球要素资源、重塑全球经济结构、改变全球竞争格局的关键力量。然而，数字化程度越高，安全挑战也就越大。《中华人民共和国网络安全法》第三条规定：国家坚持网络安全与信息化发展并重，遵循积极利用、科学发展、依法管理、确保安全的方针，推进网络基础设施建设和互联互通，鼓励网络技术创新和应用，支持培养网络安全人才，建立健全网络安全保障体系，提高网络安全保护能力。据中国网络安全产业联盟（CCIA）《2023 年中国网络安全市场与企业竞争力分析》统计，2022 年我国网络安全市场规模约为 633 亿元，同比增长率为 3.1%。近三年我国网络安全行业总体保持增长态势。预计未来三年增速仍将保持在 15% 以上，2024 年市场规模预计将超过 1000 亿元。

"十四五"规划提出，健全国家网络安全法律法规和制度标准，加强环卫重要领域资源、重要网络和信息系统安全保障。建立健全关键信息基础设施保护体系，提升安全防护能力。加强网络安全风险评估和审查。加强网络安全基础设施建设，强化网络安全信息共享和工作协同，提升网络安全威胁发现、监测预警、应急指挥、攻击溯源能力。加强网络安全关键技术研发，加快人工智能安全技术创新，提升环卫产业网络安全综合竞争力。加强网络安全宣传教育和人才培养。

智慧环卫的快速发展为城市居民提供更加清洁、健康的生活环境。在发展过程中也面临着巨大挑战，需要寻找解决方案来克服。挑战之一是隐私和数据安全问题，在智慧环卫系统中，大量的个人数据和交通信息被收集和分析，这可能引发隐私泄漏的风险。我们要从 4 个核心内容入手，实现环卫行业数字化的安全保障。

2. 核心内容

（1）数据加密与隐私保护：为了防止环卫行业的关键数据被窃取和未经授权访问，采用强大的数据加密技术是必要的。"十四五"规划提出，加强涉及国家利益、商业秘密、个人隐私的数据保护，加快推进数据安全、个人信息保护等领域基础性立法，强化数据资源全生命周期安全保护。完善适用于大数据环境下的数据分类分级保护制度。加强数据安全评估，推动数据跨境安全有序流动。

（2）数据安全保障体系：《"十四五"国家信息化规划》提出要加强数据收集、汇聚、存储、流通、应用等全生命周期的安全管理，建立健全相关技术保障措施。建立数据分类分级管理制度和个人信息保护认证制度，强化数据安全风险评估、监测预警、检测认证和应急处置，加强对重要数据、企业商业秘密和个人信息的保护。加强数据交易安全管理与监督保障，强化执法能力建设，严厉打击窃取或者以其他非法方式获取、非法出售或者非法向他人提供数据行为。建立健全数据出境安全管理制度，开展数据出境安全评估试点。

（3）网络安全与防护："十四五"规划提出：坚定维护国家政权安全、制度安全、意识形态安全，全面加强网络安全保障体系和能力建设，切实维护新型领域安全，严密防范和严厉打击敌对势力渗透、破坏、颠覆、分裂活动。

（4）人员安全保障：在"十四五"规划推进过程中，要组建国家层面大数据管理部门，明确其职责定位，统筹数据安全管理。相关部门根据原始数据的类别、来源、敏感度等特性，联合制定数据分类分级标准和操作指南，从源头保护好数据安全。

3. 实施建议

（1）对环卫行业敏感数据和隐私信息采取适当的加密算法，确保数据在传输和存储过程中的机密性。制定隐私保护政策，明确对用户隐私数据的合法使用和保护原则，根据《个人信息保护法》，保护个人信息的收集、存储、处理和传输，要求事先取得用户同意，并明确使用目的。

（2）开展环卫行业一体化大数据中心体系建设工程：建设基础网络、数据中心、云、数据、应用等一体协同的安全保障体系。开展通信网络安全防护，研究完善海量数据汇聚融合的风险识别与防护技术、数据安全合规性评估认证、数据加密保护机制及相关技术检测手段。

（3）依据《中华人民共和国网络安全法》，强调网络运营者的责任，加强网络安全管理，保障网络基础设施的安全。随着环卫行业的数字化转型，建立强大的网络安全防护体系至关重要，采用防火墙、入侵检测系统（IDS）、入侵防御系统（IPS）等技术，及时发现和阻止网络攻击行为。定期进行系统漏洞扫描和安全评估，及时修补发现的漏洞，以减少系统受到攻击的风险。

（4）针对环境企业，增强员工的安全意识，是确保数字化转型安全的重要环节。通过定期的安全培训和教育活动，加强员工对网络安全、信息保护和数据隐私的认识，建立良好的内部安全文化，强调员工在数字化工作环境下的责任和义务，减少内部安全威胁的发生。

（5）强化网络安全、数据安全和企业信息保护，最终实现环卫数据的机密性、完整性、安全性。确保环卫数据不被未授权的第三方访问和查看，确保环卫数据的正确收集、处理和及时可用，保证环卫数据被准确存储在网络空间中，防止环卫数据意外丢失，确保系统的可靠性。

本章参编人员（排名不分前后）：

李　倩　史　超　周永旭　刘洋洋　邓　蓉　王顺顺　张景跃　兰春宇　朱　锐

郑　驰　李淑磊　姜俊国　张　伟　林　郴　周丹华　况世焕　王　彬　王　伟

尚明慧　蔡　雷　刘春华　李尚春　张龙元　丁　涌　梁桢树

第 4 章

环境行业数字化设施产品

环境行业数字化设施产品指利用物联网、云计算、5G 通信和大数据分析等新一代数字技术对环境行业中各业务流程、环节、节点进行信息化梳理并实现数字化还原的产品统称。环境行业数字化技术产品在实现精细化管理和高质量服务的同时搭建起政府、企业与公众之间的桥梁，可以实现政府数字化监管的要求、达成企业提质增效的目标、满足公众对美好生活的需求。按照应用场景划分，环境行业数字化设施产品分为新型基础设施、数字化服务产品、数字化智能产品、数字化工具产品和数字化安全产品。

4.1 新型基础设施

2020 年 4 月 20 日，国家发展和改革委员会在其新闻发布会中明确了新型基础设施的定义：新型基础设施是以新发展理念为引领，以技术创新为驱动，以信息网络为基础，面向高质量发展需要，提供数字转型、智能升级、融合创新等服务的基础设施体系，包括信息基础设施、融合基础设施和创新基础设施三方面内容。随着新型基础设施在经济社会发展中的基础性、战略性作用日益突出，新型基础设施被赋予了更多的时代意义，如图 4-1 所示。

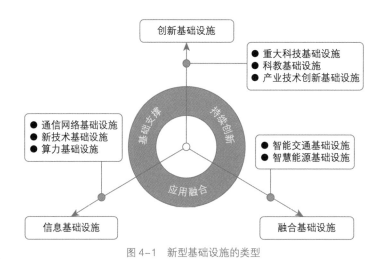

图 4-1 新型基础设施的类型

4.1.1 信息基础设施

基于新一代信息技术演化生成的基础设施，信息基础设施是技术、方法、网络等要素的具体呈现，它包括通信网络基础设施、新技术基础设施、算力基础设施等，其中通信网络基础设施有以 5G、物联网、工业互联网、卫星互联网为代表，新技术基础设施以人工智能、云计算、区块链等为代表，算力基础设施包括数据中心、智能计算中心等。

1. 现实意义

（1）通信网络基础设施：提供网络信号覆盖，以实现有线通信网络与无线终端之间的信号传输。通信网络基础设施还包括各种网络设备、线路和协议等，它们共同协作，确保信息的准确、高效传输。这些基础设施是现代社会信息交流和连接的关键，对人们的生活、工作和社会经济发展都起到了重要作用。

（2）新技术基础设施：人工智能技术可以支持处理和分析大量数据，提供智能决策和优化建议；云计算技术为可扩展的计算资源、存储和应用程序服务提供可行性；区块链技术为实现去中心化的分布式账本，确保数据的安全、透明和不可篡改提供可能。

（3）算力基础设施：为各类应用提供所需的计算能力，通过高效的数据处理、计算资源提供、存储管理、算力调度与优化以及服务支持与扩展等功能，满足不同场景下的计算需求，提高计算资源的利用率和性能表现等。

2. 应用场景

信息基础设施产品的应用范围非常广泛，在环卫领域的应用场景主要体现在数字化和智能化提升方面：

（1）轨迹监控和调度优化：通过 GPS 定位和物联网技术，可以实时监控环卫车辆的位置和运行轨迹。该技术可以实现对环卫人员的调度和路径优化，从而提高清洁效率和服务质量。

（2）智能垃圾桶管理：利用传感器和物联网技术，可以对垃圾桶实现实时监测和数据采集。这有助于及时了解垃圾桶的填充情况，合理安排清运计划，减少资源浪费和环境污染。

（3）数据分析和决策支持：收集、整理和分析环卫清洁数据可以为城市管理部门提供决策支持。例如，根据垃圾桶的填充情况调整清运频次，优化环卫人员的工作路线等，从而提高城市环卫管理的科学性和精细化管理水平。

（4）智能设备和装备：利用人工智能和机器人技术，可以开发智能环卫设备和装备，如智能扫地机器人、垃圾分类机器人等。这些设备可以减轻环卫工人的劳动强度，提高清洁作业效率和质量。

3. 发展趋势

信息基础设施的发展趋势可以从多个维度来观察，包括技术发展、应用领域拓展等。以下是一些主要的发展趋势：

（1）5G 网络的推广：随着 5G 网络的商用推广，全球信息基础设施将迎来新的发展机遇。5G 网络的高速、低延迟特性将大幅提升信息基础设施的数据传输效率和质量，推动物联网、智能制造、智慧城市等领域的发展，加速在环卫行业实时监测和安全监控领域的部署。

（2）云计算的普及：当前云计算呈现出迅猛发展趋势，提升了环卫管理的智能化水平，实现了数据的高效处理与共享，优化了城市云脑资源配置，为环卫行业的数字化转型注入了新动力。

（3）物联网的融合应用：展现出强大的发展潜力，将物联网技术应用于垃圾分类处置与综合利用的全过程，实现设施的智能感知与监控。同时，物联网也促进环卫信息的共享，为行业的精细化管理和高质量发展提供了有力支撑。

（4）数据安全和隐私保护：随着信息化水平的提升，加强数据加密、访问控制等安全措施成为趋势，以确保环卫数据的安全性和用户隐私的保护，为行业的稳健发展提供坚实保障。

（5）绿色可持续发展：将环卫作为智慧城市和环境社会发展系统中的一部分，用可持续发展理念和科学发展观指导"一网统管"的规划设计；采用环保技术材料，降低能耗和减少碳排放，提升资源利用效率；同时加强智能化管理，优化作业流程，推动环卫行业向更加绿色、低碳的方向发展。

4.1.2　融合基础设施

融合基础设施主要指新型基础设施的功能体现，是深度应用互联网、大数据、人工智能等技术，支撑传统基础设施转型升级形成的基础设施，是信息基础设施在一定应用场景下的价值实现。例如：智能交通基础设施、智慧能源基础设施等，助推转型升级的作用日益凸显，智慧城市建设路径更加清晰，信息技术积极赋能城市精细化管理。

1. 现实意义

（1）智能交通基础设施：通过智能化、信息化的手段，提高道路通行效率、交通安全水平、公共交通服务质量，同时促进环保与节能。这些功能的实现需要依赖先进的技术和设备，如交通信息采集传感器、通信设备、交通信号控制、大数据处理技术等，以实现交通系统的智能化和自动化。

（2）智慧能源基础设施：通过建设可再生能源发电设施、储能系统、智能电网，利用先进的技术和设备，提升能源转换效率、降低能源损耗、优化能源分配，最终实现能源的高效利用、可再生能源的开发和利用、能源系统的智能管理以及能源互联网的构建，以推动能源行业的创新发展和可持续利用。

2. 应用场景

融合基础设施的应用范围很广，包括环卫、城市建设、工厂管理等方面，其在环卫方面的应用主要体现在智慧环卫系统的建设和运营上，实现了对生活垃圾收转运和处置全流程、全链条的数字化、精细化、可视化管控。

（1）智慧环卫系统：通过融合物联网、大数据、人工智能等技术，可以构建智能环卫系统。该系统可以实现对环卫设备的实时监控和调度，优化环卫作业路径，提高清洁效率。同时，通过数据分析，可以预测垃圾产生量，合理安排清运计划，减少资源浪费。

（2）环卫作业监管系统：融合视频监控、GIS 定位等技术，可以构建环卫作业监管系统。该系统可以实现对环卫工人的实时监控和定位，确保环卫作业按照规定的标准和要求进行。同时，通过视频监控，可以及时发现和处理环卫作业中的问题，提高作业质量和效率。

（3）智能垃圾分类系统：结合人工智能和图像处理技术，可以开发智能垃圾分类系统。该系统可以自动识别和分析垃圾的种类和数量，实现自动分类和投放。智能垃圾分类系统可以提高垃圾分类的准确性和效率，减少人工分类的工作量，促进垃圾的资源化利用。

3. 发展趋势

随着智能技术的不断融合与创新，融合基础设施产品的发展趋势是更智能化和自动化、跨领域协同与整合、安全与隐私保护等方面。未来，融合基础设施有望成为基础设施领域的新动向，为社会经济发展注入强大动力。

（1）技术持续融合与创新：通过物联网、大数据、云计算等技术在环卫各领域和全过程的持续融合，推动环卫设施智能化升级，提升运营效率。同时，不断探索新技术应用，为行业创新发展注入新动力。

（2）跨领域协同与整合：通过加强与其他行业的合作，实现资源共享与优势互补，推动环卫服务的高效运行和智慧城市的快速发展。同时，整合先进技术，构建智慧环卫体系，提升行业竞争力。

（3）安全与隐私保护：通过采用先进的安全技术和严格的隐私保护政策，确保环卫数据的安全性和用户隐私的保密性。同时，加强监管和合作，共同构建安全可靠的环卫服务环境。

4.1.3 创新基础设施

创新基础设施是支撑科学研究、技术开发、产品研制的具有公益属性的基础设施，是新型基础设施实现可持续发展的动力源泉，包括：重大科技基础设施、科教基础设施、产业技术创新基础设施等。党的十八大以来创新基础设施有力地支撑了科学技术研究，国家发展和改革委已布局建设 55 个国家重大科技基础设施，在科技创新和经济发展中发挥了引领作用。

1. 现实意义

（1）重大科技基础设施：为探索未知世界、发现自然规律、引领技术变革提供极限研究手段的大型复杂科学技术研究装置或系统。作为国家创新体系的重要组成部分，重大科技基础设施是解决重点产业"卡脖子"问题、支撑关键核心技术攻关、保障经济社会发展和国家安全的物质技术基础，是抢占全球科技制高点、构筑竞争新优势的战略必争之地。

（2）科教基础设施：包括高校、研发机构、大学科技园、公共图书馆等，这些设施提供了一个良好的学习环境，传播科学知识，培养科技创新后备人才，促进"产学研"融合发展等。

（3）产业技术创新基础设施：指以市场为导向，以企业技术创新为基础，以提高产业竞争力为目标，以技术创新在企业与企业、产业与产业之间的扩散为重点，经过技术的开发、生产、商业化到产业化整个过程一系列活动的总和。

2. 应用场景

创新基础设施包含国家重点实验室、国家工程技术研究中心、国家大学科技园、公共图书馆、火炬计划软件产业基地、众创空间等，用于支撑科学研究、技术开发、产品研制等方面，不仅为科研人员提供了必要的实验设备和技术平台，还为科研人员提供了高效的知识产权保护和管理机制。

3. 发展趋势

（1）前瞻性布局：通过深入研究和预测行业发展趋势，提前规划并布局新型基建设施，如环卫云中心、标识解析、大模型和测试床等，以满足未来环卫服务的需求。

（2）数字化转型：通过引入先进的信息技术和智能化设备，环卫服务正逐步实现数字化管理、智能化作业和平台化运维，推动行业的"一网统管"和创新发展。

（3）智能化升级：通过应用人工智能、大模型、物联网等先进技术，使环卫设施实现智能化监控与管理，大幅提升作业效率。

（4）区域化合作：通过加强不同地区间的合作与交流，共享行业大数据资源与技术，推动环卫服务的协同发展，促进全国环卫的"一网统管"。

4.1.4　环卫基础设施类产品

1. 环卫大模型

（1）产品介绍

环卫大模型指一种用于城市环境卫生管理的、基于大数据和机器学习的复杂模型，需要利用大量的环卫数据（如垃圾收集量、清扫频率、环境监测数据等）进行训练，并通过机器学习算法来识别和优化环卫工作的流程和效率。

（2）**核心功能**

对话交互：大模型可以进行对话交互，是缓解人员短缺、提高工作效率的一个有效手段。

预测分析：预测未来的环卫需求，如特定区域的垃圾产生量、清扫需求等。

优化调度：基于预测分析的结果，优化环卫车辆和人员的调度，提高作业效率。

异常检测：通过监测环卫数据中的异常模式，及时发现潜在的问题，如垃圾堆积、设备故障等。

决策支持：为城市管理者提供决策支持，如优化环卫预算分配、制定环保政策等。

（3）**应用范围**

预测与规划：基于历史数据和相关因素（如人口分布、季节变化、节假日等），预测不同区域和时段的垃圾产量，为垃圾收集和处理提供提前规划。

优化作业流程：利用大数据和算法分析，为环卫车辆和人员规划最优的作业路径，减少时间和资源的浪费。根据预测需求和实时数据，动态调整作业计划，确保环卫工作的顺利进行。

绩效评估与改进：基于收集的数据和作业标准，对环卫作业的质量进行评估，为改进提供依据。分析环卫作业的成本和效益，为决策提供数据支持。

政策制定与评估：基于大模型的分析结果，为政府制定环保政策提供科学依据。通过收集和分析政策实施后的数据，评估政策的效果和影响。

（4）**发展趋势**

环卫大模型的发展趋势可能会受到多种因素的影响，包括技术进步、政策导向、社会需求和全球环境挑战等。以下是环卫大模型未来的发展趋势：

技术融合与创新：随着数字化技术的不断发展和融合，环卫大模型将能够处理更复杂的数据集，实现更高级的分析和预测。例如，利用深度学习技术，环卫大模型可以更有效地识别和预测环境变化趋势，为环境管理提供更为精确的科学依据。

综合性与跨学科性：环卫大模型将趋向于更加综合性和跨学科性，整合多个领域的数据和知识，如生态学、气象学、地质学、经济学等，以更全面、系统地理解和解决环境问题。

精细化与个性化：随着对城市和区域环境问题的深入了解，环卫大模型将趋向于更加精细化和个性化。例如，针对特定区域或城市，环卫大模型可以提供定制化的解决方案，以满足特定的环境管理需求。

实时性与动态性：环卫大模型将更加注重实时数据的获取和分析，以及动态调整和优化模型。这将有助于及时发现和解决环境问题，提高环境管理的效率和响应速度。

政策与法规支持：随着全球环境问题的日益严重，政府和国际组织可能会出台更多的政策和法规来支持环卫大模型的发展和应用。这将为环卫大模型提供更多的资金、技术和人才支持。

2. 环卫链

（1）产品介绍

环卫链是指将区块链技术应用于环境卫生管理领域，通过构建一个去中心化、安全可信、可追溯的数据共享平台，实现环卫数据的共享、交换和协同处理，以提高环卫管理的效率和透明度。环卫链可以记录环卫作业的全过程，包括垃圾收集、运输、处理等各个环节的数据，保证数据的真实性和可信度。同时，通过智能合约等技术，可以实现自动化管理和执行，减少人工干预和误差，提高管理效率。

（2）核心功能

设备溯源：工业互联网中，OT 终端设备很多，区块链可用来解决这些设备的可信身份。

数据存储安全：去中心化分布式存储安全成本低，在保障工业数据安全的同时，又能有效解决数据孤岛问题。

质量流程监管：在工业生产节点上，应用区块链技术对于质量的管控追溯，包括交易的资金流、物流等，都是十分可靠的。

（3）应用范围

垃圾追踪与管理：利用区块链去中心化、信息透明且不可篡改的特性，可以跟踪垃圾从产生到处理的全过程。包括垃圾的分类、收集、运输、处理等各个环节，确保数据的真实性和可信度。同时，通过智能合约等技术，可以实现自动化管理和执行，提高垃圾处理的效率和质量。

碳交易与碳足迹监测：区块链技术可以用于碳交易领域，记录碳排放权的获取、交易、流通等全过程，确保碳交易数据的透明度和正确性。此外，还可以利用区块链技术进行碳足迹的监测，记录个人、组织、地点、事件或产品排放的温室气体总量，为实现碳减排和环保目标提供支持。

环保资金管理：通过区块链技术，可以确保环保活动资金全部用于预期目的，防止欺诈和腐败现象的发生。此外，由于区块链允许在不需要银行账户的情况下进行资金转移，因此可以为在全球范围内从事环境保护活动的无银行账户的社区或组织提供资金支持。

环保数据共享与协同：通过构建环卫区块链平台，可以实现政府部门、企业和社会公众之间的环保数据共享和协同合作。这有助于形成合力推进城市环境卫生管理的现代化和智能化，提高管理效率和质量。

（4）发展趋势

技术升级与创新：随着区块链技术的不断发展和创新，环卫区块链也将持续进行技术升级。例如，利用更先进的加密算法和数据存储技术，提高环卫数据的安全性和可靠性；通过引入智能合约和自动化管理工具，优化环卫作业的执行效率和质量。

应用领域的拓展：目前，环卫区块链主要应用于垃圾追踪与管理、碳交易与碳足迹监测、环保资金管理等领域。未来，随着技术的进步和应用场景的不断拓展，环卫区块链可能会应用到更多的环保领域，如水资源管理、能源利用、生态保护等。

跨领域合作与融合：环卫区块链的发展不仅需要区块链技术的支持，还需要与其他领域进行深度合作与融合。例如，与物联网、人工智能、大数据等技术进行结合，实现环卫数据的全面感知、智能分析和高效处理。同时，还需要与政府、企业、社会组织等多方进行合作，共同推动环卫区块链的应用和发展。

政策支持与法规完善：环卫区块链的发展离不开政策的支持和法规的完善。未来可能会出台更多的政策措施，鼓励和支持环卫区块链的应用和发展。同时，随着环卫区块链应用的不断深入，也需要完善相关的法规和标准，确保环卫区块链的合法合规和可持续发展。

3. 智慧环卫系统

（1）产品介绍

"智慧环卫"是指依托计算机软硬件技术、物联网技术与移动互联网技术，对环境卫生管理所涉及的人、车、物、事进行全过程实时管理，合理规划设计环卫管理流程和模式，降低环卫运营成本，提升环卫作业效率和质量。

（2）核心功能

实时监测与调度：通过集成传感器设备和数据分析技术，系统可以实时监测城市环卫工作的进展情况，包括垃圾桶的清理情况、道路的清扫情况、公共厕所的清洁情况等。同时，指挥中心可以实时掌握作业情况、监督作业结果，并实现高效、扁平化的指挥调度。

智能调度与路径规划：根据环卫车辆的当前位置、作业进度等因素，系统可以合理安排作业路径，最大程度地提高清扫效率，减少作业时间和资源浪费。

作业数据统计与分析：系统可以收集和统计作业数据，包括清扫面积、垃圾收集量等，为城市管理者提供决策支持。同时，通过对历史数据的分析，可以预测未来环卫工作的需求和趋势。

环境监测与报告：智慧环卫系统可整合环境监测设备，监测空气质量、噪声水平等环境指标，为城市管理者提供全面的环境数据。

大数据可视化分析：系统通过强大的大数据可视化分析功能，对环卫系统中各种历史数据进行自动抽取、分析挖掘，并以直观的可视化方式呈现，为管理者决策提供数据支持。

（3）应用范围

垃圾收运管理：智慧环卫系统可以实现对各类型垃圾收运车运营全流程的监管，包括压缩垃圾车、餐厨垃圾车、东风天龙钩臂垃圾车、大型道路清扫车、洒水车等。通过实时监测和数据分析，系统可以优化收运路径，提高收运效率，确保垃圾及时、准确地运送到处理设施。

排放检测：智慧环卫系统可以整合卫星遥感、固定式、移动式、便携式等排放检测设备，对环卫车辆的尾气排放进行实时监测和分析。这有助于及时发现和处理排放超标问题，降低环境污染风险。

工地管理：智慧环卫系统可以应用于工地的车联网系统中，对洒水车、抑尘车、渣土车、工程粉料车等车辆的作业状态进行实时监控和调度。这有助于确保工地作业符合环保要求，减少扬尘和噪声污染。

交通管理：智慧环卫系统可以与交通管理部门合作，实现环卫"治超"功能。通过公路信息化治超检测非现场执法管理系统，实时监测和记录渣土车等车辆的运载情况，对超重和乱倾倒行为进行及时预警和溯源处理。

垃圾分类与处理：智慧环卫系统可以应用于生活垃圾分类投放、分类运输、填埋处理、厨余处理等关键节点。通过实时监测和数据分析，系统可以提高垃圾分类和处理的效率和质量，降低环境污染风险。

（4）发展趋势

智慧环卫系统的发展趋势可能会受到技术进步、政策导向、市场需求等多方面因素的影响。以下是一些可能的发展趋势：

技术升级与创新：随着物联网、大数据、人工智能等技术的不断发展，智慧环卫系统将不断升级和创新。例如，通过引入更先进的传感器和数据分析技术，系统可以实现对环卫工作更精确、全面的监测和调度。同时，新兴技术，如5G网络、边缘计算等也可能为智慧环卫系统带来新的发展机遇。

平台化与生态化：未来，智慧环卫系统可能会朝着平台化和生态化的方向发展。这意味着系统将不仅仅是一个单一的应用程序或平台，而是一个集成了多个相关应用和服务的生态系统。通过与其他系统和平台的互联互通，智慧环卫系统可以更好地满足城市管理的综合需求，提高管理效率和服务质量。

数据驱动决策：随着数据收集和处理能力的不断提高，智慧环卫系统将更加注重数据驱动决策。通过对环卫工作数据的深入挖掘和分析，系统可以为城市管理者提供更加科学、准确的决策依据，推动环卫工作的精细化管理和可持续发展。

个性化与定制化：随着城市规模的不断扩大和环卫需求的多样化，智慧环卫系统可能会更加注重个性化和定制化的服务。例如，针对不同区域、不同类型的垃圾或不同的环境状况，系统可以提供定制化的解决方案，以满足特定的环卫需求。

公众参与和社会协同：未来，智慧环卫系统可能会更加注重公众参与和社会协同。通过公开数据和结果，加深公众对环卫工作的认识和参与，促进社会各界共同应对环境问题。同时，系统也可以为公众提供更便捷、高效的服务，如在线报修、投诉建议等。

4.2　数字化服务产品

数字化服务产品是利用人工智能、大数据、云计算、物联网等技术开发的服务产品，旨在为政府、企业和公众提供智能化、信息化和便捷化的行业服务，分为政府数字化服务产品、企业数字化服务产品和公众数字化服务产品。

4.2.1　政府数字化服务产品

1. 产品介绍

政府数字化服务产品旨在提高城市环卫管理效率，改善城市清洁环境，通过政府数字化服务产品，政府可以进行环境宣传与教育、数据统计与分析、决策支持、环境监测与预警、实时监测与调度、移动端应用与信息查询、环境设施智能化管控等，实现远程实时监测管理环境治理状况，确保环境管理的质量水平。鼓励政府不同部门之间的数据共享和整合，实现数据互联互通和协同管理，促进"一张网"或"一网统管"和一体化大数据体系建设。政府数字化服务产品的应用将有效提升环卫管理的精细化水平，降低运营成本，改善城市环境卫生。

2. 核心功能

（1）实时监测和调度：实现环卫作业、公厕管理、垃圾分类投放—收集—运输—处置全过程的实时监测和分析，通过传感器和数据采集设备，及时掌握环卫设施的运行状况，实现智能化调度，提高工作效率。

（2）智能路线规划：通过大数据分析和人工智能技术，优化环卫车辆的路线规划，减少空转和行驶里程，降低资源消耗和碳排放，提高环卫服务的覆盖范围和质量。

（3）环境监测与预警：利用物联网技术和环境传感器，实时监测空气质量、水质状况等环境参数，并通过数据分析进行环境问题的预警和预测，为环卫部门提供科学的决策依据。

（4）移动端应用和信息查询：通过移动互联网技术开发 App 应用，方便市民查询垃圾分类指南、环卫服务信息，提供投诉建议和实时反馈渠道，增强市民参与和监督的便捷性。

（5）数据统计与分析：对环卫数据进行统计、分析和展示，为环卫部门提供全面的数据支持，帮助管理者深入了解环卫工作的实时情况和历史趋势，为决策提供科学依据。

（6）环卫设施智能化管理：通过智能传感器和远程控制技术，实现对公共厕所、路灯等设施的远程监控和管理，提高设施的使用效率和维护质量。

（7）环保宣传和教育：通过多种媒体形式，向市民传播环保知识，推广垃圾分类和环保意识，鼓励市民积极参与环保行动，促进整个社会的环保进步。

3. 应用范围

（1）垃圾清运管理：应用于城市垃圾清运管理系统，包括对公共区域和住宅小区的垃圾桶监控、清运调度和数据分析。通过实时监测垃圾桶的填充情况，智能调度垃圾车辆并优化清扫路线，提高垃圾清运效率。

（2）公共厕所管理：应用于公共厕所管理系统，包括公厕位置查询、使用情况监测和清洁状态管理。市民通过 App 或其他方式查询附近公厕位置和清洁情况，环卫部门实时监测和调度公厕的清洁工作。

（3）环保宣传与教育：应用于环保宣传和教育系统，包括向市民提供环保知识和垃圾分类指南等信息，并推出环保活动和奖励机制。通过移动互联网和社交媒体，广泛宣传环保理念，鼓励市民积极参与环保行动。

（4）环境监测与预警：应用于环境监测和预警系统，包括对空气质量、水质情况等环境参数的实时监测和分析。通过传感器和数据分析，提供环境问题的预警和预测，为环卫部门提供科学决策依据。

（5）路灯管理：应用于路灯管理系统，包括对路灯的远程监控、故障检测和智能调光。通过实时监测路灯的工作状态和能耗情况，及时处理故障，实现节能管理和智能调光，提高路灯使用效率和城市夜间安全。

（6）数据分析与决策支持：应用于环卫数据分析和决策支持系统，包括对环卫数据的收集、整理、分析和展示。通过数据挖掘和预测分析，帮助环卫部门精准调配资源、优化工作流程。

（7）城市规划与建设管理：应用于城市规划和建设管理系统，包括对环卫设施的智能规划和建设。通过数据分析和模拟，优化环卫设施布局和资源配置，提高城市规划的科学性和可持续发展性。

4.发展趋势

政府数字化服务产品的发展趋势呈现多元化、智能化和精细化的特点。随着技术的不断进步，环卫管理将逐步实现全面数字化，通过大数据和云计算等技术手段，实现对环卫资源的优化配置和高效利用。同时，智能化设备的普及，如智能清扫车和智能垃圾分类系统等，将大幅提升环卫作业效率和质量。

4.2.2　企业数字化服务产品

1.产品介绍

企业数字化服务产品旨在提高环卫作业效率、优化资源配置和改善城市环境质量。通过利用物联网、地理信息系统、人工智能、大数据、区块链等先进技术，帮助环卫企业实现智能调度、精细化管理和数据驱动决策，提高作业效率、减少资源浪费，并积极推动市民参与环卫监督和投诉举报，为企业提供全面的数字化支持，助力其适应数字化时代的发展需求。

2.核心功能

（1）智能调度与路线优化：通过应用先进的调度算法和地理信息系统技术，对环卫车辆进行智能调度和路线优化。系统根据实时数据、交通情况和作业需求，自动规划最佳的清运路线，提高车辆的运行效率和作业效果，减少资源浪费和碳排放。

（2）垃圾桶感知监测：利用物联网技术，对垃圾桶进行实时监测和感知。通过在垃圾桶上安装传感器，监测垃圾桶的填充情况和健康状态。系统根据实时数据分析，及时通知环卫人员进行垃圾收集和清运，做到精细化管理，提高垃圾收集效率和环境卫生水平。

（3）环境卫生数据分析：利用环境卫生数据平台，对环卫作业数据进行收集、存储和分析。通过对作业数据、环境监测数据和市民反馈数据等进行深度挖掘和分析，为环卫管理部门提供科学决策依据。

（4）电子巡检系统：利用移动终端和智能设备，实现环卫设施的电子化巡检和故障排查。环卫人员可以通过手机或平板电脑，记录设施的状态、故障情况和维护记录。系统会自动生成巡检报告和维修计划，提高设施维护效率，保障城市环卫设施的正常运行。

（5）公众参与平台：通过公众参与平台，鼓励市民参与环卫监督和投诉举报。市民可以通过手机 App 或网页平台，对环卫问题进行举报、投诉和反馈，同时也可以获取环卫作业信息和公共服务指南。通过公众参与机制增加市民对环卫工作的参与度，提高环境卫生的整体质量。

3. 应用范围

（1）垃圾清运：针对城市生活垃圾和工业垃圾的清运作业，通过智能调度和路线优化，提高垃圾清运效率，减少资源浪费和碳排放。

（2）道路清扫：针对城市道路、广场、公园等地的清扫作业，通过智能调度和路线优化，提高清扫效率和作业质量，使城市环境更加干净整洁。

（3）公厕管理：针对城市公厕的维护管理和清洁作业，通过电子巡检和故障排查，提高设施维护效率和质量，保障公众健康和卫生。

（4）花坛绿化：针对城市花坛、绿化带等地的养护管理和清理作业，通过智能调度和路线优化，提高养护效率和作业质量，美化城市环境。

（5）公共设施维护：针对城市公共设施的维护管理和故障排查，通过电子巡检和故障排查系统，提高设施维护效率和质量，保障公共设施的正常使用。

4. 发展趋势

企业数字化服务产品的发展趋势主要表现为智能化、集成化和定制化。随着物联网和大数据等技术的深入应用，环卫设备将更加智能化，实现远程监控和自动调度等功能。同时，数字化服务产品将趋向集成化，整合多种环卫服务，形成一站式解决方案，提升服务效率。此外，企业还将根据客户需求，提供定制化的数字化服务产品，满足个性化和精细化的环卫管理需求。

4.2.3　公众数字化服务产品

1. 产品介绍

公众数字化服务产品是指基于数字化技术，面向公众提供服务的产品，旨在提升城市环境服务的质量和便捷性，通过手机应用或网站，公众可以随时随地获取环保知识、查询环境信息、发布环境资讯、报修环境设施并查询设施运行状况，帮助公众更好地参与环保工作，提高环境服务的效率和便捷性，促进环境的改善和可持续发展。同时，公众还可以通过数字化产品提交问题反馈和建议，推动环境服务的优化和改进。

2. 核心功能

（1）环保知识获取：通过移动应用或网站，公众可以随时随地获取环保知识，包括环境保护的基本理念、节能减排的方法、垃圾分类和处理以及生态保护等方面的信息。

（2）环境信息查询：公众可以通过移动应用或网站查询环境信息，包括当前或特定地区的环境质量、污染物排放和生态保护状况等环境信息。

（3）环境资讯发布：发布环境资讯和相关公告，包括环保宣传和活动通知等。公众可以通过数字化服务产品获取最新的环卫政策和城市环境改善计划等信息，提高对环保事务的了解度。

（4）环境设施报修：公众可以通过移动应用或网站提交环境设施的故障报修申请，系统会自动派遣维修人员进行处理，并提供进度跟踪功能，方便公众实时了解维修进展。

（5）问题反馈与建议：公众可以提交环境相关的问题反馈和建议。环保部门将及时处理反馈，并通过数字化平台向公众反馈处理结果，促进公众与环保部门之间的互动和沟通。

3. 应用范围

（1）居民生活：公众数字化服务产品直接关联城市居民的日常生活，居民可以通过移动应用或网站获取环保知识，查询环境保护的基本理念、节能减排的方法、垃圾分类和生态保护等方面信息，从而更好地参与城市环保工作，增强环境保护意识。

（2）环保部门：公众数字化服务产品为环保部门提供了一种高效的管理工具，帮助环保部门实时监测环境状况，处理居民反馈和报修请求，并进行环境设施的维护管理。

（3）城市环保宣传：公众数字化服务产品作为城市环保宣传的重要平台，可以随时发布环保资讯和宣传环保活动，提高公众对环保工作的关注度和参与度，推动城市整体环保意识的提升。

（4）政府监管部门：政府监管部门可以通过公众数字化服务产品实现对城市环保工作的实时监控和数据分析，以便更好地制定环保政策、调整环保资源配置，并对各项环保工作进行评估和改进。

4. 发展趋势

公众数字化服务产品的发展趋势正朝着便捷化、互动化和个性化方向迈进。随着移动互联网的普及，公众可以通过手机应用随时获取环卫服务信息，实现便捷查询和反馈。同时，公众数字化服务产品也注重提升互动性，通过平台让公众参与到环卫监督和评价中，形成政府、企业与公众之间的良好互动。此外，个性化服务成为新的发展方向，根据不同需求提供定制化服务，满足公众对环卫服务的多样化需求。

4.3　数字化智能产品

为提升城市环境卫生水平，运用大数据、物联网、人工智能等技术对城市环境卫生基础设施进行数字化、智能化改造，从而产生数字化智能产品。随着新基建基础设施的整体推进，环卫行业数字化技术产品持续发展，数字化智能产品覆盖了垃圾分类、清扫保洁、再生资源、建筑垃圾、危险废物等各个领域。数字化智能产品利用先进的数字技术实现了环卫工作的自动化和智能化升级，成为推动城市环境卫生事业发展的重要力量。

4.3.1 生活垃圾前端投放智能产品

1. 产品介绍

生活垃圾前端投放智能产品是用于智能化管理和监控生活垃圾投放的设备或系统。运用物联网、人工智能和传感器等，对生活垃圾的投放、分类、收集和处理过程进行智能化管理和监控，辅助垃圾分类从传统运营模式向无人化、智能化和数字化新模式转型（图 4-2）。

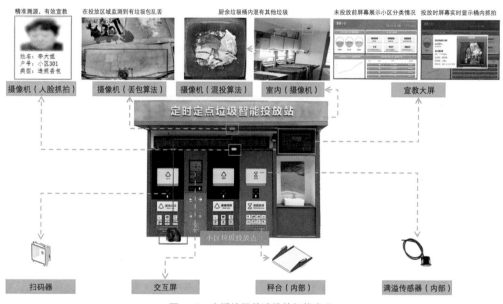

图 4-2　生活垃圾前端投放智能产品

2. 核心功能

（1）用户识别与关联功能：通过 AI 人脸识别、二维码、IC 卡或手机号码实现用户与投递行为的智能关联。

（2）垃圾重量精确计算与记录功能：设备可以精确计算并记录投递垃圾的重量，自动关联用户信息，可用于积分和奖品兑换。

（3）故障与异常告警功能：如果设备出现故障或异常情况，系统会自动告警并上传日志至后台，以便及时维修。

（4）实时监控功能：通过摄像机实时监测点位画面、分类情况、周边环境和违规投放，提供全面的监控视角。

3. 应用范围

随着垃圾分类工作的不断推进，智能产品助力从传统人工模式转型为无人化、智能化和数字化新模式，降低成本，提高效率。具体应用范围包括社区、商业区、机场、车站等公共场所。方便用户投放垃圾并进行分类，自动计算垃圾重量，记录投放时间等信息，实时监控垃圾分类情况，提供数据支持，提高垃圾处理效率和质量，同时促进公众参与垃圾分类。

4. 发展趋势

生活垃圾前端投放智能产品正朝着更加智能化、高效化、环保化和多元化的方向演进。通过应用物联网技术、人工智能和机器学习等先进技术，智能垃圾分类设备和系统将实现更准确、更高效的垃圾分类和管理，有助于实现垃圾减量、资源化和无害化的目标，推动可持续城市建设进程，改善生态环境。

4.3.2　生活垃圾转运智能产品

1. 产品介绍

生活垃圾转运智能产品是应用先进技术和智能化系统的创新设备，能自动识别和分类垃圾（图 4-3），实时监测垃圾种类、数量和处理情况，并将数据传至后台管理中心。它能自动化完成垃圾装载、转运和卸载，降低人工干预和运营成本，避免二次污染和安全问题，提升转运效率，促进城市环境改善和资源可持续利用。

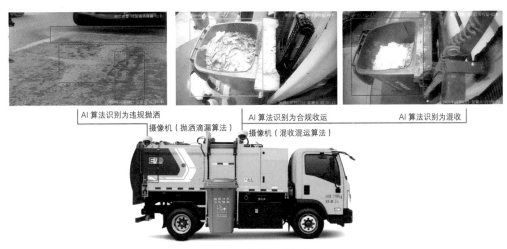

图 4-3　智能垃圾收运

2. 核心功能

（1）实时数据采集与上传功能：生活垃圾智能转运产品可以自动采集垃圾收运车的实时数据，并上传至平台，确保数据的准确性和实时性。

（2）自动称重和身份识别：自动称重和身份识别功能可以提高称重效率并确保数据校准，增加远程故障检测功能。

（3）AI智能套件功能：AI智能套件结合无人化转运站监管，通过AI摄像头监测混收混运、抛洒滴漏和驾驶员违规行为，同时实现车辆信息的统一管理和审核，保障高效运行。

（4）垃圾成分与含水率分析功能：实时分析垃圾成分和含水率，对分类质量和超标情况进行在线追溯和报警提醒。

3. 应用范围

生活垃圾转运智能产品可应用于城市垃圾处理的各个环节，包括收集、转运、中转和处理，实现自动化监测、数据采集和管理，提升效率和质量。该类产品可用于垃圾桶等设施的自动监测管理，转运车辆的实时监控和路线优化，中转站的自动称重和计费统计，以及处理设施的自动化数据采集和上传。

4. 发展趋势

生活垃圾转运智能产品的发展趋势主要包括推进技术进步、实现环保和可持续发展、满足用户需求、符合行业规范和政策要求，以及跨界合作与创新。这些趋势将推动产品的智能化、自动化和高效化，同时注重环保、用户体验和跨界合作，为环境保护和可持续发展作出贡献。

4.3.3 生活垃圾末端处置智能产品

1. 产品介绍

生活垃圾末端处置智能产品是一种对生活垃圾进行末端处理和处置的先进设备或系统。通过人工智能和机器学习技术，该设备或系统可以对垃圾进行自动分类和定向处理，降低人工干预和运营成本且具备高安全性。该产品有助于提高垃圾处理效率和环保性，推动城市可持续发展。

2. 核心功能

（1）垃圾分类识别与储存功能：生活垃圾末端处置智能产品具备高精度垃圾分类自动识别功能，并利用机械手臂、摄像头和人工智能技术，实现智能化识别和分类储存。

（2）数据监测与实时监管功能：产品可实时监测垃圾量、分类比例等数据，并进行在线监管及预警管理，提高安全性和可靠性。

（3）用户界面与故障诊断功能：产品具备简洁界面、故障自诊断能力，确保用户使用安全便捷。

3. 应用范围

生活垃圾末端处置智能产品的应用范围广泛，包括垃圾处理、垃圾填埋、焚烧监控以及数据分析和决策支持。智能产品利用高效处理和资源回收设备，通过智能控制和自动化操作提高垃圾处理效率；监测和管理垃圾填埋场与焚烧厂的运营情况，实时监测环境和过程指标，提高安全性和运营效率；收集和分析相关数据，为优化资源配置和改进政策措施提供支持，实现更可持续的垃圾管理。

4. 发展趋势

生活垃圾末端处置智能产品未来的发展趋势是运用深度学习、图像识别等人工智能技术，提高垃圾分类的准确性和效率，通过大数据分析技术，实时监测和分析垃圾处理数据，提供更精准的管理建议和优化方案，帮助用户更好地实现垃圾分类的目标。

4.3.4　机械保洁作业智能产品

1. 产品介绍

机械保洁作业智能产品是一种利用自动化技术进行环保智能清洁的机械设备或产品，具有高效、环保、节能、智能化等优点。针对清洁领域及不同的应用场景，机械保洁类智能产品可涵盖智能环卫机器人、智能清洁车、智能垃圾分类回收站、智能水域清洁船等。这类产品的广泛应用可提高城市环卫道路、公共场所保洁作业的效率和质量，并提升整体清洁效果。

智能清洁车是结合传统扫路车和清洗车而研发的一款集道路清扫、路面清洗、喷雾降尘为一体的智能化、多功能洗扫车（图 4-4）。可广泛应用于城市道路、高速公路、广场、机场、码头、隧道、桥梁等场地的清洗、清扫、喷雾降尘等清洁作业。

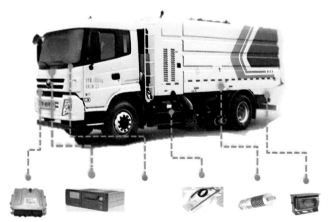

中央采集模块　　4G 视频一体机　　DSM　　油量传感器　　水量传感器　　摄像头

图 4-4　智能清洁车

2. 核心功能

（1）自动化高效清扫：智能清洁车可以通过激光雷达、超声波传感器等设备实现自主导航、路径规划等功能，按照设定的路线自动进行清扫。清洁车通常采用高功率吸尘器和大容量垃圾箱，能够快速吸除地面上的各种垃圾和灰尘，提高清扫效率。

（2）智能控制：智能清洁车通常配备智能控制系统，可以通过手机 App 或电脑远程控制，方便企业进行管理和调度。

（3）垃圾分类：智能清洁车可以对垃圾进行分类处理，将可回收物和其他垃圾分开收集，提高垃圾处理效率。

（4）智能感知避障：智能清洁车通过传感器和摄像头等设备，能够感知周围环境并自动避障，避免与其他物体发生碰撞。

（5）节能环保：智能清洁车通常采用环保材料和节能技术，能够降低能耗和减少对环境的影响。

3. 应用范围

智能清洁车可广泛应用于城市道路、人行道、广场等公共区域的日常清扫工作；可应用于公园、景区、游乐场等公共区域的清扫工作；可应用于机场、车站等大型公共设施的地面清扫，机场跑道、轨道等区域的垃圾和灰尘清洁工作；可应用于工厂、仓库等工业区域的地面清扫工作；也可应用于住宅小区的地面清扫，能显著提升环卫清洁工作的作业效率。

4. 发展趋势

未来机械保洁作业智能产品将趋向智能化、多功能集成化、定制化服务、绿色环保理念、云平台和大数据技术以及自动驾驶技术等方面的发展和创新。这些环境产业机械保洁作业智能产品可以提高清洁效率，降低人工成本，并且可以适应各种复杂的环境条件，为城市环境卫生和环境保护作出贡献。

4.3.5　人工保洁智能产品

1. 产品介绍

环卫行业人工保洁智能产品是一种利用人工智能、物联网等技术，提高环卫作业效率和质量，降低人工成本和安全风险的保洁类工具。常见的人工保洁智能产品包含：智能手推式洗地机、智能驾驶式扫地机、智能擦地机器人、智能垃圾分类收集设备、智能环境监测设备、智能调度管理系统等。这些环卫行业人工保洁智能产品可协助保洁人员提高作业清洁效率和质量，降低用工成本和安全风险，为城市环境卫生和环境保护作出贡献。

2. 核心功能

（1）自动化作业：人工保洁智能产品能够自动完成清洁作业，减少人工干预和劳动强度，提高工作效率和质量。

（2）智能感知和识别：通过传感器、摄像头等设备，人工保洁智能产品能够感知周围环境和障碍物，识别不同类型的垃圾和污渍，进行精准的清洁作业。

（3）路径规划和导航：人工保洁智能产品采用先进的导航技术，能够自主规划清洁路径，自动避障和绕过障碍物，提高清洁的安全性和效率。

（4）数据分析和预测：人工保洁智能产品通过收集和分析数据，能够预测未来的清洁需求和趋势，为管理者提供决策支持。

（5）人机交互：人工保洁智能产品通过手机 App、电脑等终端设备，实现远程控制、状态监测和故障诊断等功能，方便用户进行管理和维护。

3. 应用范围

人工保洁智能产品的应用范围非常广泛，主要包括商业场所、交通设施、公共设施、居民小区、工业厂房、道路和公路等各类公共场所不同类别的清洁工作中，在提高清洁效率和质量的同时，降低人工成本和安全风险。

4. 发展趋势

人工保洁智能产品的发展趋势主要包括自动化和智能化、多功能化和集成化、环保和节能几个方面：随着技术的不断进步，人工保洁智能产品将越来越自动化和智能化；未来的人工保洁智能产品可能会具备更多的功能和集成化的特性；人工保洁智能产品的发展也会注重环保和节能。

4.3.6　无人车清扫保洁智能产品

1. 产品介绍

无人车清扫保洁智能产品是指利用自动驾驶技术和智能感知技术，实现自主清扫和保洁功能的智能保洁车辆。它结合了无人驾驶技术、传感器融合感知、高精度地图以及智能调度算法等多项前沿科技，可根据预设的路线和任务进行地面清扫、垃圾收集等工作。自动驾驶清扫作业车辆见图 4-5。

2. 核心功能

（1）自动清扫：无人车具备自主清扫功能，可以根据预设的路线或实时感知到的环境情况，进行地面清扫和垃圾收集工作。

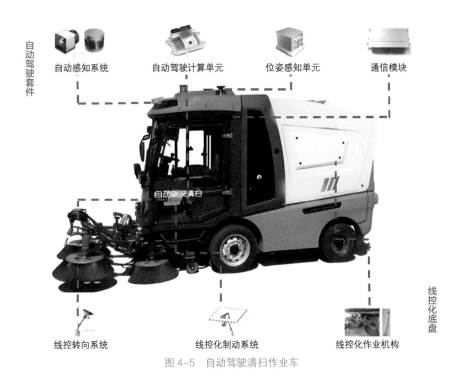

自动驾驶套件
自动感知系统　自动驾驶计算单元　位姿感知单元　通信模块

线控转向系统　线控化制动系统　线控化作业机构　线控化底盘

图 4-5　自动驾驶清扫作业车

（2）智能避障：无人车配备了传感器、摄像头和激光雷达等感知设备，能够实时感知周围环境，并避开障碍物，确保行驶安全。

（3）自动充电：无人车能够自主返回充电桩进行充电，确保持续的工作时间和效率。

（4）远程监控和控制：管理人员可以通过远程监控系统实时查看无人车的工作状态、位置信息和清洁效果，并对其进行远程控制和指挥。

（5）数据记录和分析：无人车能够记录清洁路径、工作时间和垃圾收集量等数据，并通过数据分析提供清洁效果评估和优化建议。

3. 应用范围

无人车清扫保洁智能产品广泛应用于住宅小区、商业中心、城市道路、公园、广场、交通枢纽等室内外公共区域，另外也服务于一些特殊场合，如地铁、电力、石油化工等行业。无人车清扫保洁智能产品高效、安全、便捷的优势使其成为未来清洁行业的重要清扫工具。

4. 发展趋势

无人车清扫保洁智能产品的发展趋势主要包括自动驾驶和智能感知、多功能化和灵活性、环保和节能等几个方面。无人车清扫保洁智能产品依赖于自动驾驶技术和智能感知技术，包括传感器、摄像头、激光雷达等设备，可以实时感知地面情况、垃圾位置等信息，从而规划最优的清扫路线和行驶路径；无人车清扫保洁智能产品可以具备多种功能，如地面清扫、垃圾收集、除草等；同时可采用电动驱动方式，减少尾气排放和噪声污染。

4.3.7　环境质量检测智能产品

1. 产品介绍

环境质量检测智能产品是指利用智能技术和传感器设备，对道路清扫和保洁工作的质量进行检测和评估的智能产品。利用检测车行驶产生的外动力扬起积尘，生成连续的道路积尘负荷数据，并通过数据化平台构建城市公共空间环境污染画像。这些智能产品可以提供高效、准确的检测结果，帮助管理人员监控和改进清扫保洁工作的质量。

环境智能巡检车是一种利用智能技术和传感器设备进行环境监测和巡查的车辆，如图 4-6 所示。它可以自主地巡检各种环境指标，包括空气质量、噪声水平、温度、湿度、光照等，以评估环境状况并及时发现问题。

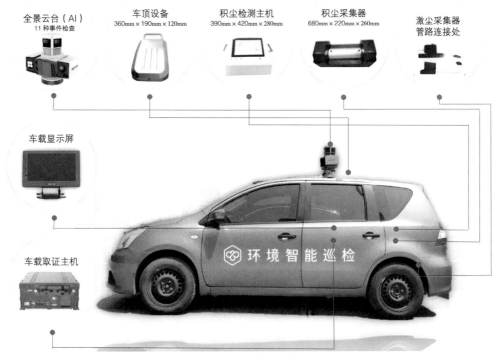

图 4-6　环境智能巡检车

2. 核心功能

（1）走航监测功能：道路清扫保洁质量检测产品采用道路积尘负荷走航监测技术，每秒采集与检测积尘负荷值，全自动采样，数据客观公正。系统采用走航式检测，规避安全问题与交通堵塞，优化单点采集效率为 1 秒。

（2）监测预警功能：监测数据统计分析功能可实时预警道路积尘污染超标情况，提醒监测人员与监管部门实时污染状况，并根据污染等级制定作业方案和管理措施。同时，根据道路等级和污染情况进行分析统计。

（3）数据采集和分析：巡检车能够收集和记录环境数据，并通过数据分析技术对数据进行处理和分析，生成环境质量报告或实时监测结果。

（4）异常检测和报警：巡检车可以通过与设定的环境指标进行比对，及时发现异常情况，并通过报警装置或通知管理人员的方式进行提醒。

（5）远程监控和管理：管理人员可以通过远程监控系统实时查看巡检车的工作状态、环境数据和异常报警信息，以及对巡检车进行远程控制和指挥。

（6）数据共享和可视化：巡检车收集的环境数据可以通过互联网等方式进行共享，提供给相关部门或公众使用，并通过可视化界面展示数据，帮助决策者和公众了解环境状况。

3. 应用范围

环境智能巡检车可以在城市、工业区、公园等各种场景中使用，对环境状况进行全面监测和评估。它的使用可以帮助管理人员及时发现环境问题和隐患，采取相应的措施进行改善和环境保护。本产品通过道路积尘走航监测技术，可客观、准确、高效地量化道路积尘污染情况，降低监管成本，提高治理效率。应用范围包括：

（1）基于城市道路积尘走航监测，生成道路污染评价报告，提供多维度排名，提高管理效果。

（2）监测道路积尘污染情况，形成道路污染画像，发现高发污染路段及频次，找出污染黑点，从源头排查原因。

（3）辅助调整作业工艺，优化管控手段，使作业工艺更加精准、高效，真正做到因地制宜、降本增效。

4. 发展趋势

总的来说，未来环境智能巡检车的发展趋势将是传感器多元化、自主化智能决策、数据融合和智能城市一体化。未来环境智能巡检车可能会采用更多种类的传感器，涵盖更广泛的环境指标，以实现更全面的环境监测；随着人工智能和自主驾驶技术的发展，环境智能巡检车可能会具备更高级的自主化智能决策能力，能够根据环境数据和预设任务自主进行路径规划、异常检测和处置决策，降低对人员操控的依赖程度；未来环境智能巡检车可能会通过更先进的数据融合和分析技术，将多源环境数据进行综合分析，挖掘出更深层次的环境信息，为环境保护和管理提供更丰富的数据支持；随着智能城市建设的推进，环境智能巡检车可能会与城市其他智能设施和系统进行一体化联动。

4.3.8　水面清扫保洁智能产品

1. 产品介绍

水面清扫保洁智能产品是一种用于城市水域环境清洁的智能设备，利用高精度传感器和先进机械清洁装置，自主进行水面区域的清扫和保洁。该产品具有智能路径规划和避障功能，从而提高清洁效率。此外，水面清扫保洁智能产品还具备数据采集和分析功能，实时监测清洁过程中的数据，并通过人工智能算法进行分析，生成清洁报告和评估结果，帮助管理部门了解清洁情况，做出优化调整，提升清洁工作的效果和质量。水面无人清洁船如图 4-7 所示。

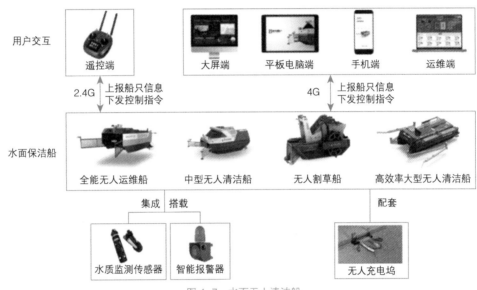

图 4-7　水面无人清洁船

2. 核心功能

（1）自主清扫：水面清扫保洁智能产品配备先进的机械清洁装置，能够自主进行水面区域的清扫和保洁工作，有效清除污染物和垃圾。

（2）智能路径规划：水面清扫保洁智能产品具备智能路径规划功能，能够根据实际情况确定最优的清扫路径，提高清洁效率，避免重复清扫。

（3）避障技术：水面清扫保洁智能产品内置的避障传感器和算法使产品能够自主避开障碍物，确保安全运行和顺畅的清洁过程。

（4）数据采集与分析：产品能够实时采集清洁过程中的数据，包括清扫范围、清洁效果等，并通过人工智能算法进行数据分析，生成清洁报告和评估结果。

（5）远程监控与管理：产品支持远程监控和管理，操作人员可以通过云端平台实时监视清洁过程，进行远程控制和调整，提高效率和便利性。

3. 应用范围

（1）湖泊和水库：用于清洁湖泊、水库等人工或自然形成的水域，有效清除浮游物、水藻和其他污染物。

（2）河流和运河：适用于对河流和运河进行定期清洁，清除漂浮在水面上的垃圾和污染物，保持水道畅通。

（3）池塘和人工水景：可用于保洁城市公园、庭院中的池塘和人工水景，清除落叶、浮萍、污垢等。

（4）港口和码头：用于保洁港口和码头周边的水域，清除浮动的垃圾和污染物，确保航运安全和环境卫生。

（5）游泳池和水上乐园：适用于对游泳池、水上乐园等水域设施进行日常保洁，提供清澈、干净的水质环境。

4. 发展趋势

水面清扫保洁智能产品在未来将朝着智能化、多元化、环保节能等方向不断发展，为城市水域环境的清洁和保护提供更加先进和有效的解决方案：随着人工智能和机器学习技术的不断发展，水面清扫保洁产品将更加智能化和自动化，具备更强的自主清洁能力和智能操作功能；未来水面清扫保洁智能产品可能会向多元化应用方向发展，不仅局限于城市水域环境，还可以应用于工业生产、农业灌溉等领域，扩大应用范围；同时未来的产品设计将注重采用更环保的材料和清洁技术，降低能耗和减少对环境的影响。

4.3.9　智慧公厕智能产品

1. 产品介绍

智慧公厕智能产品是一种基于物联网和人工智能技术的创新产品，旨在提升公厕管理和使用体验。该产品通过实时数据监测和分析，能够智能监测公厕内的环境信息、设施使用情况和人流量等。产品具备智能报警功能，能够自动检测设备故障并发送报警，提高维护效率。此外，通过对公厕数据的深度分析，能够帮助管理部门进行运营优化，合理分配清洁人员和设备维护计划，提升公厕的服务质量和效率。智慧公厕智能产品的应用能够实现公厕管理的智能化，提高公厕的管理效率和资源利用率，从而为用户提供更好的使用体验（图4-8）。

2. 核心功能

（1）智能清洁调度：根据公厕使用情况和实时监测数据，智能调度清洁人员进行定期或根据需要的清洁工作，根据人流量高峰时段合理安排清洁工作，提高清洁效率。

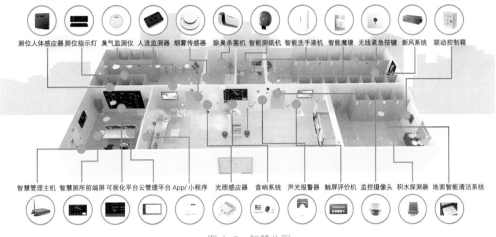

厕位人体感应器 厕位指示灯 臭气监测仪 人流监测器 烟雾传感器 除臭杀菌机 智能厕纸机 智能洗手液机 智能魔镜 无线紧急按键 新风系统 联动控制箱

智慧管理主机 智慧厕所前端屏 可视化平台云管理平台 App/小程序 光照感应器 音响系统 声光报警器 触屏评价机 监控摄像头 积水探测器 地面智能清洁系统

图 4-8　智慧公厕

（2）自动消毒与清洁：通过自动消毒装置和智能清洁设备，定期对公厕进行自动消毒和清洁，减少病菌传播风险，提供更卫生的使用环境。

（3）智能报警：当公厕出现异常情况，如堵塞、故障等，系统会自动发出报警信号并及时通知维修人员进行处理，以快速响应和解决问题，提高公厕设施的可靠性和使用效果。

（4）用户反馈与评价系统：通过用户反馈与评价系统，收集用户意见和建议，及时改进公厕设施和服务。通过持续改进和优化，提升公厕的用户满意度，提高品牌形象。

（5）数据分析与管理：收集并分析公厕使用数据，为管理者提供数据支持和决策参考，通过对数据的深度分析进行运营优化，提升公厕的管理效率和服务质量。

3. 应用范围

（1）城市公厕：智慧公厕可以应用于城市的各类公厕，包括街头公厕、公园公厕等。通过智能化管理，提高公厕的清洁度、卫生程度和服务质量，为市民和游客提供更好的使用体验。

（2）交通枢纽：智慧公厕可在机场、火车站、地铁站等交通枢纽场所应用。这些场所通常人流量较大，需要高效的清洁调度和排队管理，智慧公厕可以帮助管理者更好地应对人流峰值和提供便捷的服务。

（3）商业中心：商业中心是人们经常出行和消费的场所，公厕的管理对于提升顾客体验至关重要。智慧公厕能够实现清洁调度、排队管理等功能，提供更舒适和便捷的公厕环境。

（4）旅游景区：旅游景区通常需要大量的公厕设施，而且人流量波动较大。智慧公厕可以根据实时监测数据，合理调配清洁人员和提供排队管理服务，提高公厕的使用效率和游客满意度。

4. 发展趋势

未来的智慧公厕智能产品将朝着自动化设备、节能环保、无人值守服务等方向不断发展，为公众提供更加便捷、卫生和舒适的公厕体验：未来的智慧公厕将配备更多自动化设备；未来的智慧公厕将注重节能和环保，采用更节能的设备和材料，同时引入新技术；未来的智慧公厕将更多地实现无人值守服务，通过语音识别、人脸识别等技术，提供用户导航、紧急呼叫等功能，提升用户体验和服务质量。

4.3.10   再生资源绿色回收智能产品

1. 产品介绍

再生资源绿色回收智能产品是一种利用先进技术实现废旧物品智能化识别、分类、计量和处理的设备。它可以帮助回收企业提高回收效率、降低成本、优化资源配置，达到绿色回收、环保利用的目的。该智能产品包括废旧物品识别模块、分类模块、计量模块和处理模块等多个模块，能够实现全流程自动化处理和监控，提高回收效率和准确性。同时，该智能产品还可以与移动终端、PC 端等设备进行数据交互，方便管理人员进行远程监控和管理（图 4-9）。

2. 核心功能

（1）智能称重：这一功能使得回收站能够快速、准确地计算出废品的重量，从而确定其回收价值。这有助于保证回收者得到公正的报酬，提高废品回收的积极性。

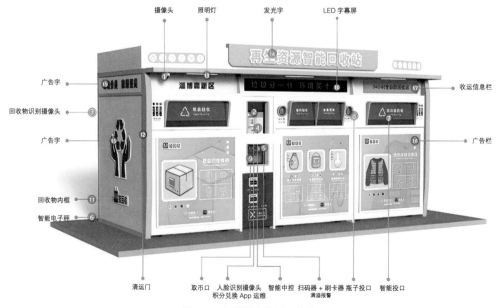

图 4-9   智能再生资源回收站

（2）视频监控：通过安装摄像头，回收站可以实时监控废品投放情况，确保废品分类正确、投放有序。这有助于维护回收站的正常运营，减少乱投、错投现象的发生。

（3）满溢报警：当某个类别的废品箱达到容量上限时，回收站会自动发出报警信号，提醒工作人员及时清理。这可以避免废品溢出，保持回收站的整洁和卫生。

（4）智能处理：对于一些无法直接回收的废品，智能回收站可以进行一定的预处理，如压缩、破碎等，以减小废品的体积和重量，方便后续的处理和再利用。

（5）环保宣传：智能回收站还可以作为环保宣传的载体，通过展示环保知识和信息，增强公众的环保意识，促进垃圾分类和资源回收。

3. 应用范围

再生资源绿色回收智能产品的使用范围比较广泛，可以在各种公共场所和居民区设置和部署，如：在居民区设置智能回收站可方便居民投放废品；在商业区设置智能回收站收集各类废品，如塑料、纸张、玻璃等；在学校和机关单位设置智能回收站可增强学生等环保意识和参与度；在公园和景区设置智能回收站可收集游客产生的废品；在道路和交通枢纽设置智能回收站可方便市民投放废品，同时减轻环卫工人的工作负担；在工厂和物流中心设置智能回收站可有效收集和处理废品，提高资源利用率等。

4. 发展趋势

再生资源绿色回收智能产品是垃圾分类和资源循环利用的重要手段之一，其发展趋势主要体现在以下几个方面：

技术智能化：随着人工智能、物联网、大数据等技术的不断发展和应用，再生资源绿色回收智能产品将更加智能化和自动化。

绿色可持续发展：再生资源绿色回收智能产品的发展趋势将更加注重绿色可持续发展，包括采用环保材料、节能降耗、减少二次污染等方面的技术创新。

创新服务模式：再生资源绿色回收智能产品将不仅仅是简单的资源回收设施，还可以结合其他服务，如积分兑换、环保宣传等，吸引更多人参与和支持。

4.3.11　建筑垃圾综合利用智能产品

1. 产品介绍

建筑垃圾综合利用智能产品是一类将建筑垃圾的分类、收集、储运、资源化和无害化等流程通过智能化手段赋能，实现综合处置效率和资源化利用率提升的装备。针对传统建筑垃圾综合利用工序碎片化、筛分不精细、垃圾体积大难储运、处理低效化和资源

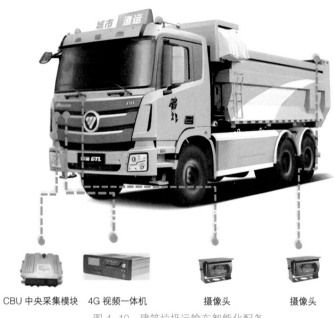

CBU 中央采集模块　　4G 视频一体机　　　　　摄像头　　　　　　摄像头

图 4-10　建筑垃圾运输车智能化配备

化回收率低等问题，建筑垃圾综合利用智能产品通过整合 AI 智能识别模块、建筑垃圾破碎储运模块、建筑垃圾处理工艺集成模块，通过智能化的手段，实现建筑垃圾的资源化和无害化处理。智能硬件设备见图 4-10。

2. 核心功能

（1）建筑垃圾综合利用智能产品核心功能之一是建筑垃圾分类 AI 智能识别系统，该系统通过智能 AI 识别手段对初级建筑垃圾中的碎混凝土、碎砖瓦、碎砂石土等无机硅酸盐类建筑垃圾，钢筋、钢板等废弃金属类建筑垃圾以及 PVC、橡胶、塑料等有机建筑垃圾，进行快速识别、高效分类，有效解决了建筑垃圾分类慢、资源化回收率低的缺点。

（2）建筑垃圾综合利用智能产品的建筑垃圾破碎储运模块能将大型建筑垃圾进行就地化破碎处理，同时该模块具备故障自诊断、声光报警、智能语音提示、实时信息接入等数据传输功能，可实时监控硬件破碎设备、储运设备运行状态及实时数据，支持远程操控，并可实现多台设备联动和集中控制，有效地解决了大体积建筑垃圾储运难等问题，提升建筑垃圾快速储运转移能力。

3. 应用范围

建筑垃圾综合利用智能设备可广泛应用于建筑工程、土木工程以及市政工程的建筑垃圾资源化处理场景，如房屋、道路、桥梁、公共设施等建设，还可用于环保工程中，如废旧家具的再利用、废旧砖石的再利用等。

4. 发展趋势

建筑垃圾综合利用智能产品将朝着更加高效化、精细化、智能化、绿色化的方向发展。随着物联网、大数据、人工智能等技术的不断发展，产品的人工智能识别分类处理能力和处理效率将得到进一步提高。产品的智能化程度提升，实现精准控制和优化，同时产品的环保性能和可持续性也将得到增强。因此，建筑垃圾综合利用智能产品的未来发展将更加符合市场及行业需求。

4.4　数字化工具产品

数字化工具产品是在环卫行业数字化过程中用于智能产品开发和提高开发效率与质量的基础工具，包括在物联网、大数据、人工智能领域开发过程中用到的硬件开发工具微控制器开发板、传感器和执行器等；软件开发工具编程语言、开发环境和开发工具包等；测试工具测试床、模拟器、仿真器和测试仪等；管理工具设备管理平台和数据分析平台等。

4.4.1　物联网工具产品

1. 产品详情

物联网工具产品是专为开发和测试物联网设备而设计的一系列软件和硬件。这些工具涵盖了从硬件开发、软件编程、设备测试到数据管理的整个过程，被视为物联网应用和智能型产品开发的重要支持工具。利用这些工具，开发者和用户能够高效地管理和应用物联网设备及相关数据，提升环卫领域物联网应用的效率和智能化水平。

2. 核心产品

硬件开发工具：微控制器开发板、传感器和执行器，是设计和开发物联网设备硬件的基础组件。微控制器开发板，如 Arduino、Raspberry Pi，提供了硬件平台和编程接口，供开发者进行硬件设计和调试；传感器和执行器是研发测试环境中的关键组件，主要用于采集环境数据和控制设备行为。

软件开发工具：软件开发工具泛指编程语言、开发环境和工具包，为物联网设备软件的设计和调试提供支持。Java、Python 等编程语言，IntelliJ IDEA、Visual Studio Code 等开发环境，为产品研发人员提供了便捷的开发手段。开发者可以根据应用场景选择适用的工具包，如使用 Apache Hadoop 处理环境监测数据，使用 OpenSSL 确保数据安全。

测试工具：测试床、模拟器、仿真器、测试仪用于确保物联网产品、设备的功能和性能。Lab VIEW 的测试床可测试数据采集、处理、传输等功能，模拟器和仿真器可全面测试设备性能。这些工具为开发者提供了全面的测试手段。

管理工具：涵盖设备管理平台和数据分析平台，支持物联网设备管理和数据应用（图 4-11）。AWS IoT、阿里云 IoT 等设备管理平台实现了远程管理和监控，而阿里云 MaxCompute 数据分析平台用于处理和分析大量设备数据，支持智慧城市、智能制造等应用场景的决策和管理。

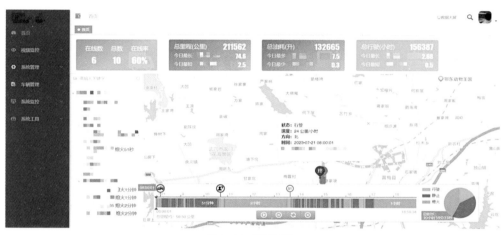

图 4-11　管理工具

3. 应用范围

物联网工具产品在环卫行业有广泛应用。硬件开发工具，如微控制器开发板、传感器、执行器，可用于设计和制造智能化环卫设备；软件开发工具，如编程语言、开发环境、开发工具包，用于快速开发和调试环卫设备的软件系统；测试工具，如测试床、模拟器、仿真器、测试仪，用于全面测试设备的性能和可靠性；管理工具，如设备管理平台、数据分析平台，用于远程管理和监控大量环卫设备。硬件开发工具、软件开发工具、测试工具、管理工具等为物联网产品的开发、测试、项目管理提供了便捷且高效的手段及解决方案。

4. 发展趋势

随着科技的迅猛发展，物联网产品正以惊人的速度演进，呈现出明显的趋势。智能化与自动化的结合，边缘计算的广泛应用以及生态系统的跨行业整合，共同描绘出一个日益智能且高度联动的物联网未来。这不仅提升了用户体验和系统效率，也为各行各业带来了更多的创新和协同机会。

智能化和自动化：物联网产品越来越注重实现智能化和自动化功能，以提高用户体验和系统效率。例如，智能家居产品、智能工业设备等。

边缘计算的应用：物联网产品逐渐采用边缘计算，实现在设备端进行数据处理，减少对云计算的依赖，提高实时性。这在工业物联网和实时监测应用中尤为突出。

生态系统和跨行业整合：物联网产品越来越注重在不同行业间建立生态系统和整合应用，实现跨领域的协同效应。例如，智能城市解决方案整合了交通管理、能源管理、环境监测等多个领域的物联网产品。

4.4.2　大数据工具产品

1. 产品详情

环卫大数据工具产品是指利用大数据技术，为环卫行业提供数据采集、清洗、存储、分析和可视化等功能的软件或系统。这些工具可以帮助环卫部门和企业更有效地管理和运营环卫业务，提高工作效率和质量。

2. 核心产品

数据采集工具：数据采集工具是指从不同来源获取数据的软件或程序。这些工具可以帮助我们从各种传感器、智能设备、在线和离线系统以及互联网平台中获取数据。通过这些工具，可以获取全面、准确且实时的数据，为后续的数据清洗、分析以及可视化提供坚实保障。常见的大数据采集工具包括 Apache Flume、Apache Sqoop、Logstash 等。

数据清洗工具：数据清洗工具是指用于对数据进行清理、格式转换、筛选、合并等操作的软件或程序。帮助提高数据的质量和准确性，为后续的数据分析、挖掘和可视化提供更好的保障。一些常见的数据清洗工具包括 OpenRefine、Microsoft Excel、Kettle 等。

数据存储工具：数据存储工具是指用于存储和管理大数据的软件或程序。这些工具可以处理和存储大量的数据，包括结构化数据、半结构化数据和非结构化数据等。此类工具可提供高可用性、可扩展性和容错性，以确保数据的可靠性和完整性。一些常见的大数据存储工具包括 Hadoop、Spark、NoSQL 数据库等。

数据分析工具：数据分析工具是专门对海量数据进行深入分析、挖掘、统计的软件或系统。常见工具如：Apache Hadoop，一款广泛使用的大数据开源分析工具；MaxCompute，一款面向分析的企业级 SaaS 云原生计算服务平台。

数据可视化工具：数据可视化工具是利用计算机图形学和图像处理等技术，将复杂的数据转换成易于理解的视觉元素，以图表、图像等形式呈现，帮助人们更好地分析和理解数据。常见的可视化工具如 ECharts、DataV、Power BI 等，此类工具旨在以图表的方式对数据进行可视化展示，帮助用户快速了解数据分布、趋势等信息。

3. 应用范围

大数据工具产品在环卫领域的应用具有广泛适用性，涵盖了气象预测、智慧环卫管理、环卫"一网统管"等多个方面。随着技术的不断进步，大数据在优化资源配置、提升管理效率、预测与决策支持等方面发挥着显著作用。

4. 发展趋势

在数字化时代的浪潮中，大数据产品展现出多重发展趋势，引领信息技术的创新潮流。从实时数据处理到人工智能与机器学习的紧密融合，再到边缘计算的应用，大数据产品正以更智能、高效和安全的面貌不断演进。这些发展趋势共同构筑了大数据产品的未来发展图景，为企业和用户带来了更强大的数据应用和决策支持。

实时数据处理与分析：大数据产品越来越注重实时数据处理和分析，以满足用户对即时信息的需求。这促使大数据平台采用更快速、更实时的技术，以便在数据生成的同时进行即时决策和洞察。

人工智能与机器学习整合：大数据产品逐渐整合人工智能（AI）和机器学习（ML）技术，以提高数据分析的深度和准确性。通过利用这些技术，大数据产品能够更好地发现模式、预测趋势，并提供更智能化的决策支持。

数据安全和隐私保护：随着数据规模的不断扩大，数据安全和隐私成为大数据产品发展中的重要关注点。大数据产品越来越注重采用先进的安全技术，包括数据加密、身份验证和访问控制，以确保用户数据的隐私和安全。

4.4.3　人工智能工具产品

1. 产品详情

人工智能工具是指利用人工智能技术来实现某些功能或任务的软件或硬件。人工智能工具可以帮助人们提高效率、创造力、沟通和决策能力。它包括自然语言处理工具、计算机视觉工具、Chat GPT 等人工智能工具，实现对环卫作业的智能化管理和优化。人工智能（AI）技术可以通过数据分析和预测，提高环保工作决策的准确性和效率，提高环保工作效率，推动环保技术创新，同时它还可以帮助优化环保设施的运行和维护，降低环境治理的成本。

2. 核心产品

Chat GPT：Chat GPT 可以与环境监测设备结合，实时获取环境数据并生成预警报告。通过数据分析和机器学习算法，Chat GPT 可以预测环境问题的发生和变化，为城市规划和资源管理提供科学依据。例如，垃圾焚烧火势不可控触发烟感报警器，Chat GPT 可以与遥感设备和无人机相结合，实时监测火势，并向相关人员发送警报和建议。

自然语言处理工具：自然语言处理工具是一个能够理解和处理人类语言的软件或系统。这些工具可以对文本数据进行清洗、分词、句法分析、语义分析等处理，从而提取出文本中的有用信息，或者实现人与机器之间的智能交互。自然语言处理工具可以帮助系统更好地理解环卫人员的反馈和建议，以及市民对环卫工作的评价和需求。

计算机视觉工具：计算机视觉工具是一种能够理解和解释图像或视频的软件或系统。这些工具利用计算机视觉算法对图像或视频数据进行分析、处理和理解，从而能够提取出图像或视频中的有用信息，例如物体的位置、形状、颜色等特征，或者理解图像或视频的内容和意义。计算机视觉工具可以帮助系统更好地识别和分类垃圾，监测环境状况。

3. 应用范围

环卫数字化人工智能工具产品的运用范围涵盖了环境卫生管理的各个方面：①垃圾分类和处理。通过人工智能技术，可以实现对垃圾的自动分类和处理，提高垃圾分类的准确性和效率。②监测和控制垃圾处理过程，提高垃圾处理的效率和环保性。例如，中国上海的垃圾分类利用了人工智能技术，通过智能垃圾桶对垃圾进行分类，提高了垃圾分类的效率和准确性。③收集和分析环境数据，实时监测环境状况，如空气质量、水质状况等。这些数据可以通过 AI 算法进行分析，预测环境问题的发生和变化，为城市规划和资源管理提供科学依据。总的来说，环卫数字化人工智能工具产品的运用范围非常广泛，涉及环卫管理的各个方面。未来随着技术的不断发展，环卫数字化人工智能的应用范围还将继续扩大。

4. 发展趋势

人工智能技术的发展方向备受关注，尤其在未来环境、环保领域中。随着科技的进步和社会的发展，环境问题日益凸显，传统的环境保护手段难以满足社会的需求，而人工智能技术的不断创新与应用能够为环境保护带来突破与变革。

人工智能技术的核心是通过模拟人类的思维方式和智力，使计算机能够拥有自主学习、推理和判断的能力。而大数据作为人工智能技术的重要支撑，提供了丰富的数据源和信息资源。并为环境保护提供科学依据和决策支持。例如，海洋生态环境保护方面，通过大数据应用，可以全面采集和分析海洋环境相关的数据，包括水质、水温、氧气含量等指标。同时，结合人工智能技术，可以建立模型和算法。预测海洋生态环境的演变趋势和突变事件发生的概率。人工智能工具产品广泛用于环境保护各个领域，不仅能替代人类进行危险和繁重的作业，还能够在环境监测和治理中发挥重要作用。

4.5　数字化安全产品

环卫数字化安全产品是利用数字化技术，提高环卫行业生产和管理过程中的安全性，降低事故发生风险率的产品。数字化安全产品是环卫数字化系统稳定运行的重要保障，是实现环卫数字化转型升级的前提条件。这些产品主要从网络安全和数据安全两个方面，实时监控、发现并处理安全威胁，消除潜在的安全隐患，提高人员、机器、原料、方法、环境的安全性。

4.5.1　网络安全产品

1. 产品介绍

网络安全产品是利用信息安全技术，如防火墙、入侵检测、数据加密、身份认证等，从授权访问、数据安防、系统维护等各方面来增强环卫网络系统安全的产品。这些产品可以为环卫行业提供一套全面、高效、定制化的网络安全解决方案，以确保环卫网络的安全运行，满足行业需求，保障敏感数据的安全。

2. 核心产品

边界安全产品：边界安全产品是环卫网络安全产品的重要组成部分，用于保护网络、系统、应用等边界设备的安全，阻止未经授权的访问和恶意攻击。这些产品采用了多种技术手段和安全策略来确保城市环境卫生网络的安全和稳定，从而保障环卫系统的正常运行。常见的边界安全产品有：防火墙、VPN（虚拟专用网络）、入侵检测与防御系统等。

终端安全产品：在环卫领域，终端安全是至关重要的一项任务，终端安全产品旨在保护环卫终端设备免受各种安全威胁（如恶意软件、漏洞利用和未经授权访问）。为了实现这一目标，这些产品提供了多种终端安全技术和策略，以确保终端设备的安全，进而保障网络的整体安全性。常见的终端安全产品有：漏洞扫描工具、杀毒软件、终端安全管理系统等。

应用安全产品：应用安全是保护环卫系统和应用程序免受恶意攻击和数据泄露的安全措施。应用安全产品对于保护企业和个人的敏感信息，维护网络环境的稳定性和可靠性至关重要。常见的应用安全产品有：堡垒机、安全审计与监控软件、业务风控系统等。

3. 应用范围

垃圾分类和收集：通过部署网络安全产品，可以对垃圾分类和收集过程进行实时监控和预警，防止垃圾分类过程中的数据泄露和网络攻击，保障垃圾分类和收集工作的顺利进行。

设施安全：网络安全产品可以对环卫设施进行安全保护，防止恶意攻击和非法入侵，确保设施的正常运行和数据安全。

移动应用安全：网络安全产品可以对环卫部门的移动应用进行安全保护，防止数据泄露、恶意攻击和病毒传播等安全风险。

数据分析与决策支持：网络安全产品可以进行数据分析和挖掘，为环卫部门提供决策支持，帮助其作出更加科学、准确的决策，提高环卫工作的效率和质量。

应急响应：在发生网络安全事件时，网络安全产品可以帮助管理部门快速响应，及时采取措施进行处置，减少安全事件的影响和损失。

4. 发展趋势

随着新技术、新场景、新应用的涌现，网络安全产品正在不断地被解构和重组，产品形态向着"服务化、场景化和运营化"的方向演进。

服务化：智研咨询数据显示，全球网络安全市场 64.4% 为安全服务。主流网络安全产品向"产品 + 服务"模式发展，通信运营商不再提供单纯安全硬件产品。全球网络安全产品供应商巨头，如美国电信公司（AT&T Security）、思科（CISCO）、NTT 集团（NTT Com Security）的网络安全业务也是以"产品 + 服务"的形式向客户提供。因此，服务化会是国内网络安全业务的主要升级方式。

场景化：随着信息系统安全等级保护 2.0 规定的场景化合规要求的实施，各参与者纷纷围绕云计算、大数据、物联网、工控互联网等场景进行安全技术和业务的拓展。如亚信专注于六大新技术、新场景、新应用领域的安全服务，华为专注于 ICT 基础设施安全服务，中国移动专注于 5G 安全、移动互联网安全、云安全、智慧家庭安全等场景化安全业务开发和运营。

运营化：可管理安全服务（即安全托管服务）领域正在升温。如网络安全产品供应商巨头美国电信公司、NTT 集团均通过构建可管理安全服务平台，结合威胁情报中心的（社区）智能分析，远程为客户提供一站式网络安全服务。

4.5.2　数据安全产品

1. 产品介绍

环卫数据安全产品是采用数据加密、数据库备灾、运维审计等技术确保数据在传输、存储和使用过程中的机密性、完整性和可用性的产品。环卫数据安全产品通过确保数据的机密性、完整性和可用性，防止数据泄露、篡改或损坏，从而保护环卫行业的核心数据资产。

2. 核心产品

（1）通用数据安全产品

通用数据安全产品是通过采取必要工具、措施或技术，确保数据处于有效保护和合法利用的状态并且具备保障持续安全状态能力的工具类产品。根据数据安全产品使用目的和场景的不同，通用数据安全产品可分为数据加密解密工具、数据安全保护套件等。

（2）数据存储安全产品

数据存储安全产品是通过综合运用加密、访问控制、备份与恢复、数据脱敏等技术和工具，确保数据的机密性、完整性和可用性的产品。常见的数据存储安全产品有数据采集和存储安全产品、数据库灾备系统、数据库加密系统等。

（3）数据传输安全产品

数据传输安全产品是确保数据（流式数据、数据库、文件、服务接口等类型的数据）通过不同传输方式时的完整性、机密性的安全产品。环卫数据安全产品需要采取数据传输加密、数据完整性保护等技术保障数据传输安全。常见的数据传输安全产品有数据安全交换系统、数据水印系统等。

（4）数据应用安全产品

数据应用安全产品是防止未经授权的访问和数据泄露，确保数据完整性和机密性的安全产品。数据应用安全产品可以监控和记录数据库操作行为，识别潜在的安全威胁，并采取相应的措施来保护数据的安全。数据应用安全产品还可以帮助企业管理和监控数据安全，及时发现潜在的安全漏洞和威胁，并采取相应的措施来保护数据的安全。常见的数据应用安全产品有运维审计系统、数据资产安全管理平台等。

3. 应用范围

垃圾分类与资源回收：数据安全产品可以提供安全的数据采集和传输方案，确保垃圾分类和资源回收数据的准确性和安全性，保障垃圾分类和资源回收数据分析的效率。

环境监测与保护：数据安全产品可以提供安全的环境监测数据采集和传输方案，确保环境监测数据的准确性和安全性，提高环境质量和管理效率。

智能巡检与监管：数据安全产品可以提供智能巡检系统的数据安全保障方案，确保巡检数据的准确性和安全性，提高环卫工作的效率和质量。

4. 发展趋势

数据安全产品将在国家政策和市场需求的共同驱动下快速发展，呈现出数据安全合规成为刚需、数据安全领域技术融合、数据安全产品与服务融合、数据安全与网络安全融合、密码能力集成趋势逐步增强、云上数据安全合作能力进一步加强、新兴科技赋能数据安全、聚焦场景应用等一系列特点。其中，新技术融合趋势将逐渐增强，如与量子密码学、区块链技术、人工智能技术等的融合。

（1）量子密码学的融合

量子密码学是一种新兴的加密技术，基于物理学中的量子原理实现加密，具有非常高的安全性。环卫数据安全产品与量子密码学的融合，有助于提高数据的安全性和隐私保护能力。目前，一些公司和科研机构已经开始在这方面进行研究，例如开发基于量子密码学的数据加密软件与安全存储设备等。在未来，随着量子计算机和量子通信技术的不断发展，环卫数据安全产品与量子密码学的融合将更加深入，从而为行业数据安全提供更加可靠的技术保障。

（2）区块链技术的融合

区块链技术是一种去中心化的分布式数据库技术，可通过密码学方法来保障数据的完整性和安全性。使用区块链技术可以实现数据存储、传输和管理的安全性和透明性，在金融、医疗、供应链等领域，区块链技术的应用已经开始发挥重要作用。比如在金融领域，区块链技术可以实现交易的可追溯和可信，进而增强金融交易的安全性和透明性。

（3）人工智能技术的融合

人工智能技术在数据安全领域的应用也日益广泛。通过对大量数据的分析和预测，可以帮助安全人员及时采取必要的措施，预防网络安全威胁的发生；通过对用户行为的学习和分析，实现对恶意行为的识别和预测，从而帮助安全人员及时发现和防范攻击。另外人工智能技术也可以应用于入侵检测和恶意代码识别等领域，实现对网络安全问题的有效管理和保护。

第 5 章

环卫行业数字化发展前景展望

2020 年，党的十九届五中全会提出加快推行垃圾分类和减量化、资源化，此后环卫行业不断迭代顶层设计，优化体制机制，加快设施设备升级，持续提升管理水平，如强调垃圾分类、建设无废城市、禁止洋垃圾入境、减少一次性塑料制品使用、禁止餐饮浪费行为等。随着环卫行业积极推动垃圾分类和资源化工作，预计到 2025 年环卫数字化市场空间将超过 8800 亿元，到 2030 年将增长至万亿元以上，为经济和城市的可持续发展作出重大贡献。

在此发展背景下，环卫行业的市场业态、运营模式、价值创造都将迎来全新的变革，下面逐一进行分析展望。

5.1 市场业态

5.1.1 政策发力引导市场发展

政策、法规的制定和执行在推动环卫市场有序、高效发展中起着至关重要的作用，既能为环卫市场提供必要的财政支持，又能有效推动市场化改革进程，激发科技创新活力，促进标准化建设，还能通过开展环境卫生宣传教育工作，助力环卫市场实现健康可持续发展，进一步营造整洁、优美、宜居的城市环境。

近年来，国家和地方层面出台的各项推动环卫市场发展的相关政策如表 5-1 所示。

我国推动环卫市场发展的相关政策   表 5-1

发布单位	文件名	成文 / 发布日期	发文字号	主要内容
住房和城乡建设部	《关于开展市容环境整治专项活动的通知》	2021 年 4 月 13 日	建督函 〔2021〕43 号	补齐城市卫生短板，加强背街小巷、老旧小区、城中村、城乡接合部等区域环境治理，解决垃圾乱扔、污水乱倒等问题；排查整治垃圾场（站）、公厕等周边环境卫生问题，提高城市公共卫生水平
国家发展改革委、住房城乡建设部	《"十四五"城镇生活垃圾分类和处理设施发展规划》	2021 年 5 月 6 日	发改环资 〔2021〕642 号	到 2025 年底，全国生活垃圾分类收运能力达到 70 万吨 / 日左右，基本满足地级及以上城市生活垃圾分类收集、分类转运、分类处理需求

发布单位	文件名	成文/发布日期	发文字号	主要内容
住房和城乡建设部、农业农村部、国家乡村振兴局联合印发	《关于加快农房和村庄建设现代化的指导意见》	2021 年 6 月 8 日	建村〔2021〕47 号	倡导农村生活垃圾分类处理。传承乡村"无废"的生产生活方式，进一步完善农村生活垃圾收运处置体系，优化农村生活垃圾分类方法
国务院	《"十四五"推进农业农村现代化规划》	2022 年 2 月 11 日	国发〔2021〕25 号	要因地制宜建设一批厕所粪污、农村生活污水处理设施和农村有机废弃物综合处置利用设施，支持推进农村人居环境整治
国家市场监督管理总局	《农村环卫保洁服务规范》	2022 年 3 月 9 日	GB/T 41373—2022	具体明确了垃圾收集点保洁、道路保洁、公厕保洁、公共水域保洁、其他公共设施保洁等五个方面的服务内容和质量要求
农业农村部办公厅、国家乡村振兴局综合司	《社会资本投资农业农村指引（2022 年）》	2022 年 4 月 19 日	农办社〔2022〕4 号	支持社会资本参与农村人居环境整治提升五年行动。鼓励参与农村厕所革命、农村生活垃圾治理，健全农村生活垃圾收运处置体系。鼓励参与村庄清洁和绿化行动
中共中央、国务院	《关于加快建设全国统一大市场的意见》	2022 年 4 月 10 日	—	从强化市场基础制度规则统一、推进市场设施高标准联通、打造统一的要素和资源市场等多方面要求加快建设高效规范、公平竞争、充分开放的全国统一大市场，全面推动我国市场由大到强转变
住房和城乡建设部 农业农村部 国家发展改革委 生态环境部 国家乡村振兴局 中华全国供销合作总社	《关于进一步加强农村生活垃圾收运处置体系建设管理的通知》	2022 年 5 月 20 日	建村〔2022〕44 号	确定了到 2025 年的工作目标，明确了统筹谋划农村生活垃圾收运处置体系建设和运行管理、推动源头分类和资源化利用、完善收运处置体系、提高运行管理水平、建立共建共治共享机制等重点任务
国家金融监督管理总局	《关于银行业保险业支持城市建设和治理的指导意见》	2022 年 5 月 16 日	银保监发〔2022〕10 号	鼓励银行保险机构结合生态环境保护和治理，开拓创新，加大对城镇污水垃圾处理、固体废弃物处理、建筑垃圾治理和资源化利用等环保领域的支持力度

续表

发布单位	文件名	成文/ 发布日期	发文字号	主要内容
国家发展改革委	《"十四五" 扩大内需战略 实施方案》	2022年 12月15日	—	加强城镇垃圾收集处理体系建设，实施智能化市政基础设施建设和改造行动、加快推进农村人居环境整治提升，因地制宜推进农村生活垃圾治理
工业和信息化部 交通运输部 发展改革委 财政部 生态环境部 住房城乡建设部 能源局 邮政局	《关于组织开展公共领域车辆全面电动化先行区试点工作的通知》	2023年 1月30日	工信部联通装函〔2023〕23号	提升公共领域车辆电动化水平，加快建设绿色低碳交通运输体系。试点领域新增及更新车辆中新能源汽车比例显著提高，其中城市公交、出租、环卫、邮政快递、城市物流配送领域力争达到80%
国家发展改革委、财政部	《关于规范实施政府和社会资本合作新机制的指导意见》	2023年 11月8日	国办函〔2023〕115号	提出PPP项目应全部采取特许经营模式实施。PPP项目应聚焦使用者付费项目。优先选择民营企业参与PPP项目。明确由国家发展改革委牵头承担政府和社会资本合作管理责任

以上相关政策涵盖了区域环境治理、垃圾分类设施升级、垃圾收运处置体系建设和运行管理、经营模式等各个方面，为环卫行业的健康、有序发展保驾护航。此外，随着DT时代的到来，发展数字经济已经成为共识，这些政策的颁布不仅将激发新的市场需求，同时也为环卫行业的数字化发展提供了广阔的空间和机遇。

5.1.2　市场前景广阔

长期以来，传统环卫作为一项公共事业，由政府"一揽子"包办，最初与外部市场主体的合作仅限于设备采购和施工采购，运营管理责任由政府承担。近年来，随着市场经济体制改革的深入，政府意识到仅靠财政投资和管理进行城乡市容环境卫生的治理工作存在很大局限性，开始采取"国退民进"的方式，由原来对环卫管理服务的"大包大揽"逐步转变为由政府购买服务并强化监督职责，通过引入各种市场主体参与环卫管理工作，提高环卫作业的工作效率。

特别是2013年《国务院办公厅关于政府向社会力量购买服务的指导意见》（国办发〔2013〕96号）的发布，明确要求在公共服务领域更多利用社会力量，加大政府购买服务力度，自此各地环卫市场化力度明显增强。我国的环卫市场化改革历程正在经历"从南到北、从沿海到内地"的发展过程，而我国的环卫服务体制也正在经历从"政府专营"到"市场化"再到"公私合营（PPP）"的变迁过程。我国环卫管理行业的发展可分为以下 3 个阶段：

（1）政府行政管理阶段（新中国成立至 2002 年）

公共环境卫生管理服务兴起于欧美，20 世纪 90 年代公共环境卫生服务概念逐渐传入我国。在市政环卫领域，我国自新中国成立以来直至 21 世纪初期，一直是在政府主导下，由事业单位的城市管理、市容市貌管理部门等实施与监管，事业单位是环境卫生管理的主体，偶尔会有一些边缘业务交给个体户性质的企业或单位承担，业务量和产值规模都很小。

（2）小规模市场化试点阶段（2003—2013 年）

2002 年，住房和城乡建设部印发《关于加快市政公用行业市场化进程的意见》（以下简称"《意见》"），提出要开放市政公用行业市场，对供水、供气、供热、污水处理、垃圾处理等经营性市政公用设施的建设，应公开向社会招标选择投资主体。同时，建立市政公用行业特许经营制度，特许经营的范围包括城市供水、供气、供热、污水处理、垃圾处理及公共交通等直接关系社会公共利益和涉及有限公共资源配置的行业。《意见》出台后，在我国沿海发达地区由一些零星项目公开招投标开始，逐步出现了市场化的雏形，一些环卫服务公司也开始朝着中小企业规模的方向发展。有些城市启动了政府采购环卫作业服务的试点，随着一批专业化企业的出现和发展，我国环境卫生管理行业的市场化趋势愈加明显。

（3）市场化快速发展阶段（2014 年至今）

2014 年起，国家在基础设施和公共服务领域大力推广政府和社会资本合作（PPP）模式，并于 2015 年下发《关于在公共服务领域推广政府和社会资本合作模式指导意见》，鼓励私营企业、民营资本与政府进行合作，参与公共基础设施的建设。在该意见指导下，国家发改委和财政部分别先后建立了 PPP 项目库，环卫领域的 PPP 项目陆续出现。

政府采购环境卫生管理服务使得该行业社会化、市场化的运营得到更有效的发展，给环境卫生服务行业带来了新的机遇和有力支持。

在政策和市场环境的推动下，环境卫生管理企业也逐步从小规模企业、中小企业向大型规模企业的方向成长，由小型环卫企业向城乡环境卫生管理一体化服务企业、城乡环境综合运营商的方向迈进。具体发展趋势如下：

（1）市场规模迅速扩大，城市卫生服务规模占比最大

随着经济社会发展和物质消费水平大幅提高，我国生活垃圾产生量迅速增长，环境隐患日益突出，已经成为新型城镇化发展的制约因素。在国家政策的支持和市场需求的推动下，我国环卫作业、垃圾处理市场规模进一步扩大。根据"十四五"规划纲要，我国将加快发展方式，实现绿色转型，全面推行循环经济理念，构建多层次资源高效循环

利用体系，促进城乡人居环境明显改善。国家各项鼓励政策、法规的出台，对市政环卫市场化的深入发展产生了巨大推动力。

垃圾产量与日俱增、垃圾分类由鼓励走向强制、垃圾处理要求提升，多重因素综合促进我国环卫行业发展步入快车道，环卫服务市场规模显著增大。近几年，我国环卫市场规模呈现快速增长态势，从 2010 年的 950.2 亿元增长到了 2022 年的 2437.9 亿元，年复合增长率达到了 8.17%。其中，2022 年，城市卫生服务规模 1713.9 亿元，县城环卫服务规模 209.6 亿元，乡镇环卫服务规模 514.4 亿元。[①]

（2）大型综合企业竞争优势逐步凸显，市场集中度进一步提高

环卫行业市场化进程逐渐由沿海向内地延伸，并呈加速趋势。目前，环卫一体化对小型地方性环卫企业造成较大冲击，市场竞争格局逐渐由具备产业协同能力、拥有较强品牌及资源优势的企业主导。

环卫行业企业大致分为三类：第一类为大型环保企业集团，如北控城市环境服务集团有限公司、北京环境卫生工程集团有限公司等。该类企业一般具有国资背景，依托品牌、资源和资金优势在全国布局环卫产业。第二类为以侨银城市管理股份有限公司、玉禾田环境发展集团股份有限公司、龙马互联（福建）科技有限公司为代表的，深耕环卫领域、具有丰富行业经验的专业化企业。上述企业通常突破了地域限制，向全国发展业务，并向所处环卫市场板块的上下游领域不断延伸发展，凭借环卫一体化行业发展趋势对现有业务进行多维度拓展。第三类为地方性企业，重点在其所在区域开展业务，一般体量较小、数量众多。

随着环卫行业不断发展，环卫项目大型化趋势日益明显，该类项目在招标时对投标企业的资金实力、专业能力等均有较高要求，行业门槛逐步提高，行业经验丰富、资金实力强的环卫企业竞争优势愈发明显，行业集中度将进一步提高。

（3）城乡环境卫生一体化管理内容更加丰富

政府购买服务模式下，政企合作模式较为单一，传统的环卫管理服务按照作业内容主要分为道路和水域的清扫保洁、垃圾收运转运、公厕保洁和垃圾中转站运营管理等。

一方面，在 PPP 模式兴起的推动下，环卫管理的内容已然更加丰富。除了传统的环卫作业服务，环卫管理的服务内容还涵盖了市政绿化管养、市政工程管理维护、市政工程建设及运营，比如垃圾中转站、垃圾填埋场、垃圾综合处理厂的建设和运营等。此类综合性较强的环卫管理项目覆盖了环卫管理链条的大部分甚至整个服务环节，因此被称为"城乡环卫一体化管理"项目。"城乡环卫一体化管理"项目的付费方式通常采取一体化打包，即采用综合型付费方式。

另一方面，以往市容管理服务主要以城市为服务对象，随着近几年国家城乡环境治理等规划及政策推动，尤其是党的十九大报告中提出的"乡村振兴战略"，乡镇及农村

---

① 数据引自智研咨询《2023—2029 环卫行业竞争战略分析及市场需求预测报告》。

人居环境整治服务也在被积极推向市场。从传统的城市环境卫生清扫，到从全产业链角度综合提升一个地区的整体市容环境质量水平，这种趋势会给环卫行业的产业升级带来积极影响，使得企业在提高服务质量的同时，也将更加注重技术能力的提高和作业装备的升级，有利于企业更好地投资和运营，同时促进行业的快速发展。

（4）地方保护破除，公平竞争持续推进

随着环卫市场化的发展，越来越多的经营主体进入环卫行业，市场竞争的白热化提前到来。统一大市场之后，在打通市场、减少地方保护的背景下，以前许多地方的小企业必然也迎来了整合的命运。各地打造不同的优势产业，加速产业间的整合，减少恶性竞争，不具备竞争力的企业将逐步被市场淘汰。环卫企业间的竞争将不再是资源的竞争，而是真正实力间的较量。

（5）鼓励技术创新，淘汰落后产能

技术创新是行业生存发展的根本动力，也是企业持续发展的命脉。但是目前一些大型环卫企业的研发创新投入比例低，中小创新型企业基础不够雄厚，研发创新资金不足，导致环卫行业整体创新能力仍然较弱。国家政策明确要求建立健全质量分级制度，广泛开展质量管理体系升级行动，并对国家标准和行业标准进行整合精简。在完善法制与统一标准的推动下，市场将倒逼环卫企业以创新为驱动，不断提升企业核心竞争力，促进环卫产业向智慧化方向转型升级。

（6）加速产业整合，鼓励做大做强

根据国家政策的引导，统一大市场后，市场上各类产业将被整合成不同的优势产业，不具备竞争力的企业将被逐步淘汰。这将有力推动环卫企业进行技术、管理、商业模式的创新，以实现降本增效和持续发展。对于有实力的环卫企业而言，在全国统一大市场的政策指导下，在资本、新技术的助力下，也能在更开放、更规范的环境中不断做大做强，走出地方，走出省城，甚至走出国门，加速成长为有影响力的"旗舰型企业"。

综上所述，环卫行业的市场前景广阔，呈蓬勃发展之势，已成为最具生机与活力的产业部门之一。发展环卫产业已成为国家重新调整经济结构和培育新兴产业的重要环节，具有巨大的发展潜力。环境卫生水平既表现了国家综合实力，又反映了政府的管理水平和文明程度，更是人民健康生活的诉求，环卫事业极具现实意义。随着环境保护意识的提高、技术创新的推动以及全球经济一体化的深入发展，环卫行业将迎来更多的发展机遇。同时，各国政府和企业也应积极应对挑战，加强合作与创新，共同推动行业的健康发展。

5.1.3　技术驱动市场发展

作为城市固废管理全流程的中间环节，环卫行业与"垃圾分类"带来的"新时尚"交互影响，传统的收运模式、车辆装备、管理流程等在分类收运的要求下面临着从技

术到管理的全面升级需要。2019 年，在"旧问题"和"新时尚"的正面交锋面前，在"市场化"与"一体化"的双重趋势之下，环卫行业迎来了装备与技术升级的新命题。

随着科技的不断发展，环卫行业正逐步迈向智能化、数字化和自动化的新时代。人工智能技术在此中发挥着关键作用。通过应用人工智能算法，对城市垃圾分类、清运等数据信息进行深度学习和分析，可以实现对环卫工作的自动化管理。比如采用基于人工智能技术的智能垃圾分类机器人，能够通过视觉识别技术对投放垃圾进行识别和分类，并且能够自动将垃圾送入相应的分类桶中。这样就可以实现对城市垃圾分类的自动化处理，减少环卫工作人员的工作量，提高工作效率。

同时，大数据分析和云计算技术也为环卫行业带来了革命性的变化。通过收集和分析海量的环卫数据，可以更精准地了解环卫问题的分布和趋势，为城市规划部门提供有力的决策支持。云计算技术则实现了环卫数据的实时共享和远程协同，提升了环卫工作的整体效能。

此外，物联网技术的引入进一步推动了环卫行业的智能化进程，是实现智慧环卫的重要手段之一。通过将传感器等物联设备与互联网相连接，可以实现对环卫车辆、人员、垃圾桶状态、垃圾收运、清运行驶路线等数据信息进行实时监控。从而实现对环卫垃圾分类、清运等工作的精细化管理。比如，环卫部门采用基于物联网技术的垃圾桶，建立垃圾回收智能化管理系统。该系统具有对垃圾回收箱的实时监测、垃圾回收车的智能调度以及垃圾回收过程的数据分析和优化等功能，提高了垃圾回收效率和资源利用水平。

随着无人驾驶技术的不断成熟，其在环卫行业的应用也日益广泛，无人驾驶环卫车已经成为城市环卫作业的全新生产力。无人驾驶环卫车辆可自主完成启动自检、定时作业、倾倒垃圾、自动充电 / 加水等任务，打通整个环卫作业链条的自动化闭环。通过接入远程运营系统，负责人还可随时查看车辆状态，提前设定清扫任务，并一键实现车辆的远程启停、定时作业及作业报告的自动生成。无人技术的应用将助力实现城市环卫质量和效率的进一步飞跃。

综上所述，我国环卫行业的发展趋势将会是向着数字化、智能化和智慧化方向发展，并且会越来越注重环保和资源的可持续利用，在技术实力增长的驱动下，环卫市场将实现高质量稳步发展。

5.2　运维模式

在环卫行业数字化转型的浪潮中，政府成功构建了环卫"一网统管"系统，标志着环卫工作正式迈入全面数字化管理的新时代。对于工程而言有"三分建七分管"的共识，建设"一网统管"系统后的运维工作，是决定整个系统能否持续、稳定、高效运行的重中之重。环卫"一网统管"平台是一个由多厂家、多业务系统共同构建的复杂系统，仅仅依赖传统的运维模式，交给单一的企业承担，依赖人员日常巡检和经验判断的方式已经不能满足平台的运维需求。需要引入一种全新的运维模式，一种"线上 + 线下"互动，政府主导下多企业参与的新型运维模式。鼓励参与平台建设的企业积极投身运维工作，以行业平台公司为主"建运一体化"，确保系统的持续迭代和稳定运行，推动环卫行业数字化转型顺利进行和持续发展。

5.2.1　运维模式分析

随着环卫数字市场的不断发展和成熟以及数字化技术的持续进步，环卫数字化产品已经实现了远程操控和全天候实时监控，延伸出了线上数字化运维模式。新型的运维是线上和线下的互动过程，绝不是对线下的摒弃。

与新模式相比，传统线下运维需要投入的人力物力较大，依赖于人工操作和实地维护，效率低且容易出错，缺乏实时监控和预警机制，往往在出现问题后才能进行补救，无法有效预防潜在风险。

数字化线上运维模式通过引入先进的技术和智能化工具，实现了以线上远程操作为主体，同时保持与线下操作紧密互动与协同，可以实现全天候的实时监控和预警，及时发现问题并快速解决，降低了运营风险，确保了服务的稳定性和可靠性，实现了运维操作的精细化、高效率和高质量，减少了人工干预和潜在问题，提升了运维效率和灵活性。而且，数字化线上运维具备自学习能力，能够持续优化运营工艺条件，真正实现降本、增效、提质、绿色和安全的目的。

运维方式主要分为自主运维和代运维两种：自运维即企业自行组建团队承担平台维护工作，这种方式能够确保对平台的直接控制，但往往需要投入较多的人力、物力成本。同时，若团队缺乏专业的运维知识和经验，可能会增加运维过程中的风险，影响平台的稳定运行。代运维是企业将平台维护工作委托给环卫专业化平台运维服务提供商，可以降低自身的运维成本和风险，借助专业团队的经验和技术，提高运维效率和质量，确保平台的持续稳定运行。

环卫企业的平台运维应基于企业运维团队的实际情况灵活选择，考虑到企业平台通常规模较小、复杂程度相对较低，运维难度自然也会较低。然而，对于政府环卫"一网统管"平台的建设，情况则大为不同。政府在原有网络系统的基础上需进行全局性的重新规划，实施升级改造，并采取分步实施策略。这意味着"一网统管"平台的建设是一个持续的过程，需要边建设边使用，并通过运维工作不断完善平台功能，以达成预期目标。鉴于"一网统管"平台的高度复杂性和专业化要求，政府自行运维会面临较高的成本和潜在的运维风险，应按政府购买服务的政策，委托给第三方专业平台运维企业来承担，并整合其他各细分领域头部平台企业参加，共同完成，确保运维工作的稳定运行和持续优化升级与高质量发展。

5.2.2　预期目标设定

为了实现"一网统管"平台的高效运维，满足城市管理和社会治理的需求，必须确立清晰的目标导向，以确保整个管控过程更加具有针对性，有效指导和管理整个管控流程，实现更好的治理效果。以数字化转型相关政策为指导，从数字化基础设施、数字化资源体系、绿色低碳发展等多角度，考虑政府、企业、公众 3 个主体的需求，构建数字化体系，制定环卫产业数字化发展目标，实现政府绿色低碳转型、企业降本增效与高质量发展和公众满意度提升。为此制定运维的预期总目标是：在确保系统稳定、安全运行前提下，持续降本增效，并为用户提供优质的服务体验，实现社会、经济和环境的协调持续发展。

就政府而言，夯实数字基础设施和数据资源体系是"两大基础"，加快建设"一网统管"是重要监管手段，实现绿色低碳转型是远景目标。首先，政府需要确保数字基础设施的完善和数据资源体系的建立，这是推动数字化转型的基础。其次，为了提升治理效率和透明度，政府应加快建设"一网统管"系统，通过信息技术整合各部门资源，实现跨部门协同监管。第三，政府设定的远景目标是实现绿色低碳转型，这旨在推动经济社会向更加环保和可持续的方向发展。最后，政府要开展"一网统管"的顶层设计，制定鼓励企业主动上网接受监管的政策，并主导"一网统管"平台建设和运维，明确"一网统管"与城市云脑及其他网络平台（如"一网通办"和各行各业的垂直工业互联网平台）的关系，及其总体规划和实施办法。例如，上海市"一网统管"平台通过运维管理实现了监管事件覆盖率 92.7%。合肥市政管网"一网统管"平台通过运维管理，改变了以往城市安全管理主要依靠人力、效率低下且准确度不足的状况，全市地下管网事故发生率下降 60%、风险排查效率提高了 70%。城市生命线安全工程通过前端传感器实现精准感知、通过监测系统实现精准分析、通过监测中心实现精准推送，反馈分析报告，明确责任主体，下达任务要求，快速响应、协同联动，构建了城市安全智慧化、全链条的管理网络，大幅度提升了城市管理效率。

就企业而言，围绕节能减排和降本增效与高质量发展，主要考虑 5 个方面：首先，与国家政策保持高度一致，分享数字化技术红利。企业建设的应用软件或网络平台属于行业的垂直工业互联网平台系统，要能对接政府推行的"一网统管"平台，满足"一网统管"提取数据履行监管的需要，包括生产过程的安全管理，一定要按照国家网络平台建设的政策要求和行业标准进行。其次，推动环卫基础设施的智能化升级是关键。企业应对现有的环卫基础设施进行智能化改造，以提升设施的运行效率和可靠性。这有助于减少能源消耗和浪费，实现节能减排的目标。第三，提升环卫数字化转型升级的能力至关重要。企业应积极采用先进的数字化技术来优化生产流程，提高资源利用效率，降低运营成本。第四，加速环卫平台化运维的步伐也很重要。企业应积极构建或加入环卫平台，与其他企业或机构共享资源、技术和知识。通过平台化运营，与合作伙伴共同推动行业的绿色转型和可持续发展。最后，实现绿色低碳循环发展的目标是企业的最终追求。企业应在生产过程中注重资源的循环利用和废弃物的减量化处理，推动绿色供应链的建设和产品的绿色化改造。同时，企业还应积极参与碳交易市场和绿色认证体系，以展示其绿色发展和减碳成果，赢得市场和消费者的认可。2023 年上半年，环卫数字化转型带来环卫运维服务板块实现营业收入，平均同比增长 15%，根据不同地区和实施方案的具体情况，平台化运维可以帮助企业降本增效 10% 至 30%。

就公众而言，环卫平台运维的预期目标是为公众创造一个更加便捷、智能、环保且公开透明的生活环境。首先，通过清晰明了的指引和智能化的投放系统，公众可以准确地进行垃圾分类投放，从而提高垃圾回收的效率和资源利用率。其次，引入交易机制，让公众可以通过平台将可回收垃圾交易变现，让公众切实感受到垃圾分类和回收带来的实际利益。例如，推出积分兑换商品的功能，公众在垃圾分类和投放过程中获得的积分，可以在平台上兑换各种实用商品，可激励公众积极参与到垃圾分类行动中。第三，通过宣传和教育活动，倡导低碳新时尚生活理念，引导公众树立绿色、低碳的生活方式，减少资源浪费和环境污染，共同为构建美丽、宜居的环境贡献力量。最后，通过平台公开的信息和数据，公众可以实时了解垃圾处理和环境管理的最新情况，发现问题并提出改进意见，加强公众对生活环境管理的知情和监督，形成公众与政府、企业之间的良性互动。

在实现过程中，政府发挥规划和引领作用，企业发挥技术创新和实施作用，公众发挥积极参与和支持作用，相互合作逐步形成三方合力，通过构建数字基础设施、推动智能化运维、引导绿色低碳发展，实现城市管理的"一网统管"，提高环卫工作效率和质量，改善居住环境质量，共同推动环境产业数字化转型，以实现降本、提质、增效、绿色、安全的目标，促进可持续发展。

需要注意的是，这些数值仅仅是预期目标的一部分，实际效果还需要根据不同地区和实施方案的具体情况进行评估和调整。同时，数字化转型运维是一个长期的过程，需要持续投入和改进，才能实现预期目标。

5.2.3　组织机制设计

环卫"一网统管"涉及内容多，跨部门多，不可能按照传统思维把网络平台一次性建好供大家使用，平台建设运维是个敏捷开发的持续迭代过程，需要政府统一规划，边建边用边完善。按照无废城市、全产业链可追溯、全生命周期管理和"一网统管"的要求，选择组建平台公司，制定鼓励企业做行业平台建设运维的政策，确保平台运维过程的顺利进行和持续优化升级，满足环境质量提升和持续发展的需要。为了实现对整个团队的有效管理监督，需要进行组织机制的建设。通过建立明确的组织结构和创新机制，可以确保各个团队之间的工作得到有效的协调和监督，从而实现更好的环卫效果。

1. 组织结构

鉴于"一网统管"平台运维内容结构复杂，并需要持续迭代改进，需要设计合理的组织结构才能做好复杂的运维工作。平台公司可选择与当地国企共同成立平台运维公司，平台公司 + 细分领域共建伙伴一起联合运维，这种合作模式能够带来多重优势。平台公司拥有先进的技术、丰富的市场经验和广泛的用户基础，在市场运营、产品创新、用户服务等方面具有丰富的经验。同时，国有企业以其稳定的资本后盾、广泛的资源网络、政策上的支持和卓越的风险管理能力，为双方的合作注入了强大的动力。通过这种合作，平台公司可以利用国有企业的资源和政策支持，更好地融入市场，进一步扩大市场份额，提高信誉度和竞争力；而国有企业则可以通过与平台公司的合作，引入先进的技术和市场理念，提升核心竞争力和创新能力。平台公司与国有企业能够相互分享资源，学习并借鉴彼此的优势，进而加强各自的核心竞争力。这种结合不仅优化了资源配置，也促进了双方在市场竞争中的共同进步。平台运维公司团队的组织结构设计如图 5-1 所示。

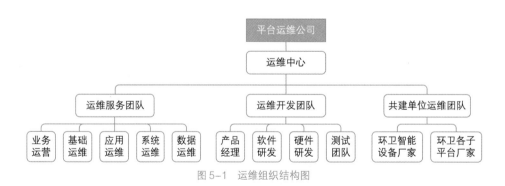

图 5-1　运维组织结构图

平台运维公司下设运维中心，负责平台运维工作。运维中心设置运维经理 1 人，负责建立公司标准化的运维体系和机制，管理运维服务团队和运维开发团队，与共建伙伴沟通协作。运维中心主要分为：运维服务团队、运维开发团队和共建单位运维团队。

对于每个岗位，需要明确其职责和能力要求。例如，系统管理员需要具备扎实的系统操作知识、网络知识、存储知识等，能够处理常见的系统故障和应用问题。此外，对于每个岗位还需要进行相应的培训和认证，以确保其技能和知识能够满足工作需求。

（1）运维服务团队

该团队是平台稳定运维的核心力量，其职能涵盖了多个关键环节，确保平台的高效、安全和持续创新是其主要职能。其成员分工主要包括业务运营、基础运维、应用运维、系统运维和数据运维等多个方面。

1）业务运营人员

①负责平台日常业务运作，包括功能使用、培训、咨询等。

②收集并反馈用户问题，提出平台优化迭代的建议，不断提升用户体验。

2）基础运维工程师

①负责服务器、存储设备、网络设备等硬件设施的上下架、安装、调试和维护工作。

②快速处理硬件故障，确保平台硬件环境的稳定和安全。

3）应用运维工程师

①深入了解业务系统的业务逻辑和技术细节，为业务部门提供技术支持。

②负责应用系统的性能监控和故障处理，确保应用系统的稳定运行。

4）系统运维工程师

①负责服务器的日常运维工作，包括系统软件的安装、监控、调优和故障排除。

②负责云平台的主机网络系统维护，保障云平台的安全稳定运行。

5）数据分析师

①对平台数据进行深度分析和挖掘，发现潜在问题，提出降本增效的解决方案。

②为业务决策提供数据支持，确保平台运维的科学性和精准性。

此外，运维服务团队还需根据法律法规和运维惯例，制定并执行《运营维护手册》，确保平台运维的规范性和合法性。同时，积极配合政府监管工作，保障平台数据的准确性和可靠性。

（2）运维研发团队

该团队是平台创新和发展的重要支撑，主要负责平台的软硬件研发、测试和技术运维等工作。

1）产品经理

产品设计、软件研发、硬件研发：

①根据平台运维服务团队提出的需求，进行产品优化设计。

②不断引入新技术和应用，提升平台的竞争力和用户体验。

2）软件研发

①根据产品设计需求进行软件研发，包括系统架构、数据库设计、算法设计等。

②编写高质量的代码，实现软件功能，并确保代码的可读性、可维护性和可扩展性。

3）硬件研发

①负责硬件的选型工作，确保所选硬件符合产品要求并具有良好的性价比。

②配合软件研发人员进行软硬件集成和调试工作，确保软硬件之间的兼容性和协同工作。

4）测试团队

①对产品进行严格的测试，确保产品的质量和稳定性。

②提供测试报告和反馈，为产品优化提供数据支持。

（3）共建单位运维团队

该团队由平台的共建单位组成，各单位根据自身的承建内容，负责相关产品的运维支持、保障和服务工作。工作原则如下：

1）边界清晰、分工明确

①各共建运维单位之间职责分明，避免工作重叠和遗漏。

②协同合作，共同推动平台的稳定运维和发展。

2）统一统筹

①平台运维公司对共建单位的运营运维服务管理工作进行统一统筹。

②确保共建运维内容的整体服务管理质量和效率。

各个共建单位对于自身共建部分子平台的整体运维服务管理工作，由平台建设公司统一统筹。均需要负责完成对自己所负责共建内容的整体服务管理。

综上所述，运营服务团队、运维研发团队和共建单位运维团队在平台运营中各自发挥着不可或缺的作用。共同协作确保平台的稳定、高效和创新发展，为公众提供优质的环卫服务体验。

2. 创新机制

为推动城市数字化建设的持续进步，优化运维组织结构，需要引入创新机制。共建伙伴联合运维是一种具有前景的合作模式，其中平台公司与各细分领域的共建伙伴在运维合作中共同出资、协同管理，并共享收益。在这种联合运维中，如何公平、合理地分配利益成为核心议题，只有确保各方利益得到均衡满足，才能充分激发参与者的积极性，确保运维工作的长期稳定运行。

（1）承担的责任

1）共建单位需要对平台运维的质量、效率和安全性负责，应按照约定的服务协议和标准进行操作，确保平台的稳定运行。

2）共建单位需承担平台优化和改进的责任，以满足不断变化的需求和技术环境。

3）当出现故障或问题时，共建单位需及时响应和解决，以减少对平台用户的影响。

（2）拥有的权力

1）共建单位在负责的运维内容范围内应拥有足够的权力以执行运维任务。

2）共建单位应有权提出改进和优化建议，以提高平台的性能和用户体验。

3）共建单位有对运维情况的知情权。

（3）利益分配原则

1）公平原则：利益分配应公平合理，参与运维的共建伙伴在项目运维中付出的成本和承担的风险应当得到相应回报。公平的利益分配可以促进共建伙伴之间的积极合作和共同发展。

2）动态调整原则：共建伙伴联合运维的结果通常会受到多种因素的影响，因此在利益分配方式中应考虑到利益的动态变化。根据项目实际情况制定相应的调整机制，使利益分配更加合理和灵活。

3）风险分担原则：在共建伙伴联合运维中，各参与方都面临着一定的风险。利益分配方式应当充分考虑到风险的大小、分担的公平性和风险管理的有效性，实现风险的合理分担。

4）激励约束原则：利益分配方式应当能够有效地激励和约束参与者的行为，使其更加积极主动地为共建伙伴联合运维作出贡献。激励约束机制可以通过明确的利益分配规则和相应的奖惩机制来实现。

（4）常见的共建伙伴联合运维利益分配方式

1）按投资比例分配利润：按照各参与方的投资比例来分配项目的净利润，即利润按照投资份额进行比例分配。这种方式适用于投资额较为均衡的情况，可以充分考虑到各方的投入程度。

2）按劳分配利润：根据各参与方在联合运维项目中的工作量、工作质量或贡献程度来分配利润。这种方式适用于各方投入程度不同的情况，可以激励参与者充分发挥自己的能力和优势。

3）按风险分配利润：根据各参与方承担的风险大小和风险管理能力来分配利润。承担风险越高的参与者可以获得更高比例的利润分成，这样可以更好地激励参与者对风险进行有效管理。

4）混合分配方式：根据实际情况，可以采用上述分配方式的组合形式或其他适当的方式来进行利益分配。在实际操作中，需要综合考虑各方的权益关系和项目特点来确定最合适的利益分配方式。

（5）利益分配的操作与管理

为了保障利益分配的公平性和有效性，需要进行相应的操作和管理：

1）制定明确的利益分配规则：明确各方的权益分配比例，并制定相应的分配机制和流程。规则要简明易懂，能够清晰地告知参与者各自的权益分成。

2）建立监督机制：通过设立专门的监督机构或委员会，对利益分配的执行情况进行监督和评估。监督机制可以防止权益受损、利益遭受侵害的情况发生。

3）定期核算和审计：定期对运维项目的财务状况进行核算和审计，确保利益分配的准确性和透明度。核算和审计结果应及时向各参与方通报，增加利益分配的可信度和可预期性。

4）协商解决争议：如果在利益分配过程中出现争议，应当通过协商和谈判的方式解决。参与者之间要保持良好的沟通和合作，共同寻求最佳的解决方案。

共建单位的运维管理机制对于平台运维的长期稳定发展至关重要。需要明确共建单位间的责权利，分配利益遵循公平原则、动态调整原则、风险分担原则和激励约束原则。同时，需要根据实际情况选择合适的分配方式，并建立相应的操作和管理机制，以确保利益分配的公平性和有效性。只有在积极落实利益分配原则和合理管理的基础上，运维工作才能够获得长期的良好发展。

5.2.4　运维作业办法

运维作业办法是确保环卫"一网统管"平台稳定、高效运行的重要措施，主要包括：IT运维保证系统稳定运行和通过业务运营反向迭代推进平台持续创新。

1. IT运维保证系统稳定运行

IT运维包括硬件运维和软件运维。硬件包括服务器、存储设备、网络设备、大数据中心等资源，在硬件运维过程中应根据基础设施中资源管理、监控和优化的情况，将不同运维任务和流程整合为一个综合性的运维方案，以提高运维效率和管理能力。软件运维是确保软件持续质量保证的一种服务，它包括多个方面的工作，如软件安装、配置、监控、维护、升级等。各种运维活动和功能整合在一起，通过自动化、集中化和协同化的方式进行管理和执行。整体建设方案中，需要将数据中心的资源进行统一运维管控，借助运维管理平台将集约化、自动化、智能化相关能力进行整合，同时与云平台、网络态势感知安全平台、用户平台等现有运维领域平台进行对接，形成一体化运维服务保障平台。对基础设施的运维作业方法可参考以下几个方面：

（1）制定计划：制定详细的运维计划，包括任务分配、时间表、预期结果等，以确保工作有序进行。

（2）标准化操作：通过制定标准化的操作流程和规范，确保运维工作的质量和效率。

（3）合理使用自动化工具：利用自动化工具和脚本，减少人工操作，提高工作效率。

（4）持续监控和改进：对运维过程进行持续监控，收集反馈，发现问题并进行改进。

（5）培训和知识分享：对运维人员进行培训，提高技能水平，同时进行知识分享，以提高团队整体水平。

（6）建立应急预案：针对可能出现的紧急情况，制定应急预案，确保能够迅速应对出现的问题。

（7）定期审计和评估：定期对运维工作进行审计和评估，确保符合预期目标，及时调整工作计划。

（8）建立沟通机制：建立有效的沟通机制，及时传递信息，解决问题，提高团队协作效率。

（9）鼓励创新：鼓励运维人员创新思维，探索新的运维方法和工具，提高工作效率和质量。

（10）数据分析：通过数据分析，发现潜在问题，为优化运维策略提供支持。

（11）安全性问题：在运维过程中，始终关注安全性问题，采取必要的安全措施，确保系统稳定运行。

（12）在运维过程中，这些方法并非绝对，可以根据实际情况进行选择和调整。基础设施运维在运维工作中起到关键作用，能够确保系统的稳定性、可用性和安全性，并提供持续的运维保障。

2. 通过业务运营反向迭代，持续推进平台创新

在平台化、数智化的时代背景下，政府与企业携手共创已成为推动运维工作向平台化运营转型的重要趋势。这需要创新思维，将思维转化落实到环卫行业平台化运营中，增加业务与技术的深度融合，推动运营和管理效率的提升。在平台业务运营的基础上，坚持政府引导和企业参与，通过反向迭代推进平台创新。遵循开放引进、重点突破和协调发展的原则，以市场需求为导向，以产业发展为基础，以科技创新为动力，以交易为纽带，以平台为主体，健全技术创新体系，推动环卫产业结构调整和优化升级，带动平台的稳定、健康、可持续发展，提高平台的核心竞争力和市场占有率。在经验总结与方法提炼、路径选择的过程中，通过体系建设，整合各方面匹配措施，力求实现效率的最大化提升。

环卫平台业务运营作业方法包括制定运营策略、优化平台功能和用户体验、推广宣传、建立合作伙伴关系、提供优质服务、数据分析与总结以及持续创新与发展等方面。

在运维和运营过程中，需要保持开放心态和创新意识，不断尝试新的思路和方法，推动环卫行业的创新和发展。

5.2.5　运维管理规程

为确保组织机制的合理设计与运维作业的高效完成，需制定一套规范的运维管理规程。运维管理规程是针对运维工作的规范化、标准化操作流程和管理方法，可以从以下方面入手：

（1）明确运维目标和策略：包括提高系统稳定性、降低故障率、提升用户体验，确保规程与这些目标和策略保持一致。

（2）梳理运维流程：对现有的运维流程进行梳理，识别存在的问题和瓶颈。这有助于确定需要改进和优化的环节。

（3）制定运维规范：根据梳理的流程和确定的角色与职责，制定详细的运维规范。包括系统安装、配置、监控、故障排除等各个环节的操作步骤和标准。确保运维人员能够按照规范进行操作，提高工作效率。

（4）引入自动化工具：根据实际需要，引入适合的自动化工具，如自动化监控系统、自动化部署工具等。这些工具可以提高运维效率，减少人工操作错误。

（5）建立沟通机制：建立高效的沟通机制，包括定期的会议、报告和反馈机制等。确保运维人员能够及时了解系统状态、问题解决进度和其他相关信息，提高工作效率。

（6）培训与考核：对运维人员进行定期的培训和考核，确保其熟悉并遵守运维管理规程，同时根据考核结果对规程进行持续改进和优化。

（7）建立知识库：建立完善的运维知识库，包括操作手册、故障排除指南、系统配置文件等。确保运维人员能够快速找到所需信息，提高工作效率。

（8）定期审查与更新：运维管理规程不是一成不变的，随着业务需求和技术的发展，需要定期审查和更新规程，确保规程始终与实际需求保持一致。

5.3　价值创造

环卫是城市管理的重要组成部分，也是民生福祉的重要体现。随着城市化进程的加快，环卫工作面临着越来越多的挑战，如人口增长、垃圾增多、资源紧张、环境污染等。为了应对这些挑战，环卫行业需要利用信息技术和智能化手段，提高环卫管理的效率和质量，实现环卫服务的优化和创新，持续创造新价值。下面分别从政府、企业、公众的角度，阐述环卫数字化转型能够为社会带来的具体价值点。

5.3.1　政府侧

数字基础设施和数据资源体系是推动绿色低碳转型的"两大基础"。完善的数字基础设施能够为环保和能源领域提供精细化的数据支持，挖掘利用效率和保护潜力。健全的数据资源体系则能够为政府决策提供科学充分的依据，使政策更加精准有效。信息化手段让政府能够及时了解和调整相关行业的运行状况，推动行业向着清洁高效的方向发展。通过信息化监管手段不仅提升了政府监管的效率，也为企业提供了清晰的发展方向，引导企业加速转型。绿色低碳转型不仅体现了环保理念，更是经济可持续发展的需要，能够为社会经济发展注入新动力和活力。

1. 统筹全域一体化，形成管理合力

中国银河证券研究院 2021 年研究报告指出，环卫头部企业 2021 年环卫装备收入为 21.14 亿元，市场占有率 5.91%，环卫创新产品和中高端作业车型市场占有率 10.20%，新能源环卫装备市场占有率 6.55%。随着环卫数字化市场的不断扩大，政府对环卫数字化企业及产品的监管将面临新的挑战。建立一个统一的数字化监管平台可以有效地对数字化市场进行监管。政府可以通过这个平台实时监测城市各个区域的环境状况、清洁服务情况、垃圾处理和回收情况等关键指标，实现对整个城市环卫工作的全面把控。

政府主导"一网统管"平台建设，为环卫企业提供平台基础设施，企业可在政府主导的"一网统管"监管平台基础上，打造企业生产需要的垂直工业互联网平台（即"一网统控"行业平台），打通上下游业务数据，优化前端、中端、末端业务流程，实现资源共享和多方共赢。既减少了企业数字化转型投资，变被动接受监管到主动接受监管，还提高了政府监管的深度和效果，减轻了政府监管负担，提升了城市环卫管理和服务水平。

2. 提高精细化服务与应急能力

通过监测垃圾桶的满溢情况、道路清洁度以及垃圾收集车辆的位置等信息，政府部门可以及时获知环卫工作的状态，并根据需要调整资源分配和工作计划，从而提高监管的精确性和效率。此外，数字化平台还可以实现环卫工作安全隐患的实时告警，使政府能够快速响应、调度资源，并采取必要的措施来解决问题。

通过数字化平台，可以标准化和规范化环卫工作流程，减少人为错误和延误，提高工作效率。例如，北京市在数字化转型中引入了物联网技术，通过对垃圾桶、环卫车辆等进行智能监测和管理，实现了垃圾收集与清理的精准调度、路径优化和自动化操作。预计可以将环卫工作的错误率降低 20% 以上，提高工作效率 10% 以上。这一转型使得环卫工作更加高效、智能，并有效提高了城市环境的整洁程度。

环卫数字化产品可以帮助政府部门及时发现和解决环卫问题。当有异常情况或投诉反馈时，监管部门可以通过数字化系统快速收集和处理信息，并及时派遣相关人员进行处理，提高问题响应速度和处理效率。浙江省湖州市通过数字化产品优化调整清运线路 80 余次，清运扰民热线投诉相比 2022 年同期减少 59.6%，通过清运计划精准编排、作业人员合理配置、设施设备科学调整、异常状态自动预警，使得收运完成率提高 5%，收运准点率提高 13%，切实帮助政府及时发现和解决环卫问题。

3. 提升资源分配和预算规划能力

环卫数字化产品帮助政府监管部门提高效率和控制成本。通过环卫数字化平台，政府部门可以掌控环卫要素的变化，实时了解环卫资源的使用情况，优化调度和分配，提高工作效率。同时通过使用智能化和自动化环卫设施，减少人力和物力投入，降低成本。预计可降低环卫管理成本 10% 以上。此外，环卫数字化产品还能提供准确的数据和报告，支持政府监管部门进行预算规划和资源配置，以降低运营成本，并实现资源的最优利用。

4. 建立政企互信桥梁，优化企业监管

数字化价值在政企之间的互信互联中扮演着重要的"桥梁"角色。随着信息技术的迅速发展，政府和企业都意识到数字化转型的重要性，并开始积极采用数字化技术来提高效率、优化服务和创造价值。①数字化技术为政府和企业提供了更加高效和便捷的沟通渠道。政府部门可以通过数字化平台与企业进行实时互动，共享信息和数据，快速响应企业需求，并及时提供支持和解决方案。企业也可以通过数字化渠道向政府部门反馈问题和需求，促进双方的有效沟通和合作。②数字化技术提供了更加准确和全面的数据支持，增强了政府和企业之间的互信。政府部门可以通过数字化手段收集、分析和监测企业的运营数据，了解企业的实际情况和需求，从而更好地制定政策和规划，提供有针对性的支持和指导。③数字化技术促进政府和企业之间的合作创新。政府可以通过数字化平台发布政策信息、提供创新资源和支持，激发企业的创新活力。企业可以利用数字化技术开展创新研发，提供解决方案和服务，为政府提供更加智能化、高效化的公共服务。④数字化技术还有助于提升政府和企业的整体竞争力。政府可以通过数字化转型提高治理效能，提供更好的营商环境和公共服务，吸引更多企业投资并促进企业发展。

5. 利用大数据辅助政府决策分析，助力城市可持续发展

环卫数字化产品可提供大量的数据用于分析和决策支持。政府部门可以利用这些数据进行环卫工作的评估和监管效果的分析，发现问题和瓶颈，制定更科学的政策和规划，优化资源配置，指导市场稳定运行，提升城市环境质量。如上海市建立了一套基于大数据分析的环卫管理平台，通过收集和分析大量环卫数据，包括清洁指数、垃圾产生量等，管理人员可以及时获得对城市环卫情况的全面了解，更好地制定工作计划和资源配置方案。同时，该平台也促进了各环卫部门之间的协同合作，提高了工作效率和服务质量。

5.3.2 企业侧

传统的环卫企业面临着环卫调度信息不畅、任务分配不合理、资源浪费和效率低下的问题。同时，由于缺乏对不同城市环卫情况的了解，新技术难以及时应用。为解决这

些问题，建立环卫数字化平台至关重要。环卫数字化平台可精细管理环卫任务，实现任务分配和执行的自动化与智能化。通过这种方式，可以提高任务执行的效率和准确性。数字化平台可实时监控数据并对数据进行分析，更好地了解资源的使用情况，合理调配人员和车辆，避免资源浪费和重复投入，以提高资源利用效率并降低运营成本。同时，数字化平台能够提升服务质量，企业可通过公众参与平台收集用户需求和意见，及时调整和改进服务，提高客户满意度。

1. 提高企业运营与决策效率

环卫数字化产品可以自动化运行并优化环卫企业的工作流程，智能装备可实现机器替换人工，减少人力资源浪费和重复性任务，如无人化保洁机器人、无人化作业船只、垃圾分类智能机器人等的应用，使得企业运营从劳动力密集型向高科技装备运营型转变。通过智能监控系统实时了解垃圾桶填充情况和道路清洁情况。根据弗雷斯特研究公司的研究，数字化可以使企业的工作效率提高 35% 以上。通过数字化工具和系统的应用，管理人员逐渐具备数字化思维，管理工作从传统的表格制作、现场巡查等向远程和智能化转变，企业可以实现更高效的管理和监控运营，提升工作效率和生产效益。

2. 降低企业违规风险，建立政企互信互联桥梁

数字化产品可以帮助环境企业更好地遵守环境监管法规。通过数字化系统的应用，企业可以实时监测和记录安全运行数据、环境工况数据，准确报告工作量完成清单、环境指标和排放情况、安全隐患与事故数据等，以便符合相关法规标准要求，在降低违规风险的同时增加政企之间的信任度。企业通过数字化技术向政府部门提供准确的数据，证明自身的合规性和贡献，增加政府对其的信任。

3. 优化资源配置能力和成本结构

环卫数字化产品可以帮助环卫企业实现资源的优化管理和利用，特别是在降低维修维保和耗损件费用方面。在引入数字化产品之前，维修维保和耗损件费用占整体维保费用的 30%。数字化产品主要通过以下两个方面来控制费用：一方面，通过实时监测车辆状态，及时发现和处理故障，避免小问题演变成大的维修事故。比如及时更换磨损的零部件，可以避免因零部件损坏导致的更大范围的维修，从而节省维修费用。另一方面，数字化产品可以帮助企业优化维保策略，根据车辆的使用情况和磨损状况，制定合理的维保计划，避免过度维修或者维修不到位，从而控制维保费用。此外，数字化产品还可以帮助企业选择性价比更高的耗损件，避免使用劣质或者过度昂贵的零部件，从而进一步降低成本。通过对实时作业资源业务数据和运行数据的监测和分析，实现业财融合、业人融合，企业可以准确评估资源消耗和利用率，优化生产流程和资源配置，如环卫车

辆的管理除了位置管理、作业量管理、规范性管理以外，实现车辆日常运营成本管理，将油耗、维修等与日常作业融合分析，研判单车百公里油耗的合理性、维修事项的真实性以及车辆类型投入的科学性。据实际案例，数字化产品的使用可以使维护效率提升30%以上。通过数据分析和挖掘，企业可以优化工作任务的安排和设备的调度，避免不必要的重复工作和资源浪费，根据数字化市场业态发展趋势的分析，数字化产品的应用可以帮助企业节约成本10%以上。

4. 促进项目高效落地，支撑市场快速拓展

环卫数字化产品的应用可以极大地促进项目高效落地，并支撑市场快速拓展。首先，这些数字化产品能够整合并系统化管理项目和业态经验数据，涵盖管理维度、运营维度和技术维度。从预算规划、设备选型、资源配置到路线排布、调度指挥、风险研判、安全隐患管理等，进行模型化和标准化，使得各种新设备、新工艺和 IT 新技术的应用可以共享，形成能力资源与工具资源的资源池，便于快速申请与调用。

基于这一基础，当新项目或新业态需要落地时，利用环卫数字化产品所积累的经验数据和标准化模型，可以实现快速经验复制。这样一来，就能够降低试错成本，加速环境平台化运营的步伐。通过环卫数字化产品，企业能够更加高效地管理和运营新项目，将过往成功经验快速应用于新场景中，从而使项目能够快速、高效地落地和运营，为市场快速拓展提供有力支撑。

5. 多元推广，提高企业形象和品牌价值

环卫数字化产品的应用不仅可以提升环境企业的形象和品牌价值，还可以通过多元化推广策略来进一步增强影响力。通过使用数字化产品，企业可以在当下主流新媒体平台上建立品牌形象，从而实现对海量用户的影响和输出。这些平台为企业提供了展示公司致力于环境卫生、环境保护和可持续发展的机会，同时统一提供面向公众的便捷服务，使企业形象更加亲民和贴近用户需求。这种全方位的推广策略有助于提高公众对企业的信任和认可度，为企业树立良好的社会形象，进而提升品牌的知名度和价值。

6. 赋能产品服务创新、业态转型和业务拓展

环卫数字化产品的应用为环境企业赋能了产品服务创新，为业态转型和业务拓展提供了广阔的机遇。通过引入新技术和解决方案，企业可以持续创新产品和服务，以更好地满足市场需求。数字化产品的应用能够助力企业实现智能化、自动化和信息化，提升工作效率和质量的同时降低成本和资源消耗。举例来说，利用物联网技术和大数据分析，可实现设备的远程监控和预测性维护，从而提升设备的稳定性和可靠性。

数字化产品的应用还能推动环境企业进行业态转型。通过数字化技术的运用，企业

得以从传统的环卫服务提供商转变为数字化环卫解决方案的提供者。例如，将数字化产品与环卫设备相结合，提供智能化的垃圾分类和回收系统，助力城市实现垃圾减量和资源循环利用。这种业态转型不仅有助于扩大企业的市场份额，还能提升企业的附加值和盈利能力。

数字化产品的应用可以帮助企业拓展业务领域。通过数字化产品，企业可以进一步扩展到新的业务领域，如智慧城市建设、环境监测和治理、节能减排等。这些领域具有巨大的发展潜力，并与环境保护息息相关。借助数字化产品的应用，企业可以为这些领域提供定制化的解决方案，满足不同客户的需求，实现业务的多元化发展。

总的来说，数字化产品的应用为环境企业注入了新的活力，促进了产品服务创新、业态转型和业务拓展。通过持续不断地创新和应用数字化技术，企业能够在市场上保持竞争优势，开拓新的业务，同时为社会和环境可持续发展贡献自己的力量。

5.3.3　公众侧

随着国家对环卫要求的不断深化，居民个人也须积极参与到环卫的建设之中。以往，由于居民环保意识薄弱、环卫信息闭塞导致环卫工作面临诸多挑战，如今，通过环卫行业数字化转型，这些问题得到了有效解决，居民也得以最大程度地参与到整个环卫行业的建设之中。

1. 数字化平台为居民提供便捷的环卫服务

借助手机应用程序或在线平台提供更加智慧、普惠的便民数字化服务，居民可轻松提交环卫服务请求、查询垃圾收集时间等信息，方便快捷地解决各类环卫问题。以"垃圾分类"应用为例，数字化平台简化了垃圾分类操作，提供了便捷的投递服务，使居民能够快速完成垃圾分类工作。

通过数字化平台和移动应用程序，公众可以获得实时的环卫信息并提出意见和建议，实现与政府监管部门的互动并及时得到反馈。这种公众参与可以增强政府与市民之间的互动和信任，提升监管的公正性和透明度，提升公众参与度和满意度。

2. 数字化平台增强了居民的环保意识

平台通过提供环保知识、分享绿色生活方式等形式培养居民的环保意识，倡导低碳生活。例如，"环保知识"小程序定期发布环保小贴士，普及环保常识。平台还通过积分奖励、排行榜等机制，鼓励居民积极参与垃圾分类、低碳出行等环保活动，践行绿色生活。通过数字化平台增强全社会的环保意识，能够从思想源头推动环境保护，促进城市可持续发展。

3. 数字化平台促进居民环保参与度

通过数字化平台，居民可轻松参与垃圾分类、环境监测等活动，并发表意见和建议。数字化平台也可以促进社区互动，从而建立良好的社区关系。例如利用数字化平台促进居民之间环保经验分享和观念交流，将社区居民紧密地联系在一起，通过组织各种环保主题活动，增加社区居民之间的互动与合作，形成良好的社区环保氛围。同时，这些活动还可以作为一种宣传和教育方式以提升居民的环保意识和技能水平。最重要的是，数字化平台通过及时收集和反馈居民对环卫服务、环保事务等方面的意见和建议，进一步改进环卫服务质量和水平。

4. 数字化平台提升环卫服务效率和质量

通过数字化转型，环卫管理部门可以更加精确地了解各个区域的环卫需求，合理调配资源，提升服务的覆盖范围和响应速度。居民可以通过在线平台实时监测环卫工作进展，及时反馈问题，促使环卫服务提供方快速做出改进和优化，从而提高服务的效率和质量。

5. 数字化平台促进资源合理利用和循环利用

数字化平台可以推广环保理念，鼓励居民参与资源回收和再利用。例如，通过应用程序提供的信息，居民可以轻松找到可回收物品的收集点，对废弃物进行分类投放，促进资源循环利用，减少对环境的负面影响，实现资源可持续利用。

6. 数字化平台促进社区共建共治意识

数字化平台不仅为居民提供便利的环卫服务，还促进了社区居民之间的交流与合作。通过参与数字化平台上的互动活动和讨论，居民可以增进彼此之间的了解和信任，形成共建共治的社区氛围，共同努力维护社区环境的整洁与美好。这种社区共建共治意识的形成将有助于长期维持良好的环境卫生状况，为社区居民提供更加宜居的生活环境。

附

录

附录 1　环卫相关概念

1. 数字化

数字化是一种利用现代信息技术，如物联网和云计算，将传统行业的各个阶段，包括制造、生产、销售流程以及使用体验等进行数据化还原的过程。

数字化使得各个阶段的管理人员更容易发现问题，并可以通过数据分析进行精细化管理。同时，数据化还使得数据能够在不同业务部门之间高效流转，实现信息的高效对称，从而提高生产效率并降低管理成本。

2. 数字环卫

数字环卫是指环卫管理解决方案立足于当前先进的物联网、云计算等现代信息技术，实现环卫业务与智慧技术的融合，全过程、全方位监管各项环卫业务，高效解决环卫业务各环节存在的问题。数字环卫是提升环卫管理手段、更新环卫作业方式、提高环卫服务水平的需要，以提高作业质量、完善沟通渠道、创建和谐社会为最终目标。数字环卫是城市精细化管理十分重要的方面，能够有力助推"清洁城市、高效政务"。

关于数字环卫的发展历程，通常可划分为 5 个主要阶段：电子化阶段、信息化阶段、数字化阶段、智能化阶段、智慧化阶段。

电子化阶段：电子化是以计算机和通信技术为基础，以数字化信息为对象和内容，通过计算机和网络，以达到信息传播和高效率信息利用的目的。

信息化阶段：在这个阶段，环卫行业开始使用信息技术来集中管理和处理数据。例如，建立统一的数据平台，对各个环节的数据进行整合、共享和管理。这种方式可以提高信息的传递效率和准确性。这个阶段的目标是提高数据管理和决策能力。

数字化阶段：在这个阶段，环卫行业开始使用数字化技术来收集、处理和存储数据。例如，使用传感器和无线通信技术来实时监测废物的容量、垃圾桶的位置等信息。这种方式可以提高数据的准确性和实时性。这个阶段的目标是提高工作效率和服务质量。

智能化阶段：在这个阶段，环卫行业开始使用人工智能和机器学习技术来分析和处理数据。例如，利用图像识别技术来自动识别垃圾桶是否已满并发送指令给清洁人员进行处理。这种方式可以提高环卫工作的效率和准确性。这个阶段的目标是提高运营效率和资源利用率。

智慧化阶段：在这个阶段，环卫行业开始利用大数据和云计算技术对各个环节的数字化和智能化技术进行整合和协同，实现全方位的智慧化管理。例如，通过对大量数据进行挖掘和分析，可以发现环卫工作中的规律和趋势，并根据这些信息做出合理的决策，实现智慧环卫的全过程管控。这个阶段的目标是实现高效、智能、可持续的城市环卫管理。

3. 智慧环卫

智慧环卫是指依托计算机软硬件技术、物联网技术与移动互联网技术，对环境卫生管理所涉及的人、车、物、事进行全过程实时管理，合理规划设计环卫管理流程和模式，降低环卫运营成本，提升环卫作业效率和质量。

智慧环卫的组织主体涉及政府城市管理部门以及市场化环卫企业，而物联网技术在其中发挥强大作用。智慧环卫不仅能为特定地区提供更有效的垃圾管理，还有助于回收各种有限的资源，提升城市垃圾资源的有效利用水平。对于智慧城市建设而言，智慧环卫也是其不可缺少的重要组成部分。智慧环卫将有效对接智慧城市网络，以云服务方式随时为管理人员及作业人员提供所需的服务和数据。

4. 信息孤岛

信息孤岛是指各平行组织、上下级组织之间因业务流程和应用程序断开连接导致彼此之间信息不相关、信息不共享现象。

信息孤岛对于管理的弊端主要有以下两个方面：

同一数据重复输入，多端口采集，既费时费力又影响数据的准确性、一致性，使得大量信息资源不能充分发挥其应有的作用，效率低下，而且由于数据来源的口径不一，呈现在决策者面前的数据经常不一致，从而导致管理效率低下，且失去了统一的、准确的依据。

业务数据在不同部门之间的重复存储，首先是增加了信息管理成本，并有可能带来不同部门之间的数据不一致，其次系统孤岛使得政府或企业各部门、各层级数据不能充分共享、有效交流，各种数据不能形成有价值的信息，无法作为决策的参考。

解决信息孤岛的重要途径就是数字化升级转型，对分散运行（信息孤岛）的应用软件和网络平台（主要功能是可视化和数据统计）进行升级改造，并统一连接到具有智能化功能并被工信部认定的网络平台上。通过上下游协同单位之间的信息连接、地方政府的网络互联，消除产业链上下游之间的信息孤岛，通过数据实现企业之间、部门之间、产业之间的互联、互通、互动，最大限度地发挥行业数据价值，让数据为高效运营赋能。

5. 一网通办

"一网通办"是指依托全流程一体化在线政务服务平台和线下办事窗口，整合公共数据资源，加强业务协同办理，优化政务服务流程，推动服务对象办事线上一个总门户、一次登录、全网通办，线下只进一扇门、最多跑一次。"一网通办"意为进一张网办全部事，关键在"通"，落脚在"办"。

6. 一网统管

"一网统管"的理念，源于抓好政务服务"一网通办"和城市运行"一网统管"。上海市围绕"高效处置一件事"，利用大数据、人工智能、云计算等现代化信息技术手段，开启了城市运行"一网统管"，实现了"一屏观天下，一网管全城"的目标。

"一网统管"不是政府工作形式的转变——由各部门的条块管理变成统一管理，而是体制和制度的"阳光化"变革，是政府管理和企业生产效率的升级创新，是社会实现公平、公正与和谐发展的有效手段。

"一网统管"理念的提出和落地，是对政府体制改革的积极响应和务实行动，是国家政策推动的结果，也是时代发展的必然。

7. 一网统控

"一网统控"与"一网统管"只有一字之差（"控"与"管"），也就是说二者的基础"一网"和关键手段"统"都是一致的，如利用"统"实现数据和资源共享。不同之处是目标和主体，"控"代表的是企业生产过程的智能化控制，"管"代表的是政府管理和监管职能。"一网统控"可以简单理解为垂直行业工业互联网平台（或"产业互联网平台"）的统称，主要服务于企业生产过程中的智能化管控。

"一网统控"既可通过"统"将分散在企业的数据汇聚整合成不同类别的大数据，如设备类、集团类、工艺类和细分行业类大数据，发挥行业大数据的功效，又可通过"控"帮助企业更好地发现问题、解决问题，挖掘并发挥数据更大的价值。同时，还可为政府监管提供"互联网＋监管"的便捷接口以及专业化的平台和强有力的数据支撑。

8. 一网管控

"一网管控"是"一网统管"和"一网统控"的融合，即"两网融合"。两网融合一方面是政府监管的需要，包括环保、安全和质量等，需要获取生产过程中有关监管的数据，如安全生产设施配备是否到位、是否合格、是否在正常工作状态；另一方面是提高效率的需要，政府、企业和公众在一个网络平台上开展工作，比分散的平台效率高是显而易见的。

"一网统管"和"一网统控"融合形成新的网络生态系统——"一网管控"后，"一网统管"和"一网统控"的基本功能将得到延续，基础是"一网"、关键手段是"统"、目标是"管理和控制"，满足政府、企业和公众三方需求。融合是治理模式的重塑，不是简单的相加，重复的功能将合并，同时会派生出新的功能。以下重点介绍这些新功能：

（1）就需求而言，"一网统控"是在政府主导下，为了解决办事效率低、监管和监督难的痛点，充分利用数字化、智能化、平台化和区块链等现代信息技术手段，深入生产过程的每一个细节，大大提升政府和企业的工作效率以及公众的满意度、体验度。同样，各主体都有对数据保密的需求，政府、企业和公众在同一个网络平台上，对数据保密工作的要求更高。

（2）就执行主体而言，"一网统控"的主体主要涉及政府公务员、企业和公众，对监管对象进行编程设置，利用人工智能和自学习等先进技术手段，如智能推送、智能预警和排险，将人员（包括检查人员）从生产现场解放出来，从而杜绝弄虚作假、腐败和纠纷等问题，减少失职行为和事故率与损失。

（3）就数据性质而言，"一网统控"主要利用动态运行数据，分两大类：一类是法律规定必须公开接受监管和监督的数据；另一类是政府、企业和公众共享的数据。三方都可以在尽职尽责的同时，获取有价值的数据为己所用，使相同数据实现不同用途，将社会资源价值最大化。

（4）就数据权属而言，网络平台上的主体越多，生态系统越复杂，数据权属的界定难度越大，也越重要。每个主体的生态位取决于其所拥有数据的权力，政府将拥有和掌握更多和更有价值的数据，这也是国家实力的象征，"一网管控"下的运维未来将成为各国的关注点。

（5）就应用场景而言，"一网统控"应用范围大幅度拓展，横向涉及政治、经济和社会方方面面，纵向深入事物的变化过程，尤其是生产过程管理。现场办公场景被大幅减少，公众监督听证会、取证难、突击检查、环保大督查等将成为历史，政府、企业和公众三大主体间相互依存、相互制约，阳光办公成为现实。

（6）就效益而言，"一网统控"将服务于不同主体分立的平台，并将其汇聚整合为一个大平台，发挥更大范围的统筹、统一和统领作用，追求经济、社会和环境效益的最大化，不仅要提高生产效率，还要达到生活质量和生态系统动态平衡，即生产、生活和生态（"三生"）的协调发展和可持续增效。

9. 环境产业互联网平台测试床

环境产业互联网平台测试床利用数字孪生技术搭建虚拟仿真测试环境，对环境产业各应用场景关键点设备、工艺生产线进行仿真推演，通过模拟被测对象所面临的各方面的条件，验证各类应用环境下的反应结果，为不同用户提供测试服务，解决行业产品和服务鱼龙混杂的现状，促进行业高质量发展。

环境产业互联网平台测试床测试内容：

（1）硬件产品测试：重点测试与设计参数或与同类同等规模项目比较，关键设备的降耗增效、工艺生产线的降耗增效、整个厂区的降本增效。

（2）软件产品测试：自动测试软件功能与性能，包括功能完整性、实用性、易用性、稳定性、安全性、可拓展性、应用时效等。

10. 标识解析

工业互联网标识解析体系是工业互联网网络体系的重要组成部分，是支撑工业互联网互联互通的神经枢纽，核心内容包括三部分：

（1）标识编码，能够唯一识别机器、产品等物理资源和算法、工序、标识数据等虚拟资源的身份符号，类似"身份证"。

（2）标识解析系统，能够根据标识编码查询目标对象网络位置或者相关信息的系统，对机器和物品进行唯一性的定位和信息查询，是实现全球供应链系统和企业生产系统精准对接、产品全生命周期管理和智能化服务的前提和基础。

（3）标识数据服务，能够借助标识编码资源和标识解析系统开展工业标识数据管理和跨企业、跨行业、跨地区、跨国家的数据共享共用。

11. 数字孪生

数字孪生是指综合运行数字孪生技术（digital twin），通过三维建模技术对真实物理世界中的物理实体进行建模描述，综合运用计算机、传感器、人工智能、大数据等技术，基于数据采集、数据驱动等功能，实现物理世界与虚拟数字世界之间交互映射的新一代互联网技术。

随着数字孪生技术理论的不断完善与发展，数字孪生技术开始逐渐应用于汽车、电力、制造、医疗等多个领域。然而，随着数字孪生技术应用场景的不断拓展，现有三维框架已不能完全满足实际需求。为了更好地适应复杂多变的实际情况，数字孪生技术需要更加灵活、可扩展的多维框架来支持其实施。这些多维框架需要能够支持多维数据的融合，实现对实际系统的全方位建模，对信息进行智能分析和预测，为实际应用场景提供更为准确、高效的解决方案。

12. 环卫云中心

环卫云中心即环卫行业的互联网大数据中心，可通过海量数据的采集、汇聚、分析，从整个产业链的角度，整合资源和优化价值链，降低环卫行业运营成本，提高全产业运营质量与效率。

2022 年《关于开展首批国家工业互联网大数据中心体系建设省级试点示范工作的通知》，由中国工业互联网研究院负责建设，要求"到 2023 年，基本建成国家工业互联网大数据中心体系，建设 20 个区域级分中心和 10 个行业级分中心"。

建设环卫行业云中心，能够对数据进行充分汇总、分析和整合，更好地发挥企业的信息化能力，建立完善的服务信息系统，进而实现环卫行业统一化，汇聚全产业链条数据资源。同时与政府相关信息平台互联互通，主动满足应急协同联动、城市运行状态监测和数字管理服务等工作需要，加快智慧城市建设进程，促进生态环境数据一本台账、一张网络的真正实现。

13. 环境产业

环境产业是指在国民经济结构中以防治环境污染、改善生态环境、保护自然资源为目的所进行的技术开发、产品生产、商业流通、资源利用、信息服务、工程承包、自然保护开发等活动的总称。在我国有环保产业（environmental protection industry）和环卫产业（environmental sanitation industry），"环保"和"环卫"都是被动的，赋予其主动维护生态环境持续发展的内涵后，可以简单理解为"环保产业＋环卫产业＝环境产业"。

14. 企业数字化转型

企业数字化转型是企业利用先进的技术来优化或创建新的业务模式，以客户为中心，以数据为驱动，打破传统的组织效能边界和行业边界，提升企业竞争力，为企业创造新价值的过程。企业数字化转型有别于传统信息化，是一场触及企业文化、业务模式、责任和权利体系的深刻变革，至少其改变的不仅仅是生产力，还包括企业内部和企业之间的生产关系。

15. 环境产业互联网平台

环境产业互联网平台是面向环境产业数字化、网络化、智能化需求，构建基于海量数据采集、汇聚、分析的服务体系，支撑产业资源泛在连接、弹性供给、高效配置的云平台。是数字时代各垂直产业的新型基础设施，由边缘层、IaaS 层、PaaS 层和 SaaS 层组成，并有安全防护体系保驾护航。应由"环境 + 互联网"中的骨干企业牵头，并组织各细分领域的骨干企业合作共建，以共享经济的方式提供给产业生态中广大的从业者使用。通过从整个产业链角度的资源整合和价值优化，降低整个产业的运营成本，提高整个产业的运营质量与效率，并通过新的产业生态为客户创造更好的体验和社会价值。

16. 环境云中心

环境云中心即环境行业的互联网大数据中心，可通过海量数据采集、汇聚、分析，从整个产业链的角度，整合资源和优化价值，降低环境行业运营成本，提高全产业运营质量与效率。建设环境行业云中心，能够对数据进行充分的汇总、分析和整合，充分发挥企业的信息化能力，汇聚全产业链条数据资源，建立完善的服务信息系统，同时城市云脑与政府相关信息平台互联互通，促成生态环境数据一本台账、一张网络的实现。

17. "一张网"与"一网统管"

2020 年，中共中央办公厅、国务院办公厅印发的《关于构建现代环境治理体系的指导意见》中指出：形成生态环境数据一本台账、一张网络、一个窗口。2022 年，生态环境部会同国家发展改革委、工业和信息化部、财政部等 17 个部门和单位联合印发的《"十四五"时期"无废城市"建设工作方案》中指出：实现固体废物管理信息"一张网"。2022 年，住房和城乡建设部印发的《关于全面加快建设城市运行管理服务平台的通知》中指出：全面加快建设城市运行管理服务平台，推动城市运行管理"一网统管"。标志着数字技术将广泛应用于国家及各级政府的治理体系中，将迎来政府体制和制度的"阳光化"变革，把所有环境监管数据汇聚在"一张网"上实现"一网统管"，这是政府管理和企业生产效率的升级创新，是提升环境质量实现社会公平、公正与和谐发展的有效手段。

18. 信息化、自动化、智能化和人工智能的区别

智能化是有一定的"自我"判断能力，自动化只是能够按照已经制定的程序工作，没有自我判断能力。自动化常常处理结构化数据，智能化往往处理半结构化数据，人可以处理非结构化数据。自动化强调执行能力，智能化强调分析能力。

自动化意指用机器代替人完成工作任务，是机器、设备和仪器能全部自动地按规定

的要求和既定的程序进行生产，人只需要确定控制的要求和程序，不用直接操作。人工智能指让机器能像人那样认知、思考和学习，即计算机模拟人的智能，是对人的意识、思维的信息过程的模拟，即按照人的思维进行自动操作。

自动化应归属于信息化，作为信息化生产力的一部分。智能化是在信息化的基础上对设备进行控制实现要达到的目的，但是信息化远远不是智能化的目标。

19. 元宇宙

元宇宙（meta-verse）指的是人成为数字化身进行交互的沉浸数字环境，是与现实世界平衡的数字世界，与现实世界相互补充融合共存，是互联网发展一个新阶段的表现形式。最早出现在 1992 年出版的《雪崩》（*Snow Crash*）一书中，描述了一个平衡于现实世界的网络世界。前缀"meta"意味着超越，"verse"指的是宇宙。科技公司用元宇宙这个词来描绘互联网之后的时代，将新技术进行浪漫化命名。其实，长久以来，元宇宙被业内称为"扩展现实 XR"（相对 VR、AR、MR）。本书认为叫"世界发展网络平台"更贴切，可以定位为人类生存的第三空间（第一和第二分别是地球和太空），作为管控现实世界的网络平台生态系统或超科技工具手段，为世界发展提供平台支撑和管控技术，解决生产、生活和生态系统的融合发展，实现世界可持续发展的智能化管控。

附录 2 案例

附 2.1 政府案例

> **案例一　青岛市西海岸新区垃圾分类一网统管平台**
> **青岛天人环境股份有限公司 / 青岛国真智慧科技有限公司**

1. 单位介绍

青岛天人环境股份有限公司（以下简称"天人环境"）专注于有机废弃物的综合利用，定位为以技术为主导的系统服务商，包括餐厨和厨余、污泥、畜禽粪污、秸秆等细分行业，为客户提供从收运管理、预处理、厌氧消化到末端产品高值化利用工程建设和平台运维的全方位服务。公司拥有甲级工程设计、甲级工程咨询、环境专业承包壹级等资质和 1000 多项可研设计、650 余项工程建设的经验。承担了多项国家级科研课题，是生态环境部畜禽养殖污染防治工程技术中心依托单位，中国城市环境环卫协会智慧环卫专业委员会主任单位，2023 年中国工业互联网 500 强排名环境行业第一名。

近年来，天人环境与时俱进，将大数据、物联网、人工智能、数字孪生、区块链等技术引入环保行业，以智能研发、智能设计、平台开发、线上运维四大部门为依托，引入并培养跨界团队。经多年艰苦奋斗，实现了传统线下工程建设服务向智能化和网络平台线上化的转型，使工程建设和运营管理费用大幅度降低，相继开发出多种智能化设备和环境工程平台系列产品，可帮助客户降低工程建设成本 30%~50%，提高运营效率 20% 以上。为此，天人环境成立了青岛国真智慧科技有限公司，专门从事环境行业的工业互联网平台建设运维，经过十年的努力，开发成功了 Eiilat 环境产业互联网平台（以下简称"E 平台"），已在垃圾处理与利用的"一网统管"中发挥了重要的示范作用，被工信部认定为环境行业第一个工业互联网平台示范，承担了环境行业标识解析二级节点建设，并与中国联合网络通信集团有限公司青岛市分公司合作承担了国家级大数据中心环卫云中心山东省示范的建设任务，还主编了《中国环卫行业数字化发展报告》和行业基础数据标准。

2. 主要背景

2023 年，"全国城市生活垃圾分类工作现场会"提出，要在推动科技赋能上下功夫，充分利用新一代信息技术，逐步构建生活垃圾分类管理平台，推动生活垃圾分类"一网统管"。在城市垃圾分类工作中，存在居民垃圾分类意识不强、垃圾混收混运、运输过程监管难、车辆位置车辆轨迹无法监测、人员考勤及作业过程无法监控、垃圾处理厂安全监管难等问题，需要利用"一网统管"平台实现政府对垃圾分类工作的监管和指导。

3. 解决方案

（1）平台整体架构图：西海岸新区垃圾分类一网统管平台的搭建采用最新工业互联网标准架构，由边缘层、IaaS 层、PaaS 层（通用 PaaS、工业 PaaS、行业 PaaS）和 SaaS 层组成，同时由安全防护体系保驾护航（附图 2-1）。

（2）具体建设内容：开发"晒桶打卡"小程序，由分类指导员每天上岗，通过小程序进行打卡，站桶指导结束后，拍照上传投放点的各类垃圾照片，系统自动对分类质量进行判断，通过居民"自主上传"+小程序"自动分析"，实现对家庭内部垃圾分类质量的感知、评价和监督。对居民正确减碳行为给予碳积分奖励，碳积分累积到一定量后，可以兑换实物奖品或优惠券实施碳普惠。在分类收运环节开发建设"公交式收运"和"混装混运识别"两个应用场景，"公交式收运"场景建立了垃圾收运单位与小区物业的联动机制，配套开发了司机端和物业端，实现了垃圾产生单位与收运单位的精准对接。"混装混运识别"系统是在垃圾桶上安装识别芯片，在垃圾车上安装识别装置，当车辆的类型和垃圾桶的类别不匹配时，就判断为混装混运。同时开启云上巡检场景，实现对垃圾分类处理设施的实时监控和精准预警。在处置环节，利用"数字孪生"技术，模拟生产过程中的各种情景，优化排程和生产条件，增强设备性能，减少能耗和安全风险，

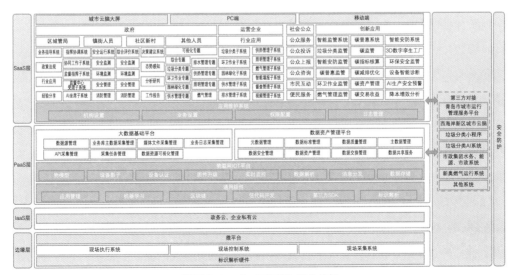

附图 2-1　"一网统管"平台构架

降低生产成本，提高垃圾焚烧效率。在考核环节开发建设评估分析场景，实现对垃圾分类工作的量化评估和分级分类指导。

（3）创新与亮点：使用标识解析技术通过给每个对象赋予"身份证"，实现全球唯一赋码，并借助解析系统，实现企业跨地域、跨行业、跨企业的信息资源查询和共享，是各行各业系统精准对接、产品全生命周期管理和智能化服务的核心数字基础；利用"数字孪生"技术，优化处置过程，实现生产过程降本增效；通过实施碳普惠将"双碳"战略落实到每一个公民的行动，践行低碳生活新时尚。"一网统管"环卫链采用Hyperledger（超级账本）技术搭建，属于授权式联盟链，为平台SaaS服务提供安全、可追溯的可信数据服务支撑，实现数据可视化，如附图2-2所示。

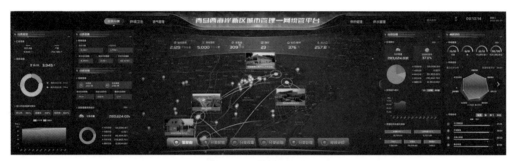

附图2-2　数据可视化

4. 运维模式

由天人环境运维团队进行管理，指派专业人员定期巡检运维，平台日常使用产生问题由天人环境负责解决，提供"一网统管"模块化管理，保障平台稳定性与可持续性。

5. 应用成效

（1）投入：建设大数据中心、行业应用、专题应用、运行管理服务、移动应用、安全体系等；硬件费用按照硬件本身单价 × 数量，包括本地服务器、本地网络设备、智能摄像头、传感器、智能网关、车载一体机等；租赁费用按照硬件本身单价 × 数量，包括云服务器、网络费用等；运维费用按照人天评估方法来评估费用。

（2）产出：西海岸"一网统管"平台一方建设、多方受益，一次建设、长期使用，发挥了规模效益，节约了大量的人力、物力、财力。①降低了信息化建设资金，减少因分散建设造成的系统开发的人力、财力投入，每年可节省20%以上的城市管理领域财政信息化建设资金。②减少系统、接口的开发和维护费用，每年可以减少15%的系统维护和运行人员投入。③增加间接经济收益，大大提高城市管理事件、问题的事前预防能力，消除或减少灾害损失，降低突发事件发生率，减少直接经济损失及间接经济效益每年约 0.2 亿元。④"数字孪生"技术利用传感器和算法优化，全流程实时模拟垃圾焚烧生产活动，为企业降低能源消耗，提高电热能产出，减少设备损耗和突发事件发生。⑤居民享受碳普惠，促进其养成良好的低碳行为习惯，如垃圾分类（分类投放、大件回收、旧物交易等）。

（3）社会与环境效益：促进城市管理的现代化和智能化，提升城市的综合竞争力和可持续发展能力。提高城市管理效率，加强城市规划和决策支持，优化资源配置，提升居民生活品质。

案例二　重庆市智慧市容环卫管理信息系统
深圳市图元科技有限公司

1. 单位介绍

深圳市图元科技有限公司（以下简称"图元科技"）成立于 2006 年初，总部位于深圳市南山区，并在长沙设有研发基地，是城市管理专业服务商，主编和参编多项行业标准。图元科技一直坚持技术创新，通过物联网、云计算、大数据、AI 智能、5G 等技术，为城市管理领域的政府、服务企业提供"平台＋终端＋数据"的城市信息化解决方案和运营服务。

2. 主要背景

为贯彻国家关于提高城市科学化、精细化、智能化管理水平的重要指示精神，落实住房和城乡建设部"干净、整洁、有序、安全、群众满意"等核心指标要求，顺应城市市容环卫工作新形势、改革发展新要求、人民群众新期待，搭建重庆市智慧市容环卫管理信息系统，实现"全覆盖、全流程、全市域"管理，实现市容环卫工作监管智能化、指挥调度科学化、评估体系智能化、过程监管可视化、关心关爱人性化的系统监管和保障体系，构建适应高质量发展要求的城市市容环卫监管服务工作体系，增强城市市容环卫监管服务统筹协调能力，提高城市市容环卫监管服务水平，推动实现城市治理体系和治理能力现代化。

3. 解决方案

重庆市以构建"大平台、大系统、大数据"的智慧市容环卫体系为导向，借助物联网、大数据、云计算、智能终端等建立"一库、一图、N 应用"体系的重庆市智慧市容环卫管理信息系统，"N 应用"包括道路清扫保洁、生活垃圾分类、水域垃圾收运、餐厨垃圾收运、垃圾中转站运行、垃圾处置运行、公厕运行、化粪池运行、户外广告运行、洗车场和建筑物外立面清洗、农村环境卫生、建筑垃圾治理、市容环卫重大设施建设、垃圾处置费征收、门前三包五长制巡查等业务的全覆盖、全监管（附图 2-3）。

大平台：构建集物联感知、AI 融合、视频融合、地理信息融合、数据融合等于一体的智慧市容环卫支撑大平台，通过该平台消除"信息孤岛"和避免重复建设，实现智慧市容环卫应用敏捷构建、高效维护、智能提升。

大数据：智慧市容环卫构建环卫大数据体系，制定环卫全业务体系数据标准，实现全量环卫数字资源汇聚，通过对数据的采集、清洗、抽取、汇聚、挖掘、分析建立数据资源中心，基于数据体系支撑环卫的精细化、智能化、智慧化管理，推动环卫用数据说话、用数据管理、用数据决策、用数据创新。

大系统：智慧市容环卫业务平台将各级业务通过标准规范实现市容环卫各条块的大协同，结合市容环卫业务体系及环卫管理需求构建智慧市容环卫大监管（道路清扫保洁、生活垃圾分类、生活垃圾收运、水域垃圾收运、餐厨垃圾收运、垃圾中转站运行、垃圾处置运行、公厕运行、化粪池运行、户外广告运行、洗车场和建筑物外立面清洗、

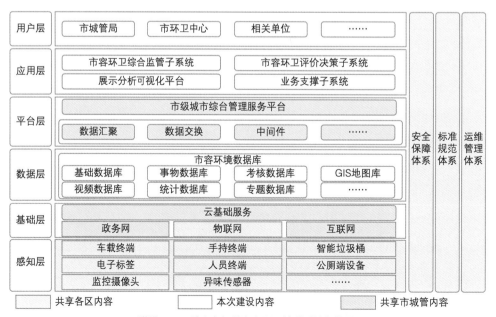

附图 2-3　重庆市智慧市容环卫管理系统架构图

农村环境卫生、建筑垃圾治理、门前三包五长制巡查、垃圾处置费征收等全业务监管）、大考核、大决策体系，形成智慧市容环卫大系统总体框架。

重庆市智慧市容环卫管理信息系统可以概括为"1+1+N"市容环卫体系，实现对全市市容环卫业务的监管及数据报表的分析汇总，强化信息资源整合力度，为管理和决策提供强有力的辅助支持（附图 2-4）。

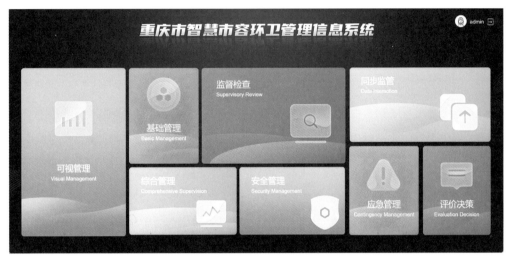

附图 2-4　重庆市智慧市容环卫管理信息系统

4. 运维模式

本项目建设单位为重庆市环境卫生事务中心，由专业运维团队参与项目管理与运营，平台在使用过程中遇到的问题统一由专业运维团队解决，随着技术的不断发展和用户需求的变化，平台需要不断进行系统更新和演进，运维团队会定期更新、修复漏洞、添加新功能等，以确保平台始终具备较高的安全性和可用性。

5. 应用成效

（1）分析管理短板，推动问题源头治理。针对性分析作业盲点、梳理重点服务区域，对各类整改问题进行精细化、多维度分析，为各服务项明确管理薄弱点，提高整体运营服务水平，找出其管理短板，找出环卫管理问题源头，形成针对性作业计划及整改计划，从源头解决市容环卫相关问题。

（2）优化环卫资源，推动运营管理降本。通过分析各条块作业资源需求，测算合理作业资源，找出资源配置短板，合理优化作业资源，提升人员、车辆利用率和作业效率，降低运营成本。

（3）变革管理模式，推动作业提质增效。优化作业网格及作业人员配备，形成优化的清扫保洁作业配置方案，最大程度减少作业工作量、均衡人员工作量、合理配置作业计划，确保作业任务落实，保障作业质量，提升整体成效。

（4）量化工作任务，考核评价有据可依。智慧市容环卫实现环卫作业质量及达标结果的自动化生成，并可根据相关条件组合生成评估分析结果，实现作业考勤、作业完成情况、违规情况的自动统计，通过比对作业规则实现任务执行情况的精细化管理，实时掌握环卫作业质量、作业成效并生成过程考核结果。

案例三　深圳市智慧环卫系统
苏州市伏泰信息科技股份有限公司

1. 单位介绍

苏州市伏泰信息科技股份有限公司（以下简称"伏泰"）是一家专业从事智慧环境解决方案、互联网＋垃圾分类运营和第三方监管服务的科技型企业。公司 2005 年成立，2018 年正式启动 IPO 申请程序。伏泰现有正式员工 800 人，技术研发 400 人，下属苏州环境云信息科技有限公司、苏州纳故环保科技有限公司、苏州市中鉴华测环境科技有限公司、杭州环科云信息科技有限公司等 21 家子公司，泉阳信息产业有限公司、南京源悦信息技术有限公司等 4 家参股公司和 3 家分公司。

自 2007 年进入环卫固废处理与利用领域以来，已发展成环境、公共卫生、城市管理与应急领域 IT 和综合服务者，提供项目咨询、规划、建设、运营于一体的全流程服务。

2. 主要背景

随着城市经济发展，城市生活垃圾增加，但城市环卫基础设施薄弱，信息化程度低，环卫企业存在着以下痛点、难点：信息化程度低，缺乏全面可靠的信息化手段辅助监管；缺乏精细化管理和工作考核辅助决策；对环卫资源管控困难，无法实现有效调度和优化利用；应对常规及突发事件缺乏快速、有效的处理能力。

针对以上问题，伏泰在深圳市智慧环卫项目中立足行业政策法规和智慧城市建设，以深圳市智慧城管总体架构为支撑，旨在打造"全局监管、多级联动、量化考核、科学决策"的契合深圳实际的环卫智慧化综合管理模式，打通市、区、街道、企业四级环卫业务管理流程，形成跨行业、全时空、精准化事件处置联动机制。运用大数据技术实现横向环卫业务关联数据的综合应用，纵向市、区、街道、企业四级体系交集数据的多维分析，全面提升城市环境卫生管理水平，实现绣花一般的城市综合治理。

3. 解决方案

（1）强化顶层设计，突破信息孤岛，提高城市环卫综合管理水平。实现市、区、街道、社区四级环卫管理部门以及相关作业单位共享共管，实现各单位、各层级之间信息报送、采集、统计、分析、处理、共享的智慧化信息管理系统，覆盖整个深圳市环卫管理所有要素，对环卫作业和信息化运营全过程监管（附图 2-5）。

（2）科学架构设计，挖掘数据价值，提升城市环卫综合管理高度。环卫综合管理系统基于智慧城管总体架构设计，通过智慧城管的数据治理平台进行数据对接，发挥现有数据资源的价值，通过大数据分析，多维度展现环卫工作管理的全貌，提升城市环卫综合管理高度。

（3）构建信息高速，打通全业务链，提升城市环卫综合管理效率。构建高效的信息沟通渠道，强化巡查督办、问题整改、自查自纠、指挥调度方面的建设，做到实时交互、信息留底、流程规范、处置及时，实现市级管理部门对全域资源的可视化调度，提升城市环卫综合管理效率。

（4）标准口径统一，逐级量化考核，提升城市环卫综合管理的公正性。在区、街道、企业三个层级上统一考核标准口径，实现纵向的逐级量化考核，横向的综合考核评比，通过数据实现公平公正考核，形成各级部门、单位互比互看，暴露管理、作业的薄弱环节，针对性地进行机制、技术、资源方面的优化更新。

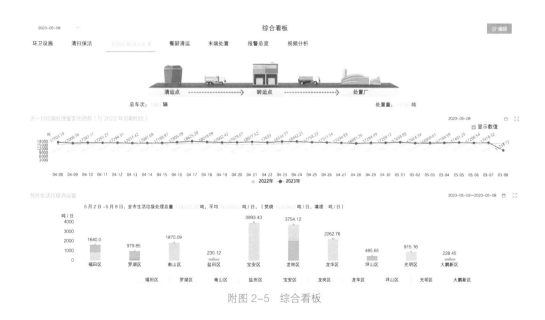

附图 2-5　综合看板

（5）建立企业征信档案，促使企业加强自身建设，提高全市环卫市场化质量。建立企业征信档案，从项目履约情况、绩效考核情况、问题督办情况、社会投诉情况等多个维度进行评价，并通过智慧城管的统一征信平台对外发布，促使企业完善自身管理体系建设、履行合同承诺、遵纪守法，提高全市环卫市场化质量。

4. 运维模式

（1）运维团队与管理方式：组建全生命周期方案落地跟踪机制，以现场标准化服务、专业化团队为辅助手段，提供专业项目团队全天候运维支持。通过系统自动进行分析、处理、共享、决策，及时向管理者和使用者传达信息，实现快速发现问题并解决问题的良性循环，实现互联互通、远程协同、数据创新。

（2）平台日常使用：采用三体系、五层次的架构设计，搭载14大应用满足环卫各业务板块的业务管理需求。基于模块化设计，采用市、区、街道、企业四级权限管理，实现具体业务的独立管理，同时保证数据的横向共享，借助系统的可视化、多维度的数据处理和分析能力，辅助提升环卫综合管理效益。实现环卫人、车、物、事全过程实时管理，打破信息孤岛，合理设计规划环卫管理模式，提升环卫作业质量，降低环卫运营、监管成本。同时平台实现与其他部门、单位系统进行数据共享交换，实现信息资源的整合和深度挖掘。

（3）可持续性保障大量先进技术的应用和组合，构建一套坚强、安全、灵活的综合信息化平台，使得系统中200余个功能子模块得以顺利部署，并顺利完成数据的共享与协同；满足深圳环卫未来信息化扩容需求，实现系统的可持续优化，降低后续的维护和迭代成本。

5. 应用成效

（1）投入与产出：该项目的实施提升了城市环卫综合管理水平，优化资源配置，降低运营成本，提高效率，带来经济效益的提升。政府资金投入使用率达100%。通过系统优化环卫设施布局、队伍资源分配布局、垃圾减量化布局、机械化作业布局等，节约了政府投入比例。

（2）社会与环境效益：通过数字化解决方案的实施，城市环卫管理的科学性、规范性和精细化得到提升，城市环境卫生得到改善，居民生活质量提高，进而对社会产生积极的影响。此外，优化资源配置、降低能耗、减少垃圾产生等环境效益也得到显著呈现。

（3）数据要素价值转化与释放：基于建设智慧环卫综合管理系统，所有采集的数据都汇集到环卫大数据中心，可以及时发现全市环卫死角，并可针对环卫死角加以监管。通过数据的沉淀和积累，进而转化为有价值的信息和决策支持，为环卫设施规划与建设、环卫管理制度标准制定、环卫治理水平提升提供了更精细、更全面、更科学的数据支撑。

（4）推广价值：该数字化解决方案已在深圳市范围内得到应用，并取得了显著成效。智慧环卫的应用不仅服务于政府，还服务于企业、环卫工人等各种环卫角色，企业可以通过系统实现内部管理与效率提升，优化成本管控，环卫工人则可以通过系统保障自己的合法权益，包括工资结算、安全作业等。在实施过程中，解决方案的创新性、有效性和可行性也得到了有力验证，具有推广应用的潜力。

案例四　包头市城市精细化管理平台"数智鹿城管家"
玉禾田环境发展集团股份有限公司

1. 单位介绍

玉禾田环境发展集团股份有限公司（以下简称"玉禾田"）成立于 1997 年 10 月 27 日，历经二十多年的快速发展，集团主营业务涵盖城乡环卫、垃圾分类、再生资源、园林绿化、智慧城市、市政设施、景观照明、综合物管、智慧城市建设等城乡公共服务领域。公司于 2020 年 1 月 23 日在深圳证券交易所创业板正式挂牌上市交易。

目前，玉禾田正在为超过 1200 家企业、200 家政府单位和 180 余座城市提供长期服务，服务规模长年稳居行业前列。在既往与各地政府的合作中，玉禾田多次受到有关城市政府和权威机构的表彰，先后获得国家级"守合同重信用企业"、广东省著名商标企业、广东企业 500 强、广东民营企业 100 强、深圳老字号、深圳十佳爱心企业、深圳质量百强企业、深圳市高技能人才培训基地、深圳市民营领军骨干企业等殊荣，并入选 2021 年、2022 年中国环境企业 50 强。玉禾田还积极参与"创建全国文明城市""创建国家卫生城市"工作，为 50 余个城市提供环境公共服务，助力其成功获得"全国文明城市"荣誉称号。

2. 主要背景

（1）平台建设起因及背景：为了全面贯彻落实习近平总书记"城市管理应该像绣花一样精细"重要指示精神，牢固树立"人民城市人民建，人民城市为人民"的工作理念，以承办内蒙古自治区城市精细化管理工作现场会为契机，以规范管理、高效管理、数智化管理为主线，坚持建设与管理并举、整治与营造同步的思路，利用网络、通信、信息集成等技术，建设城市管理数智平台。

（2）面向的主要用户及分别提供何种功能：面向不同类型主要用户的需求，系统提供 PC 端、移动端、决策大屏不同的展示方式，提供 10 个子系统，包含业务指导子系统、市区数据一览子系统、监测分析子系统、全域一张图子系统、督查检查子系统、综合评价子系统、车载 AI 视频子系统、应用维护子系统、决策建议子系统、数据汇聚子系统。

3. 解决方案

（1）平台整体架构及新技术应用：数智鹿城管家平台技术采用分布式架构，各子系统独立运行，原子业务通过 ESB 系统总线保持异步一致性，同时利用消息技术保障最终一致性。平台整体基于 J2EE 技术栈，依照国家与各部委的标准进行研发，其中应用了地理信息系统（GIS）、图像识别 AI 技术、大数据分析、边缘计算等技术，提升平台的整体效能。

（2）具体建设内容：软件包含服务指导子系统、市区数据一览子系统、监测分析子系统、全域一张图子系统、督查检查子系统、综合评价子系统、车载 AI 视频子系统、应用维护子系统、决策建议子系统、数据汇聚子系统。硬件包含车载 AI 视频采集设备等。

（3）建设过程及步骤经过：平台建设周期约为 3 个月，由市本级统一建设，区级使用。建设完成后分别交付市本级部门和各区政府、部门使用。

（4）创新与亮点：平台使用车载 AI 视频设备，利用图像识别 AI 技术，大大提高了城市巡查的效率；平台充分发挥了"城市治理数字化"与"城市运营智能化"的"一体化"模式的优越性。

4. 运维模式

（1）运维团队与管理方式：平台服务器利用混合云模式进行部署，本地机房设有专人负责运维工作，同时远程安排技术人员支持，采用标准的服务器巡检管理模式，保障服务器稳定运行。

（2）平台日常使用：平台为实时使用平台，包括业务平台及数据分析。

（3）可持续性保障：平台由玉禾田负责技术建设，拥有强有力的技术保障团队。

5. 应用成效

（1）社会与环境效益：数智鹿城管家平台的建设，是创新社会治理方式，使社会治理走向现代化的项目。数字化城市管理的内涵丰富，其核心是通过数字技术推动商业模式、政府治理、社会运行和城市治理的变革，让城市更智慧，让生活更美好，打造"智慧包头·宜居天堂"。项目的实施，促进了管理精细化、长效化，助力解决市政问题、环境问题、停车秩序问题等，服务群众出行需求，使群众参与到城市管理、监督当中，提高群众的生活品质。

（2）数据要素价值转化与释放：一是市级考核利用大数据分析，平台系统实时计算，自动生成各单位的考核结果。二是通过平台系统的实施，重新盘点了包头市公共资源数据库。

附 2.2　企业案例

案例一　智慧环卫服务平台数据分析和使用
福龙马集团股份有限公司

1. 单位介绍

福龙马集团股份有限公司（以下简称"福龙马"）成立于 2002 年，于 2015 年成功登录上海证券交易所主板，是国内首家专注于环卫领域的主板上市公司。公司持续深耕布局城市服务领域，围绕人居环境治理的前、中、后端，以科技引领企业发展，构建了智能装备制造、环境产业生态运营、资源循环再生利用等全产业链体系，致力于为客户提供环卫领域整体解决方案。

2. 主要背景

环卫管理部门为改善市容市貌，打造宜居城市，不断寻求科学合理的解决措施，有效提高城市环卫的监管力度，完善环卫设施配套。借助物联网设备在道路清扫保洁、垃圾收转运、公厕管理维护、生态巡查、园林市政养护等作业场景中，收集环卫工作数据，打造基于企业管理的环卫运营标准考核体系，制定合理高效的人工与机械化配置，解决环卫作业盲点，促进资源回收再利用。

在全国主要采取基于单项目环卫业务服务模式、环卫服务一体化外包模式、PPP 模式三种模式开展业务。通过项目实施，实时掌握环卫管理信息，深度挖掘环卫大数据，用客观数据支撑管理决策，形成预警式工作，彻底解决隐患，提高环卫管理效率和应急响应水平。

3. 解决方案

（1）建立人、物、事一体化运营管理智慧环卫云平台。从人资（包含人员档案管理、人事变动管理、劳动合同管理、异常信息管理等）、物资（包含车辆、设备、设施的档案、使用状态、费用管理）、生产作业（包含人员、车辆、设备、设施定位及监控管理、作业区域管理、考核监督管理、筹建管理、作业异常管理、数据分析管理）等方面进行全面在线化运营，提升管理信息化应用水平，提高服务质量及客户满意度。

（2）以项目的维度，打造项目管理管控平台。对环卫运营项目公司的招标投标、项目筹建、人员投入、车辆投入、设备投入、设施建设投入及生产运营中的费用进行项目归集，使所有项目公司的成本投入实现在线化，阶段性成本投入与预算相结合，超出预算时，及时提醒管理者，帮助管理者做及时止损和运营方案调整。

（3）应用智能设备对人员、设备、设施、车辆进行精准管理。使用电子工牌对人员进行管理，对人员考勤、作业轨迹、作业次数进行标准化管理；设备、设施使用感应装置，使设备、设施有感作业，减少成本浪费；对车辆作业进行全方位数据提取，对车辆油耗、作业时车速、作业动作进行标准化管理，减少车辆损耗、提高作业安全。

4. 应用成效

（1）积极运用互联网思维，构建"物联网 + 环卫装备"智能化云平台，对改变劳动力密集型环卫行业发展模式，提升环卫装备智能化水平，实现人力、物力、资源的有效调度，提高作业效率，在为企业运营、品牌管理、产品开发、市场营销和客户维系等提供精准决策方面具有重大意义。

（2）建立环卫云数据服务监控点 523 个，其中专设和共建了 89 个环卫云大屏中心，通过系统平台获取和使用实时数据，为当地政府监管和企业管理提出相应的数字化转型方案，提升了政府对环卫行业的治理能力，提升了环卫运营企业管理效率，进一步保障了环卫生产安全、生态安全、城市运营安全和人民群众健康安全，促进安全、生态、文明的城市管理体系进一步完善，助力我国"数字城管"与"智慧城市"建设，提升城市科学化、精细化、智慧化管理水平。

（3）统一管理废弃物的运输、分类和存储调度工作，实现垃圾的批量管理，满足循环再生处理的经济要求；为市政和园林部门提供再生有机化肥信息，使无害有机质还田用于城市绿化，实现绿色制造、绿色服务。

案例二　城市垃圾清运保障专题驾驶舱应用
杭州市环境集团有限公司

1. 单位介绍

杭州市环境集团有限公司（以下简称"杭州环境"）成立于 2010 年 9 月，隶属于杭州市能源集团有限公司，为国有独资企业，前身为 1991 年成立的杭州市天子岭废弃物处理总场。

杭州环境作为一家从事城市生活垃圾综合治理的专业公司，聚焦垃圾集疏运一体化管理、固废综合处置与资源化利用和项目投资及运营管理三大领域，是我国生活垃圾清运处置领域规模较大、实力较强、技术较高、涉及面广、产业链全、富有前景的垃圾综合处置企业。

2. 主要背景

2023 年 9 月 23 日至 10 月 8 日，第 19 届亚洲运动会于杭州成功举办，在亚运会期间，观众、运动员、工作人员集聚于场馆和赛事区域，每天都会产生大量的生活垃圾。伴随着赛事的进行，也会有医疗垃圾，如纱布、注射器等产生，需要进行专门的清运和处理。同时，亚运会赛事有明确时间表，因此垃圾清运工作需要在规定的时间内完成，以确保场馆和赛事区域的整洁，这些都对杭州垃圾清运工作提出了更高的要求。

3. 解决方案

杭州环境集团以城市生活垃圾治理、提升清运服务满意度及助力亚运保障为目标，开发了城市垃圾清运保障专题驾驶舱，综合运用了物联网、人工智能、数据分析等技术，通过智能监控、优化路线规划和全过程数据分析等方法，实现高效、环保的垃圾清运方案。具体如下：

（1）路线规划及应急调度技术：利用 GIS 技术创建数字化地图，并在地图上标注清运集置点、清运场、垃圾转运站、末端处置场等，并结合实时交通数据提取道路的拥堵情况。同时，基于车载 GPS 定位设备，实时追踪车辆的位置和行驶情况。未来，我们设想利用遗传算法模拟自然选择和进化的过程，基于云计算和大数据技术，实现动态路线规划，避开交通高峰时段或拥堵路段，通过不断迭代来寻找最佳的清运路径，以最小的成本和最短的时间完成清运任务。同时，指挥中心可以根据车辆位置信息作出及时的调度决策，保障清运任务的高效完成。

（2）数据分析和路线预测技术：通过收集与垃圾产生有关的各种数据，如终端传感器和摄像头的数据、天气数据、赛事、路况等实时与历史数据，通过对数据进行清洗和整合，确保数据的准确性和一致性。利用数据分析，深入理解垃圾产生的模式和规律，构建预测模型，将实时数据与历史数据结合起来进行预测，以更准确地预测垃圾产生的高峰时段和区域，从而调整清运计划，实现更高效的路线规划。

（3）数据可视化驾驶舱技术：通过整合终端 GPS 数据、垃圾清运数据与地理信息系统，实时展示清运车辆的位置、垃圾集置点状态、管控点状态以及亚运会场馆运行情况等相关数据，实时监控垃圾产生量、清运进度、车辆位置等关键指标。建立交互式可视化界面，指挥中心根据管理需要进行数据筛选并采取变化时间段、调整区域等措施，以便更深入地探索数据背后的模式和信息。

4. 应用成效

城市垃圾清运保障专题驾驶舱在亚运会保障期间的应用取得了极大成效。我们通过优化数据采集、流程和环节管控逻辑性，突出"在线、实时、协同、闭环"，试点垃圾收运"站牌式"应用模式，打造集信息汇聚、数据可视、风险感知、预警预告、精准研判、资源调度和绩效监管等于一体的垃圾清运全过程数字化运营监管体系。通过该应用，亚运会赛事保障期间，计划清运完成率目标 100%，清运及时率达到 99% 以上，车辆应急调度响应速度缩短至 5 分钟，超速、不系安全带等违规行为零发生，相较于传统管理方式，监督检查人力成本投入至少减少 50% 以上。

城市垃圾清运保障专题驾驶舱具有广阔的、可复制的应用前景，尤其在提升城市生活垃圾清运服务质量和服务效率方面具有很高的推广价值，在危险废物、医疗废物等城市其他废弃物运输管理方面也有很好的借鉴意义，如附图 2-6 所示。

案例三　OpenDT 餐厨垃圾全流程溯源系统
山高环能集团股份有限公司

1. 单位介绍

山高环能集团股份有限公司（以下简称"山高环能"）是深圳证券交易所主板上市公司，是山东高速集团旗下环保与绿色能源业务板块，聚焦固废处理与再生能源领域，

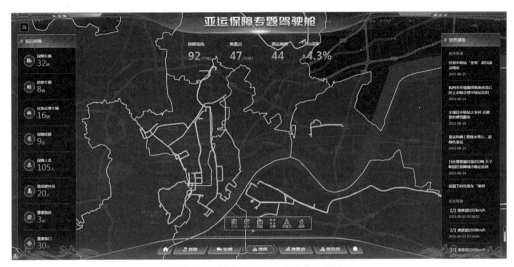

附图 2-6　城市垃圾清运保障专题驾驶舱

以技术为核心，资本为翼，管理为纲，专注有机废弃物处置与资源化利用项目投资运营，打造再生油脂加工出口贸易平台。公司采用 PPP、特许经营、股权收购等模式，已在我国东、中、西部近 20 个主要城市实现项目网络化布局。自建油脂出口渠道，与国际能源巨头达成稳定供应合作。

2. 主要背景

山高环能打造的 OpenDT 餐厨垃圾全流程溯源系统，结合以多方沟通服务渠道为基础的城市级餐厨垃圾收运服务公众平台，通过数字化赋能，实现餐厨垃圾收运全区域、全流程监管，助力打造智慧城市治理的新模式。

餐厨垃圾全流程溯源系统的推出为推进城市精细化管理、打造智慧城市、保障食品安全和人民群众身体健康、监管餐厨垃圾从源头到末端全流程、维护城市环境卫生、实现餐厨垃圾应收尽收与集中处理、破解餐厨废弃物外流和"地沟油"回流餐桌等民生问题提供抓手。通过数字化溯源平台将餐厨垃圾产生单位、收运数量等数据传递到监管系统，一站式精准服务，畅通餐饮单位与监管单位、收运单位间的沟通渠道，提高餐厨垃圾数字化管理水平。构建餐饮单位、收运单位、监管平台"三位一体"的餐厨垃圾监管体系。常态化配合政府部门进行餐厨垃圾收集、运输和处理，同时进行垃圾分类义务督导和宣传，从根源上遏制餐厨垃圾回流餐桌；率先应用数字化收运系统，建立政府、收运企业和餐饮企业三方联动的餐厨废弃物共治平台。

3. 解决方案

建立餐厨垃圾全流程溯源系统和以多方沟通服务渠道为基础的城市级餐厨垃圾收运服务公众平台，来满足城市餐厨废弃物治理链条中各方需求，是山高环能数字化收运溯源服务的未来标准模式。

城市餐厨垃圾治理是一个多中心、多组织、多模块相互协作的综合运行体系，政府、企业和公众三方的共同努力协作是必不可少的。通过搭建一个线上、线下的连接和融合的沟通平台（platform for dialogue，PFD），提供包括微信小程序、App、PC 端的"互联网 +"的餐厨垃圾治理服务，打造多方融合的共治模式。一方面为公众提供良好的服务，另一方面为监管单位提供数据支持与用户服务反馈，使餐厨垃圾收运服务单位转变为餐厨垃圾处理产业链上的"连接者"，从而增强城市治理韧性（附图 2-7）。

通过给餐厨垃圾收运人员和管理者提供便捷的移动端 App、小程序、管理系统等工具，结合垃圾产生单位信息管理、商户投诉处理、垃圾分类质量监管、收运推广等功能以及物联网边缘设备的数据采集，实现城市餐厨垃圾治理的服务下沉以及多方协同分布式治理，遇到问题即时解决、就地解决，打造多方融合的共治模式。对城市餐厨垃圾产生、收集、运输、处置过程进行全流程的监管，确保每个环节都能提供有效的溯源数据依据，透明化服务全过程，建立城市餐厨垃圾治理监管新模式，完成由集中式治理向分布式协同治理、从云化治理向雾化治理、从静态治理向流动治理转变。

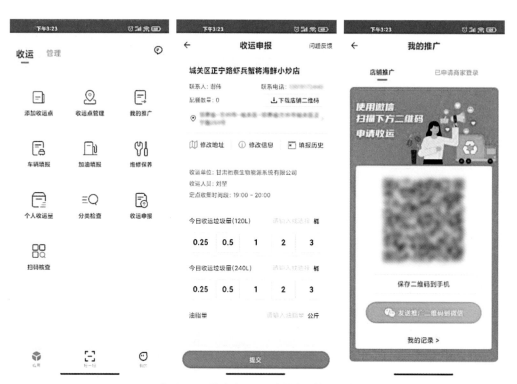

附图 2-7 移动端 App、小程序、管理系统

4. 应用成效

（1）山高环能集团股份有限公司已在全国 10 余座城市全面开展了餐厨垃圾收运溯源试点工作，通过建立城市级的餐厨垃圾收运溯源服务体系，已面向超 10 万家垃圾产生单位提供了数字化收运服务，实现了餐厨垃圾回收"可看、可溯、可查、可控"。系统在为垃圾产生单位提供服务的同时整合链条中的各项信息，已经做到收运过程透明化，一方面提升了餐厨垃圾收运工作的管理效率，一方面对接各类政府平台，为政府及监管单位提供相应的数据。

（2）通过推动溯源体系的建立与发展，不仅推动了废弃食用油脂资源化（used cooking oil，UCO）行业和集团自身的健康发展，同时也在不断完善行业体系的建设，成为城市餐厨垃圾治理的重要支撑与保障。目前该系统已取得包括 1 项国家发明专利在内的 25 项知识产权。

案例四　智慧环卫平台与机器人流程自动化、智慧手环等的结合
侨银城市管理股份有限公司

---

1. 单位介绍

侨银城市管理股份有限公司（以下简称"侨银城市"）于 2001 年成立，以"每到一城，美一城"为企业使命，经过 20 余年发展，公司已具备优秀的城市建造、治理、运营、服务等全产业链整合能力。围绕"人居环境综合提升"核心战略，公司致力探索城市"全生命周期管理"。2022 年提出"@ 城市"全域综合治理服务模式，构建了集城市公共服务、微改造、特色经营为一体的现代化城市全域综合服务新体系，涵盖城乡环境一体化服务、环卫工程建设、垃圾分类、水域管护、市政管养、园林绿化养护、建筑废弃物及污染物处理、公共物业管理、城市微改造、共享充电桩建设、城市能源管理、城市绿色交通服务等多航道业务。

2. 主要背景

在城市环卫运营领域，面临着庞大的数据采集任务以及资源调度等挑战。为了提高工作效率和减少人为错误，可通过大数据、物联网、云计算技术进行全局管理，并对车辆、人员采用机器人流程自动化（robotic process automation，RPA）和智慧手环等技术来

自动化和优化相关流程。

通过智慧手环，可以对环卫人员进行实时的位置追踪和工作状态监测。这些手环可以收集环卫人员的工作数据，如工作时间、工作区域、任务完成情况等。利用 RPA 技术自动化数据采集和评分流程，RPA 机器人可以自动收集智慧手环采集的数据，并根据设定的评分标准进行自动评分。这样可以减少人工操作的时间和错误，提高评分的准确性和一致性。最终把信息整合收集到智慧环卫平台，取得了显著的成效。首先，数据采集变得更加准确和高效，避免了手工记录的错误和漏洞。其次，自动评分大幅提升了评分效率，减少了人力成本，并且评分结果更加客观和公正。最后，实时监测和智能调度功能使得资源的分配更加合理，提高了环卫作业的效率和响应速度，进一步推动了城市环卫行业的现代化进程。

3. 解决方案

围绕企业发展实际，结合上述总体规划，分条提炼侨银城市近年来推动数字化转型发展的具体举措和实践。

（1）研发并完善智慧环卫系统，基于物联网技术与移动互联网技术，对环卫管理所涉及的人、车、物、事进行全过程实时管理，用数字化提升管理实效，打造智慧环卫创新管理模式。智慧环卫所有服务部署在城市管理云端，对接智慧城市网络，以云服务方式随时为管理者及作业人员提供所需的服务。

（2）通过智能环卫终端对项目一线作业人员的工作状态进行监控，应用电子围栏及电子手环等设备，可收集作业人员信息，并通过人员管理系统进行自动化考评，考核评分内容包括上下班、迟到、早退、在岗、脱岗、坐岗等维度，精细化人员管理。

（3）建立项目信息库，有效管理和整合各类项目有关作业轨迹、油耗水耗、人员定位等相关信息，实现信息的集中存储和共享。可以记录和维护各个大区项目的基本信息、进度、资源分配、风险管理等关键数据，以便及时监控和评估项目的执行情况。此外，作为知识库和经验库，存储项目经验和最佳实践，为未来的项目决策和规划提供有价值的参考。

（4）与政府协助构建网络舆情监控系统，统筹管理，配套建设左右联通、上下联动、内外协调的工作机制，努力构建集舆情发现、预警、研判、处置等为一体的工作格局。

4. 应用成效

（1）生产与管理应用成效：通过智能化设备、物联网技术和数据分析，环卫公司可以实现作业流程的优化和自动化，提高作业效率。数字化转型帮助环卫公司实现资源的精细化管理和优化配置，通过实时监测和数据分析，准确了解各个作业点的工作量和需求，合理分配人力、车辆和设备资源，提高资源利用效率、降低成本，提升环卫服务质量和可靠性。

（2）数据要素价值释放成效：数字化转型使环卫公司能够收集、分析和利用大量的数据，为决策提供科学依据。通过智慧环卫平台与 RPA、智慧手环等的结合，减少车辆闲置率 0.15%。通过智能监控系统和报警装置，及时发现和处理作业中的安全隐患，及时对车辆进行维修保养，目前已降低车辆故障率 0.16%。

案例五　城市公共服务智慧管理平台
中环洁集团股份有限公司

1. 单位介绍

中环洁集团股份有限公司是中信产业基金投资控股的城乡环境及公共服务运营商，业务涵盖环境卫生、垃圾分类、市政管养、绿化养护、物业服务、应急保障等领域。10余年来，公司构筑了智慧城市综合服务平台体系，实现运营管理的全系统数字化管理，在智慧化、装备化、精益化方面持续投入，为客户提供更高品质的服务，让城市更加干净、整洁、有序、安全，创造守护美好生活，共建共享美丽中国。

2. 主要背景

（1）各地城市管理部门致力于打造干净宜居城市，不断探索应用新的科技手段，有效提升城市环卫的数字化监管能力和数智化评价水平。

（2）利用人工智能物联网（artificial intelligence of things，AIOT）设备有效收集各业务线作业数据，基于后台大数据分析和数字化方案管理体系、岗位层级管理体系和绩效考核体系，实现实时预警、员工自驱和运营管理日进日精。

3. 解决方案

（1）构建项目全生命周期数字化管理：项目从前期调研、方案设计，到中标签约后的项目整合、运营优化，全程通过数字化平台实现智慧精益管理。在项目调研阶段，通过蜜蜂地图和积尘 AI 识别，对城市公共服务基础部件和城市道路洁净程度进行全面扫描和重点诊断。在项目方案设计阶段，通过蜜蜂智算引擎对项目方案进行测算，实现一

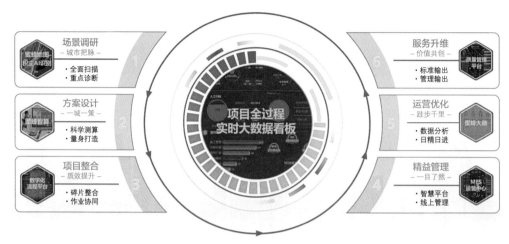

附图 2-8   实时大数据看板

城一策和科学测算。在项目整合阶段，通过数字化流程管理平台进行碎片整合和作业协同，实现质效提升。在项目服务升维阶段，通过质量管理平台进行标准输出和管理输出实现价值共创。在项目运营优化阶段，通过蜜蜂大脑进行大数据分析，基于数据分析结果进行项目优化，实现项目日进日精。在项目运营阶段，通过 MES 运营中心一目了然了解资源配置、作业效率和作业质量（附图 2-8）。

（2）建设六项标准化能力：进行要素标准化、场景标准化、业务单元标准化、管理标准化、质量考核标准化和激励自驱标准化这六项标准化能力建设，并以此为基础构建岗位层级和绩效考核数字化管理体系，实现了员工自驱激励数字化、作业全面质效管理数字化和设备全生命周期管理数字化。员工自驱激励数字化通过按质计酬、定岗定责、质效评估、多劳多得、临时抢单、事件上报实现同等作业量用更少的人、同等作业人数提升质量和财政资金使用效率提升。作业全面质效管理数字化通过基于六项标准化的平台能力建设，实现全场景、全要素、全过程作业质量可控和效率可评价。设备全生命周期管理数字化通过个性定制场景化、路线优化智能化、人机协作与机械组合化，实现绿色化、物联化和无人化。

4. 应用成效

（1）通过设备全生命周期管理场景化定制使设备管理整体效率提升 15%，通过路线优化使有效作业时间提升 13%，通过作业组合化作业质效提升 10%，通过机械代人无人化服务成本下降 50%。

（2）通过员工质效自驱激励机制，实现办件数下降 70%，员工效能提升 25%，员工收入增加 20%。

> ## 案例六　环卫装备制造企业数字化轻型解决方案
> ## 湖南纽恩驰新能源车辆有限公司

1. 单位介绍

湖南纽恩驰新能源车辆有限公司（以下简称"纽恩驰"）是聚焦中小型新能源环卫装备研发、生产制造、销售与服务于一体的国家高新技术企业，致力于为环卫行业提供背街小巷机械化、智能化和数字化环卫作业综合解决方案，是背街小巷智慧环卫作业综合服务商。

纽恩驰拥有株洲市新能源环卫装备工程技术研究中心和湖南省省级企业技术中心，公司入选《百年湖南制造名录》，是湖南省"专精特新"小巨人企业，同时是湖南省重点后备上市企业、湖南省制造业品牌培育试点企业、湖南省两化融合管理体系贯标试点企业。

2. 主要背景

党的二十大关于促进数字经济和实体经济深度融合的战略部署，全面推动了新一代信息技术赋能千行百业数字化转型，通过构建数据驱动，重点面向特定工业场景和数字化转型需求，推动企业加快建立产品生命周期管理系统（PLM）、资源计划系统（ERP）、制造执行系统（MES）、供应链管理系统（SCM）、仓库管理系统（WMS）、质量管理系统（QMS）、客户关系管理系统（CRM）等，推动企业内部信息化系统的综合集成和云化改造迁移。

纽恩驰深耕环卫装备领域 6 年，随着数字化的发展，企业对经营管理的数字化转型也作出了重要战略布局：通过数据来推动业务的增长，明确数字化转型是信息化的升级版，实现数据化的全面采集，最终拉通上下游，在行业中实现网联化，创造出人机协同的新型生产方式和商业模式。

3. 解决方案

为推动环卫装备制造企业实现数字化转型，纽恩驰通过集成云计算、物联网和大数据等先进技术，提高企业生产效率、降低能耗、优化供应链管理，并不断提升产品质量和服务水平。解决方案主要包含企业数字化管理系统、研产协同管理系统、售后服务系统等。

（1）企业数字化管理系统：利用数字化技术和智能化控制，对生产过程、设备、流程、管理等方面进行全面的数字化管理和智能化控制，对业务数据的统一收集、分析和应用，实现企业生产自动化、管理智能化、决策数据化。其中，生产计划功能，利用先进的算法和数据分析技术，实现生产计划自动生成，确保生产资源的有效利用和生产的顺利进行。物料管理功能，通过对原材料进行采购、入库、出库、库存管理等全过程数字化管理，降低库存成本。设备管理系统功能，通过对设备采购、安装、调试、运行、维护、报废等环节的线上管理，提高设备稳定性和可靠性。

（2）研产协同管理系统：通过搭建统一的数字化工作台，打破了传统部门之间的壁垒，使研发部门和生产部门能够在同一平台上共享信息、协同工作和沟通，实现研发与生产无缝衔接，提高工作效率和质量，降低成本并提升市场竞争力。利用历史数据进行市场需求预测，研发部门可以确定产品的研发方向和重点，生产部门可以根据订单情况和库存情况调整生产计划。通过工作台数据收集和分析，能够不断发现问题、改进工作流程并优化各种资源配置，以提高整体运营效率。

（3）售后服务系统：通过利用大数据分析和人工智能技术，提高产品销售后的服务效率和质量，满足客户需求并提升客户满意度。智能维修管理功能，根据设备故障类型和地理位置等信息智能调度维修资源，如维修人员、维修工具等。实时监控维修进度，确保维修任务按时完成，并要求线上提报维修过程记录、维修报告等，便于售后服务质量管理和评估。对售后服务过程数据进行采集和分析，包括故障类型、维修周期、客户满意度等指标，便于了解售后服务的质量和效率，发现潜在问题，为决策提供支撑。

4. 应用成效

环卫装备制造企业数字化转型解决方案有助于提升企业的运营效率、降低成本、增强竞争力。通过企业数字化管理系统、研产协同管理系统、售后服务系统等的升级应用，实现制造生产过程的自动化和智能化管理，减少人力成本18%左右，生产效率提高10%以上，并缩短产品制造周期，满足市场不断变化的需求。

案例七　物业城市数字化运维
深圳市万物云城空间运营管理有限公司

1. 单位介绍

深圳市万物云城空间运营管理有限公司（以下简称"万物云城"）是万物云空间科

技服务有限公司（以下简称"万物云"）旗下的城市空间科技服务公司，围绕城市空间提供"全域智能运营"科技产品及专业服务，实现城市空间一体化专业管理。万物云城经营亮点有：①设备和人统一调度。通过物联感知平台，将空间、业务及设备整合至一张智能网络中，人、设备、场景可统一在数字运营中心调度连接。②整合城市服务中的多业务线条。依托数字集成能力，解决政府多头对接的难题，整合城市服务中的不同业务线条，对城市公共空间、资源、项目进行全流程协同治理。③设计、研发、工程、运营一站式服务。基于智慧空间建设为客户提供涵盖"咨询设计—研发集成—工程实施—运营"一站式全生命周期服务。④实现智慧城市长效运营。通过汇聚和分析各方数据，基于工单的精细数字化管理，构建端到端的运营管理体系，对万物互联的智慧城市实现长效运营。

2. 主要背景

在智能科技的大力推动下，目前城市物业管理发展面临着规模庞大、复杂性高、管理难度大等痛点，无论在设备设施维护、消防安全、营运风险、节能环保，还是租户服务、环境品质、形象管理等方面都有了更高的标准。随着人工智能、物联网等技术的不断发展，越来越多的智能化技术将被应用到物业服务中，如智能门禁系统通过人脸识别、指纹识别等技术，实现小区出入管理的高效、安全和便捷；智能化的能源管理系统，能够实现更加精细化和智能化管理服务。通过搭建物业城市数字化运维平台，利用数据驱动决策和智能化管理，能够有效推动物业调整管理策略和服务模式，提高管理效率和服务质量。

3. 解决方案

（1）整合："全域智能运营"将融合城市服务中不同的业务，将服务领域分为四大核心板块，即公共资源、公共秩序、公共服务、公共事务。该运行机制以协同管理平台为主要支撑，对接"全域智能运营"，打破条块壁垒对接管理需求（附图2-9）。

（2）智慧："全域智能运营"的智慧运营管理平台将通过业务流程的顺畅运作来获取数据，而后进行大量的数据沉淀并加以分析，促进以数据分析为依据优化运营的手段更加高效，从而纵向打通线上与线下的联结障碍。同时，通过以数字世界模拟物理世界的方法来集中监督全业务场景的运作状况，以支持更加便捷地发现异常并及时处置，实现数字化运营与指挥调度。为此，需要通过专业的智慧运营手段来提高城市服务的效率和水平，打造协助基层政府部门"大脑"的政策有效实施，促进"全域智能运营"各组成部分平衡有序运转的智能"小脑"。

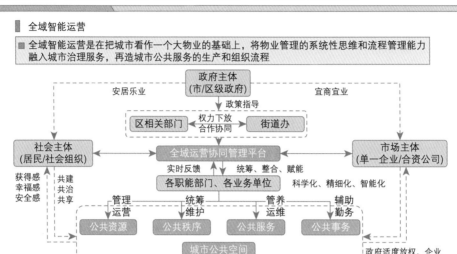

附图 2-9 物业城市 2.0

（3）共建："全域智能运营"需要以政企之间的亲密合作为根基，连接有关各方，不断探索、共建新范式。市、区级政府主要负责相应改革的顶层设计并对相关部门进行政策指导。市、区相关部门将权力下放至各街道办，根据工作实际需求科学调剂编制资源和人员配置，并且与街道办合作成立城市治理改革领导小组，在街道的监管下建立"全域智能运营"协同管理平台并交由企业进行市场化运营管理。在平台运行灵活高效、公开透明的前提下，有关各方进而需统筹整合各职能部门与服务单位，以积极动员企业、街道整合资源，汇聚新合力，建立政企之间的创新协同合作关系。

4. 运维模式

城市大管家通过"专业服务 + 智慧平台 + 行政力量"相融合的方式，以专业化的服务总包、模块化的服务划分、社会化的治理结构、精细化的治理手段，将城市公共服务整体外包，对城市公共空间与公共资源、公共项目进行全流程"管理 + 服务 + 运营"的政府、市场、社会多元主体协同治理模式。对社会组织和公众在城市治理过程中的综合表现进行画像和积分，建立基于积分的城市文明信用管理体系。

5. 应用成效

早在 2018 年，万物云就进驻了珠海横琴新区，通过与珠海大横琴投资有限公司进行国企混改，合力打造出全国首个"物业城市"治理模式。截至目前，万物云已将横琴新区的城市空间管理、物业资产服务与公共资源经营进行一体化纳管，实现了多场景、多业态的新城新区全域智能运营。经历 5 年发展，万物云为横琴粤澳深度合作区政府带来几个层面价值：一层是首创并落地政企协同治理的"物业城市"模式，并推广到全国 20 多个城市；二层是基本实现城市全域运营管理，覆盖 35 类、77 个城市服务运营场景，同时人员统一平台管理，远程调度秒级响应；三层是实现政府基层治理减负，横琴新区城市运营管理工作不断拓展，但政府编制内管理人员数量保持稳定，服务效率大幅提升；四层是帮助城市作业闭环效率提升 35%。

附 2.3　场景案例

案例一　广东江门智慧水域运维示范区案例
陕西欧卡电子智能科技有限公司

1. 单位介绍

陕西欧卡电子智能科技有限公司（以下简称"欧卡智舶"）成立于 2017 年，是国内领先的水面无人驾驶核心系统提供商及行业赋能者，产品线覆盖无人驾驶环卫船、智能载人游船等整船产品，并研制出智舶无人驾驶系统，可为应用水面无人驾驶技术提供标准化解决方案。无人驾驶环卫船系列可为城市河道、人工湖泊、公园水系、水库等水域场景提供水域清洁、水质监测、岸线巡检、水草收割等一站式智慧水域运维解决方案。智能载人游船主要应用于景区湖泊观光游览、水上商务会客、水上物流等场景，现已投放至 10 个国家、50 多个城市、100 多片水域。欧卡智舶以"智能产品 + 运维服务"的模式，创新性地推动水域环保与水域经济智慧化升级，目前是拥有行业最长水面无人驾驶里程数和全球首个水面无人驾驶样本集的国家级高新技术企业。

2. 主要背景

广东江门江海区河网密布、水域情况复杂。随着城市化不断发展，江海区在水域治理方面面临着越来越严峻的挑战，传统人工点式打捞的方式工作效率比较低，加之人口老龄化日益严峻，清洁工人在河面长时间工作存在着极大的安全隐患，已不能满足业主、政府、居民对美好环境的要求，这一系列问题迫使当地水域环境治理寻求数字化、智慧化方案。

3. 解决方案

欧卡智舶联合江门市江海区政府，基于欧卡智舶自主研发的水面无人驾驶技术，以全新自研的 L4 级无人驾驶环卫船为载体，在江海区河湖全域铺设近 28 艘水面无人驾驶环卫船，配合部署 10 余座智慧化无线充电岸基以及无人船智慧化、数字化管理平台。综合运用自动驾驶、边缘计算、信息通信、大数据分析、云计算等底层技术，并搭载核心自研的水面专用自动垃圾清洁模块、激光雷达、高清摄像头、喊话喇叭、水质监测传感器等各种仪器设备，实现水域日常垃圾清洁、水质监测、水域安防巡检、安防应急等一站式智能维护和智慧管养。后端基于无人船的运行、回传、监控、管理等诉求，形成一平台（无人船智慧管理平台）、四终端（智慧管理大屏端、Pad 端、手机端、远程运维管理端）的管理系统，做到任务实时下发与调度、船岸协同、多船协调、智慧运维、数据分析等支撑，形成数据可视化大屏，实现端、云、管的全面协同，为江门水域治理注入强劲科技动力，更好地赋能绿美江海建设（附图 2-10）。

4. 运维模式

运维团队与管理方式：组建专业的运维团队，包含机械运维部、河道及驳岸保洁部、智慧平台运维部、巡查监管部，使用"标准化智能产品应用 + 智慧平台使用 + 可持续保障团队"的运维模式。

（1）标准化无人环卫船应用：利用船身搭载的雷达、摄像头等多种传感器对水面及边界环境进行感知建模，确定水域轮廓以及障碍物位置，标定路线和边界，按照自主

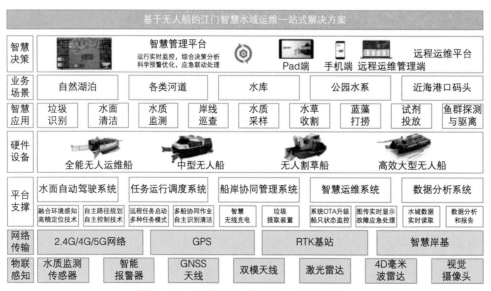

附图 2-10　江门智慧水域运维解决方案架构图

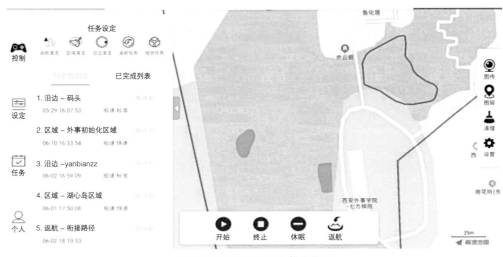

附图 2-11　无人环卫船操作界面

巡航、沿边清洁、区域清洁、水质模式 4 种任务模式设定和执行任务。也可根据水域情况，利用多种任务模式组合的形式定制任务（附图 2-11）。

（2）智慧管理平台日常使用：融合 Pad 端、手机端、智慧管理大屏端、远程运维管理端四位一体智慧管理平台，工人通过手机/Pad 一键定点预约启动，无人环卫船全程自主作业，每个工人至少可管理 5 艘无人环卫船。业主通过大屏端可实时监控当前无人船在线航行状态、航行里程数、船只电量等数据并进行实时调度（附图 2-12）。

（3）可持续保障：远程全天候在线管理与技术支持 + 突发情况现场应急人员保障。

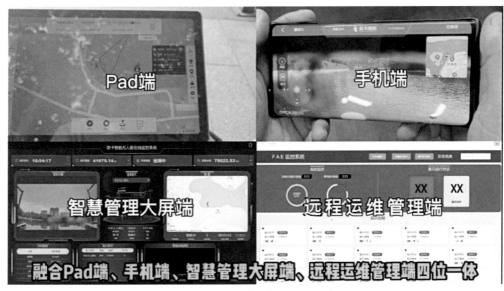

附图 2-12　四位一体智慧管理平台

5. 应用成效

（1）投入与产出：人工清洁方案中人工成本占比 83.04%，设备成本占比 16.96%；无人环卫船清洁方案中只需 7 名船只管理员来管理 33 艘无人船，人均管理约 5 艘，人工成本占比 41.38%，设备成本占比 58.62%；无人环卫船应用方案下，5 年累计效益相比于人工清洁方案而言，总体费用节约 50%。

（2）社会与环境效益：对于政府，可以展示江海区在水面无人驾驶系统方面的成果与技术应用，赋能江海区应急能力，补齐江海区在水面无人驾驶环卫船领域的空白，建成华南首个智能化集群密度最大的智慧水域运维示范基地。对于管养单位，可节约人力，降低安全风险，减少经济成本，促使运维模式从传统的人力模式向智慧化、数字化运维服务模式转型升级。对于公众，有效减少河道中的垃圾和污染物，维护水质的清洁和健康，努力构建江门全域高品质幸福河湖，满足公众对美好生活的期待。

（3）数据要素价值转化与释放：无人船可实时采集和回传水质监测、水域高精度地图、岸线巡检环境等数据，形成了全球首个水面垃圾样本数据集和水面无人驾驶数据集并已部分开放给行业相关研究机构使用。目前已有 120 个科研机构、超 2500 余次下载，引领与助力水上环卫等相关技术发展。

（4）推广价值：目前已在全球 10 个国家、50+ 城市、100+ 水域中有投放无人环卫船，累计航行里程超过 55 万千米。除广东江门外，欧卡智舶在武汉、苏州、石家庄等城市均建立智慧水域运维示范区。经实际测算，水域环卫工作效率提升 300%，综合成本降低 60%，具有极强的可复制性与可推广性。

案例二　基于端到端模式的医疗废弃物物流全过程数字化管理服务平台
北京环境卫生工程集团有限公司

1. 单位介绍

北京环境卫生工程集团有限公司（以下简称"北环集团"）是北京市国资委监管的一级大型国有独资企业，长期致力于城乡环境综合服务、废弃物资源化利用、固废装备制造、环卫技术研发、环卫工程建设等领域，可为客户提供项目规划、工艺设计、投融资建设、运营管理等一体化服务。截至 2019 年 12 月底，北环集团综合保洁面积达到 5.7 亿平方米，全年清运、转运各类垃圾 1307 万吨，处理各类垃圾 1012 万吨；总资产超 230 亿元，总收入超 119 亿元；北环集团从业人员近 9 万人，拥有各类环卫作业车辆近 1 万部。

2. 主要背景

（1）满足日趋严格的监管要求：近年来，随着监管部门不断强化对医疗废弃物处置各环节的监管力度，如何在确保运营效率的前提下，运用信息技术等手段，提升医疗废弃物收运、处置业务的合规性和可追溯性，成为医疗废弃物物流业务中迫切需要解决的问题。

通过信息技术的应用创新，进一步优化和完善业务运营的管控流程，包括将物联网技术用于医疗废弃物的全生命周期识别、将卫星定位技术用于专用车辆的定位监管和轨迹跟踪、将视频监控技术用于医疗废弃物转运过程的零接触管理等。这些技术的应用创新不仅可以提升业务运营的工作效率、加强服务质量的管控，还能为满足各类监管要求提供数据层面的技术支持。

（2）应对快速增长的医疗废弃物收运需求：每天首都北京都有数万家大小医疗机构在向社会公众提供医疗服务，随着医疗废弃物物流管理机制的不断完善以及医疗废弃物物流业务的逐步集中，医疗废弃物收运需求一直在保持快速增长。

（3）提升内部精细化管理水平的需要：随着北环集团承接的医疗废弃物收运量的快速增长，如何高效地完成车辆、人员调度，优化现有的物流运营能力，实现收运全过程的闭环监控；如何为用户提供方便快捷的服务入口，提升端到端的响应速度，改善用户服务体验；如何解决业务财务的自动化衔接和一体化管控、满足多种结算模式的需求、完成服务收费的在线核算与账务处理等问题，已成为影响企业内部精细化管理水平的直接因素，推动企业运营的数字化转型正当其时。

3. 解决方案

平台主要面向医疗机构、物流运营企业、政府监管部门等三类用户提供服务。医疗机构可利用该平台的微信公众号，随时发起收运服务的在线预约。物流运营企业可通过地图化的排班模式，快速高效地完成车辆人员调度和收运闭环监控。政府监管部门可基于平台积累的业务数据，全面掌握全市医疗废弃物的动态情况。平台的一体化财务管理还可满足多种结算模式的要求，实现服务费用的在线核算与账务处理，并通过微信公众号提供实时查询和付费充值功能（附图 2-13）。

根据医疗废弃物物流业务的实际流程，平台的整体建设分为 5 个部分，涵盖了医疗机构预约收运服务、物流运营企业收运排班、物流车辆收运过程监管、收运费用结算以及收运服务评价等环节，通过各个环节业务流程的在线贯通，打造医疗废弃物物流业务全生命周期的开放服务能力（附图 2-14）。

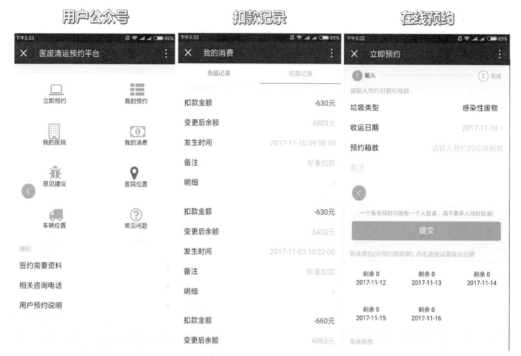

附图 2-13　医疗废弃物在线预约收运平台微信小程序

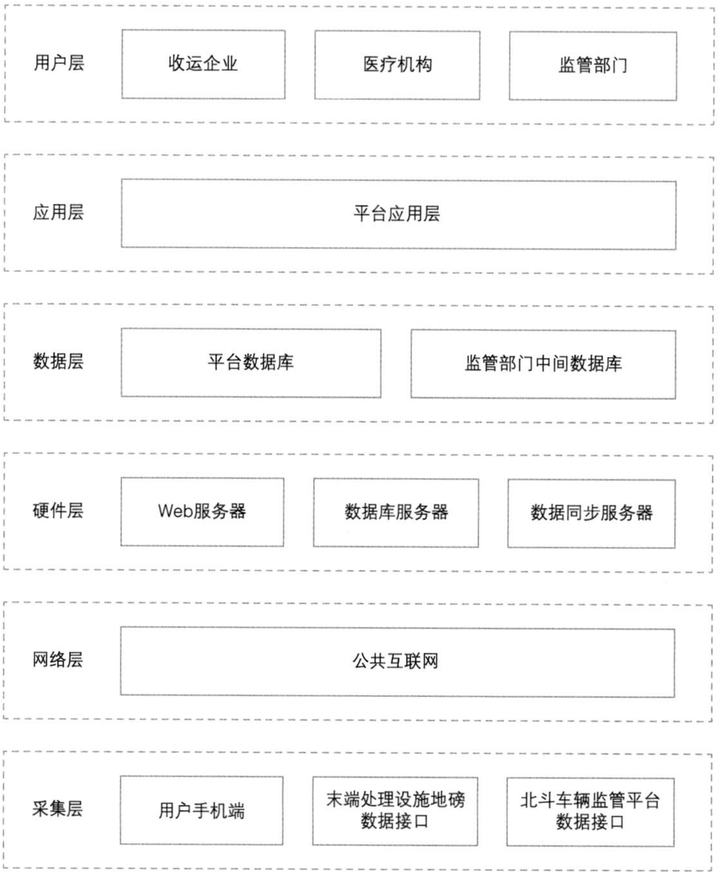

用户层	收运企业	医疗机构	监管部门
应用层	平台应用层		
数据层	平台数据库	监管部门中间数据库	
硬件层	Web服务器	数据库服务器	数据同步服务器
网络层	公共互联网		
采集层	用户手机端	末端处理设施地磅数据接口	北斗车辆监管平台数据接口

附图 2-14　医疗废弃物在线预约收运平台框架图

（1）实现收运服务的在线预约，为医疗机构提供灵活便捷的服务入口。平台突破了环卫物流企业定时定点的传统收运模式，充分利用移动互联网灵活接入的技术特点，创造性地设计了在线预约收运服务模式。所有的医疗废弃物收运需求，均由医疗机构在线发起，平台收集完整的预约信息并自动反馈至物流收运企业。

（2）实现基于预约信息的智能化排班与调度，为物流收运企业提供便捷高效的运营管理服务。平台通过运用物联网、云计算等信息技术手段与传统业务管理经验的融合创新，设计开发了基于预约信息的智能化排班与调度功能，可以辅助物流企业的业务运营管理部门进行任务、人员、车辆的自动匹配和收运路线规划。

（3）实现医疗废弃物物流的全过程信息采集，为监管部门提供可靠的决策依据。平台可以实时采集和管理所有物流收运车辆的定位数据、轨迹数据，以及末端医疗废弃物处理设施的称重数据，并通过末端称重数据与前端收运数据的比对，结合车辆行驶轨迹的分析，辅助监管部门和运营管理部门对医疗废弃物转运过程中是否发生异常行为进行判定。

（4）实现物流收运费用的在线结算和查询，为医疗机构提供简便的成本管控手段。为实现业务财务的自动化衔接和一体化管控目标，平台设计开发了充值结算和后付费结算两种模式，并通过在线获取各医疗机构的预约收运数据和末端处理设施的称重数据，实现了所有收运服务财务结算数据的自动计算。

4. 应用成效

（1）成为具备快速业务扩展能力的综合性服务平台，并形成示范效应。平台上线使用以来，已对北环集团在京的所有医疗废弃物物流车辆实现了在线监管；业务覆盖范围遍及全市各区，已接收处理各医疗机构发起的预约收运服务超过 6 万单，未出现漏单、丢单、收运异常的情况；平台的注册医疗机构累计超过 6000 家，已具备可观的用户基础，形成了一定的示范效应。

（2）重构了物流企业的预约收运服务体系，有利于以点带面推动企业管理模式的数字化转型。通过平台的应用和推广，医疗废弃物物流收运企业不仅优化了业务监管和运营规范化水平，也可有效预防和掌控各类危险废弃物违规处置事件的发生。

（3）构建了医疗废弃物物流大数据的基础平台，为今后政府监管的精准施策提供数据支撑。平台的建成使用，不仅将医疗机构、物流企业、处理设施紧密关联，打通了医疗废弃物物流产业链的信息流，为提升城市综合治理能力、创造美好的居民生活环境提供有效的数据支撑。

案例三　基于中小型电动智能环卫装备和智慧环卫大数据平台的背街小巷智慧环卫作业场景数字化案例
湖南纽恩驰新能源车辆有限公司

1. 主要背景

背街小巷是城市的毛细血管，街巷胡同的环境卫生管理是城市管理的重中之重，但是目前背街小巷环卫作业机械化率非常低，环卫行业面临的"招人难"、环卫工人老龄化和用人成本与风险大等问题日益凸显。

无论是大城市还是小城市的背街小巷环卫作业场景均非常复杂，尤其是中小城市老城区道路狭窄，道路车辆、行人拥挤，车辆停放不规范，不适合大型环卫车辆作业，非常容易造成交通拥堵，交通事故风险大。

工业和信息化部、交通运输部等8部门印发《关于启动第一批公共领域车辆全面电动化先行区试点的通知》，明确以全国15个城市为试点，鼓励探索形成一批可复制、可推广的经验和模式，为新能源汽车全面市场化拓展和绿色低碳交通运输体系建设发挥示范带动作用。我国提出打造公共领域车辆全面电动化先行区，其中也包括在环卫行业加速推广应用电动环卫车。但是，当前环卫行业普遍反馈中小型电动环卫车辆适用性不强、车辆质量参差不齐，同时中小型电动环卫车辆普遍存在不能上牌、没有路权的政策风险。

2. 解决方案

通过在洞口城区采用小型电动环卫车、智慧环卫大数据平台和无人驾驶清扫车，建立了适合背街小巷清扫保洁作业的人机结合、机机结合作业模式；建立了依托小型电动垃圾压缩车、勾臂车的末端垃圾收集以及小型垃圾收运车与大型垃圾压缩车对接的垃圾收转运模式；洞口环卫项目打造了基于中小型新能源智能环卫装备与智慧环卫大数据平台深度融合的背街小巷环卫作业综合解决方案。

（1）背街小巷机械化作业新模式：在洞口环卫一体化项目上全面采用小型电动环卫清扫车替代大型燃油车，小型电动环卫车、收集车进背街小巷及小区，实现节能减排、降本增效的目标。以中小型新能源环卫车应用为主探索背街小巷环卫作业新模式，包括人机结合、机机结合作业模式。对于不适合机械清扫的人行道与非机动车道采用"小型电动清扫车为主、人工作业为辅"的人机结合作业模式。

（2）智慧环卫大数据平台：通过在洞口环卫项目建立智慧大数据平台，利用物联网、大数据和智能化技术，对环卫工作所涉及的人、车、物、事进行全过程实时信息化采集，基于环卫大数据运用大数据挖掘和 AI 智能学习等技术，对人机结合、机机结合的人车调度、作业排班实现智能化管理与运营，实现降本增效。尤其是采用"人机结合""机机结合"作业新模式，需要对人员车辆进行综合调度和作业排班，对人员和车辆监管要能够及时准确反映现场实际作业情况（附图 2-15）。

（3）环卫人员管理系统：环卫人员管理系统将对环卫人员的日常工作状态进行记录，实现人员位置实时定位、人员作业过程实时监控、历史作业轨迹回放、人员考勤自动记录、考核评价等功能。通过环卫人员管理系统，可实现位置信息可视化、监控管理透明化、环卫工作闭环化和绩效考核数据化。

（4）小型电动环卫车管理系统：小型电动环卫车管理系统，对作业车辆的作业状态进行记录，同时对作业模式进行规范化、精细化、智能化管理。系统可实现对作业车辆位置信息、作业状态、作业工艺的实时监控，划分小型电动环卫车工作区域，规范作业效果，对作业车辆历史行驶轨迹进行回放，对作业车辆费用、状态进行统计，自动形成作业车辆考核评价等功能。通过小型电动环卫车智能环卫系统可以实现使用小型电动环卫车道程闭环化、作业模式规范化、作业状态精细化和作业考核智能化。

3. 运维模式

洞口智慧环卫大数据平台根据项目部管理层不同岗位设置了不同的管理权限，人员、车队、作业和监督四大板块明确分工开展工作，线上与线下相结合，定期开展数据分析并对日常工作中存在的问题进行整改，查缺补漏，优化制度流程。

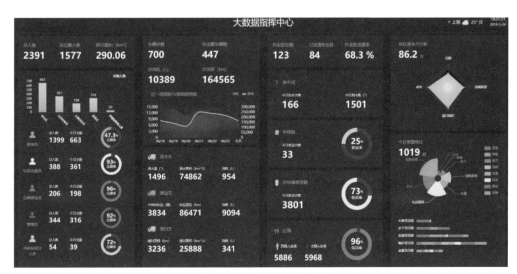

附图 2-15　大数据指挥中心

车辆所有运行参数、故障数据实时传输至大数据平台，平台对运行关键数据进行实时监测，及时对车辆违规操作、故障进行预警，及时或者提前对车辆进行维保，保障车辆运行安全。

4. 应用成效

（1）投入与产出：洞口城区环卫项目作业面积在增加了将近 50 万平方米的情况下，保洁员数量反而减少了 110 人，实现了减人增效。同时，通过全面替换老旧燃油车辆，采用小型电动环卫车作业，平均每月节约车辆使用成本将近 2 万余元。

通过采用大数据平台对车辆运行状态进行监测、对操作人员进行考核，平均每月维修费用节约 8000 元左右。

（2）社会与环境效益：通过采用小型电动环卫车对背街小巷实行机械化作业，城区卫生状况有了极大改善，洞口区成功创建省级卫生城市，基于此洞口县已经启动了全国卫生县城创建工作。

通过采用小型电动环卫车，减少了城市交通拥堵情况，消除了作业造成的扰民与尾气污染，老百姓对城市人居环境的改善效果非常认可，县城管局的工作得到老百姓的好评。

（3）数据要素价值转化与释放：通过大数据平台积累的环卫项目运营数据，不仅优化项目管理，实现了项目降本增效，同时也通过对小型电动环卫车的作业数据进行综合分析，为车辆改进设计提供最真实、最全面的数据支撑。

通过对日常人员与车辆作业数据进行大数据分析，每月定期改进、优化人员和车辆排班，同时对项目管理制度进行查缺补漏；项目部每月基于平台数据按照项目管理制度对项目组管理团队和一线作业人员进行绩效考评。

案例四　太仓市浏河镇垃圾分类数字化案例
苏州伯德环境发展有限公司

1. 单位介绍

苏州伯德环境发展有限公司（以下简称"伯德环境"）致力于固体废弃物处置服务及智慧环卫一体化项目运营服务，为政府及企事业单位提供因地制宜的垃圾分类整体化解决方案，包含智能硬件产品、软件产品的研发和生产及城乡清扫保洁、垃圾分类宣传、垃圾收转运、垃圾分类处置、环卫信息化管理等系统化运营和服务。

伯德环境具有强大的研发、生产、销售、运营以及资源整合能力，以一体化项目运营和全过程信息化监管的网格化、立体式服务为客户提供项目整体解决方案。

2. 主要背景

通过长期、详细的业务调研和分析发现，目前垃圾分类业务与人工管理方式存在很多问题：定时定点督导治标不治本，时间无法满足所有居民的需求，影响居民垃圾分类的积极性，无法 24 小时规范居民的违规投放行为，影响居民垃圾分类习惯的培养；人工记录的居民投放业务数据不准确，日常作业数据无法动态快速进行查询和统计，无法真实查看各管辖社区的垃圾分类开展情况和投放质量，无法准确、及时了解到事件作业进度和问题；人工巡查的频次、覆盖范围有限，人员车辆管理调度困难；违规居民无法高效取证，无法精准宣教及执法；垃圾亭房数量众多、分布位置分散，设施保洁情况、维护情况、运转情况参差不齐，缺乏有效的检测和管理手段动态获取设施状态；满溢垃圾桶无法及时收运，影响市容市貌，造成环境污染；突发事件、市民投诉问题需要多级反馈，无法快速调度有效人员处置，缺乏快速应急响应处理能力，无法及时获取处理进展；缺少垃圾分类设施全局性、周期性使用、运行情况统计数据，无法科学合理建设、投放环卫设施，造成部分资产闲置浪费或投入不足；人工督导模式的运营成本高且难以持续，减员后现场分类质量又大幅下降。

3. 解决方案

（1）垃圾分类智能设备：利用人工智能深度学习技术，基于视觉卷积神经网络实现收集端图像识别垃圾种类、异常投放行为，实时发现用户混投、过时投、落地包、桶点满溢等事件并现场语音督导；针对用户混投自动进行低质量分类；保障厨余垃圾纯净度；结合后端调度平台产生业务流，及时闭环异常事件；根据用户行为控制投放时限。

（2）智慧环卫决策中台：形成面向领导的决策场景，基于城市管理部门监管诉求和企业业务执行管理需求，通过结合各类物联传感设备实时传输运行数据，辅以人工智能识别和大数据分析，实现平台涵盖人员、点位、设备管理，打通前、后端任务闭环渠道，有效提高作业效能和业务达成效果。

（3）可视化"一网统管"大屏：实现将项目概况、实时监测数据、人员和设备作业信息数据、运营分析数据统一汇总至统管大屏；建立人员时空管理机制，通过配备、穿戴终端智能考勤设备，系统自动生成异常任务，灵活对讲调度周遭人员，实现应急预案及时响应；立体掌握全作业生命状态，高效把控业务进程（附图 2-16）。

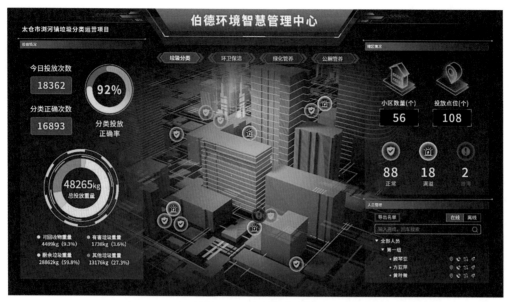

附图 2-16 智慧管理中心

4. 运维模式

项目配备了专业的运营团队，借助智慧管理平台，采用人机结合的运营管理模式，实现垃圾分类的提质增效；同时通过相关数据的采集与分析，为项目运营管理提供科学的数据化支持，结合日常巡检，为设备和系统的正常运行提供保障。

5. 应用成效

依靠数字化转型，人员点位数据集成至决策中台，事件调度有迹可循，项目运营在减少 45% 一线人力的同时，降低 83% 异常事件延宕率和客户投诉；通过投放点位智能化督导，从定时定点开放至 24 小时投放，保障倒班错峰等人群的投放诉求，有效避免过时投放，在提升居民满意度的同时解决城市景观和市容市貌卫生问题，获得了多家媒体报道，引起了社会的广泛关注；通过垃圾自动识别分类，保障厨余垃圾析出率，预测垃圾箱体满溢以合理规划收运等方式，推动环卫智慧生态圈形成，对促进城市绿色发展转型、提高城市生态环境质量、提升城市宜居水平具有重要意义。

案例五　郑州（南部）环保能源工程三维数字化移交和智慧安保应用场景
中城院（北京）环境科技股份有限公司

1. 单位介绍

中城院（北京）环境科技股份有限公司（以下简称"中城环境"，隶属于中国建设科技集团）是国务院国资委"双百"改革试点单位，承载着中国建设科技集团落实国企改革三年行动的重要使命，定位生态环境领域科技型领军企业，致力于成为国内领先的、技术驱动的生态环境综合服务商。

公司业务主要聚焦环卫及固体废弃物领域，具有政策、标准、科研、规划、咨询、运行监管、投资、设计、产业产品、工程总承包、工程运维等全过程服务的能力；项目类型涵盖固废循环经济园区规划、环卫专项规划、垃圾分类收集体系规划、垃圾焚烧发电、垃圾填埋处理、分类后有机垃圾处理、垃圾收集转运、建筑垃圾处理、危险废弃物处理、一般工业固体废弃物处理、农业废弃物处理、高浓度有机废水处理等，全国各地承接各类固体废弃物处理规划、咨询及设计项目 2000 余项。

2. 主要背景

郑州（南部）环保能源工程项目位于河南省郑州市新郑市，由郑州公用事业投资发展集团投资建设，全厂总建筑面积约 73700 平方米，建设 3 台额定处理能力为 750 吨 / 日的炉排式生活垃圾焚烧炉，每日可焚烧处理生活垃圾 2000 吨。

建设单位为打造本集团及行业数字化样板工程，在项目启动之初即组织各参建单位共同筹划建设全厂信息管控一体化系统。其中数字化 BIM 设计、移交和智慧安保应用作为信息管控一体化系统数字孪生应用的重要组成部分，与厂区 MIS/SIS 系统深度结合，为实现焚烧电厂在"无人干预，少人值守"情况下的安全、经济、环保运营奠定数字孪生应用基础。

3. 解决方案

（1）整体架构图

本项目整体构架见附图 2-17。

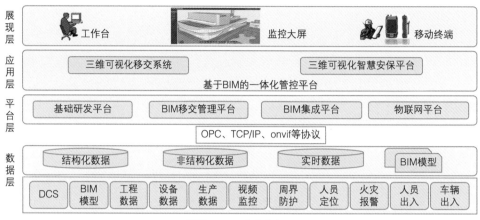

附图 2-17　整体构架图

（2）业务功能介绍

数字化移交平台提供三维浏览、模型管理、图资管理、台账管理、测点管理、设备缺陷管理等功能模块，实现了电厂智能运维、数字化运营管理。

三维浏览：通过全厂三维模型进行在线实时浏览，可分专业、分区域对全厂进行模型目录分类查看；通过模型树对指定模型进行显示、隐藏操作，可对模型进行选中、高亮、缩放、三维漫游等操作，对厂区模型的多层级、多粒度的三维对象进行访问。可灵活查看不同区域、不同系统模型相关台账信息、设备测点信息、设备状态信息、设备缺陷信息、图纸资料、模型属性等信息。

三维模型管理：通过系统功能对三维模型进行在线管理，可对模型进行在线上传、轻量化处理以及发布等，实现三维模型实时预览。

图资管理：实现设计资料在线管理。设计资料集成管理内容包括 PID 图、ISO 图、材料表、支吊架组装图、设计图纸、设计说明、缆线清册等。可通过设计资料进行文档在线浏览，通过网页访问多种文档格式，包含 Office、PDF 等格式图纸及文档。

设备台账管理：对三维模型与设备台账信息进行关联，可查看三维设备模型对应的设备台账信息，实现台账三维可视化管理。

测点管理：对三维模型与主设备实时运行数据进行集成，对主设备 KKS 编码与三维模型、实时测点进行关联，实现设备实时数据集成展示，通过三维模型查看设备相关的测点数据及测点状态。智慧安保平台提供三维监控、人员定位、综合报警、视频监控、车辆出入、人员出入等功能应用模块。

三维监控：可通过全厂三维模型进行在线实时浏览，进行选中、高亮、缩放、三维漫游等操作，对厂区模型的多层级、多粒度的三维对象进行访问，可查看厂区内各监控点位的实时视频画面，实时展示人员定位信息、展示周界防护报警信息，同时可查看每日人员出入及车辆出入等信息。

人员定位：在三维模型中实时展示人员定位信息与人员轨迹信息，并能进行相关区域内不同人员数量的统计。

综合报警：综合火灾报警系统和周界防护报警系统，实现报警提醒、显示、查询并启动事件处理流程，能对各类报警信息进行统计分析，关联展示报警点附近的视频画面。

车辆出入：可查询厂区内车辆的出入情况。

人员出入：可查询人员一卡通使用情况，查询各闸机人员出入情况。

视频监控：可查看厂区内各监控点位的实时视频画面，同时可增加及减少视频点位，可根据类别对摄像头功能进行分类维护。

4. 运维模式

（1）运维团队与管理方式：运维团队主要由公司生产技术部、运行部、维护部、物业等部门组成，根据平台运维管理部门制定的相关管理方法，指定专人作为系统管理员，对系统的运行、管理、维护和安全负责，并按照规定负责系统和数据的备份与恢复。

（2）平台日常使用：三维数字化移交和智慧安保平台主要由生产技术部、运行部、维护部、电厂物业各部门的各专业主管、值长、班长、维护人员等使用。生产运行人员可通过平台查看日常设备运行状态、设备运行测点指标数据、人员定位与人员排查设备故障区域，通过视频查看锅炉火焰燃烧情况；生产技术人员通过平台日常查看相关图表资料以及设备台账等信息；维护及物业人员通过全厂安防摄像头、门禁系统等对电厂日常维护情况及人员、车辆考勤情况进行监督查看。

（3）可持续性保障：运维人员可通过数字化移交平台，以三维可视化方式查看各类相关图表资料与设备台账，并对设备运行状态、设备缺陷、设备测点数据、工业视频、安防监控、人员定位、周界防护、火灾报警等运行状态进行实时监控。可以通过智慧安保平台对全厂人员每天进出记录、车辆进出记录、生产区域人脸识别记录、重要防区的门禁使用记录进行集中展示及统计，对后期人员和车辆考勤起到便捷作用。建立完善的运维管理体系，指定运维人员进行全天候技术支持。

5. 应用成效

（1）建立了一套适用于环保能源工程全生命周期的基于 BIM 的管控体系，形成环保能源工程项目的数字化资产，为集团公司后续的同类项目建设及运维管理提供了基于BIM 的新的管控模式。

（2）将数字孪生、大数据、无人化、人员定位、智能巡检、主动安全作为主攻方向，推进数据化、智能化管理，为打造"设备智能感知、过程实时控制、生产自动可控、管理协同高效、决策智能科学"的绿色环保、智慧电厂奠定基础。

> **案例六　北京市环卫收运车辆加装车载智能称重设备，对垃圾收运源头计量收费**
> **深圳市汉德网络科技有限公司**

1. 单位介绍

深圳市汉德网络科技有限公司（以下简称"深圳汉德"）成立于 2015 年，作为国家专精特新"小巨人"企业和国家高新技术企业，致力于打造智能、高效、便捷的"车载智能称重 SaaS 平台"。依托全球领先的自主研发的"载重传感器 +AI 算法"核心技术，深圳汉德可为水泥、环卫、物流、大宗货物运输、码头集装箱等行业客户对承运车辆运输进行全流程实时管控，并提供完整的车载智能称重终端 + 行业管理平台解决方案。深圳汉德累计融资金额超过 2 亿元，是车载智能称重领域领军企业。

2. 主要背景

2021 年 9 月 1 日，《北京市城市管理委员会、市发展改革委关于加强本市非居民厨余垃圾计量收费管理工作的通知》（京管发〔2021〕19 号）要求自 2021 年 9 月 30 日起，北京市非居民厨余垃圾按照调整后的价格标准统一实行计量收费，运输单位应按照要求为运输车辆加装计量称重和卫星定位等配套设备，实现源头减量。

深圳汉德垃圾分类收转运场景运输车辆"垃圾称重计量"数字化方案是基于北京市市政监管部门对非居民厨余垃圾"计量收费"的要求，对北京市各区域的餐厨垃圾收运车辆加装车载智能称重设备，实现垃圾桶收集垃圾净重的称重计量，并将相关数据实时接入各区生活垃圾管理信息系统。

3. 解决方案

北京市垃圾分类收转运场景运输车辆"垃圾称重计量"数字化方案是对北京市各辖区内所有的收运车辆加装车载智能称重设备，获取环卫运输车辆在收运场景下对各产生单位产生的垃圾进行计量称重，并采集产生单位装载垃圾容器（垃圾桶）的身份信息，结合4G 无线网络将相关数据实时上报各区生活垃圾管理信息系统，实现垃圾收运源头称重计量、垃圾产生单位身份识别、车辆收运轨迹监控、台账记录管理等功能（附图 2–18）。

（1）垃圾收运源头称重计量：根据环卫收运车辆的结构及按桶收运方式进行加装称重装备的改良应用（附图 2–19）。将称重传感器安装于餐厨车的挂桶提升机构处，对车辆挂桶提升机构在运动过程中的重量状态数据进行采集并传输给智能终端主机,终端主机通过对当前桶垃圾的重量信息进行 AI 算法处理,计算每桶的净重数据、累计重量、累计桶数,并显示在仪表上。同时使用打印机对垃圾产生单位产生的垃圾净重票据进行打印,对垃圾收运源头进行称重计量,便于相关部门计费结算(附图 2-20)。

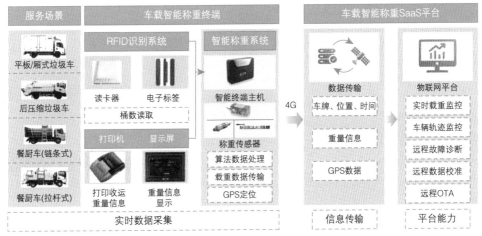

附图 2-18 车载智能称重系统整体架构

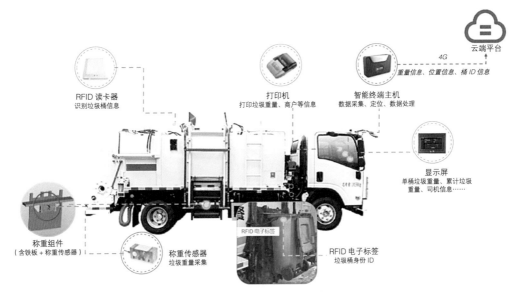

附图 2-19 餐厨车车载智能终端应用

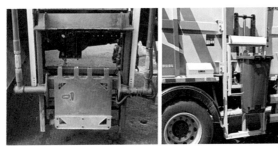
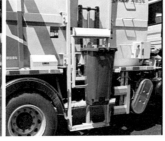
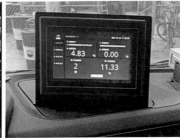

(a)挂桶提升机构加装称重传感器   (b)收运过程"称重计量"   (c)收运净重数据、桶数显示

附图 2-20 垃圾收运称重计量作业流程

（2）垃圾产生单位身份识别：将车载 RFID 读卡设备安装于收运车辆挂桶提升机构的上方，RFID 电子标签安装于收集容器（垃圾桶）边沿处。当收运车辆在收运场景下，RFID 读卡设备对垃圾桶的身份进行有效识别，确认该垃圾桶隶属于哪家产生单位，并由终端主机将桶 ID 信息、重量信息、位置信息实时上传到各区生活垃圾管理信息系统，便于监管单位对产生单位、产生垃圾量进行台账记录与管理，实现垃圾溯源（附图 2-21）。

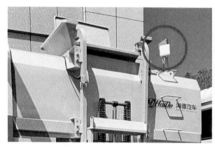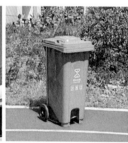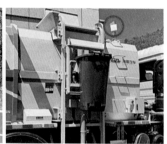

（a）在车辆挂桶提升机构上方安装　　（b）垃圾桶边沿内侧安装　　（c）当桶上升过程中 RFID 读卡器
　　　　RFID 读卡器　　　　　　　　　　RFID 电子标签　　　　　　　　识别桶身份信息

附图 2-21　垃圾桶身份识别作业过程

（3）车辆收运轨迹监控：车载终端主机内置北斗 /GPS 双模定位，实时获取收运车辆在营运过程中的轨迹信息，当收运车辆抵达各收运点收运垃圾时，终端主机自动将当前收运重量信息、位置信息、ID 信息上报到云端平台，实现对垃圾收运、运输、消纳全程路径的追踪，有效规避在途"偷排乱排、非法偷运、非法贩卖"等隐患。

4. 运维模式

（1）运维团队与管理方式：为保障北京市各区域安装的称重设备保质、保量、精准地运行，深圳汉德提供一站式安装售后服务。由项目经理牵头，组织技术团队、实施团队、运维团队提供全生命周期的保障服务。

（2）可持续性保障：深圳汉德公司在各服务区域提供驻点安装运维服务以及定期巡检、定期数据校准等服务，并建设微信沟通群即时响应服务。

5. 应用成效

深圳汉德的车载智能称重系统已在北京市多城区使用，并取得了良好的效果反馈，全城安装车载智能称重系统的环卫车辆数累计 1000 台以上。目前，深圳汉德的车载智能称重系统已服务并覆盖省、市区域 30 余个，累计环卫车辆安装近万台。拥有成熟的前装、后装实施经验。深圳汉德作为环卫数字化产品的供应商，以车载智能称重系统为智能载体，赋能环卫行业数字化升级。

案例七　辽宁省生活垃圾分类监管场景数字化案例

沈阳贝塔互联科技有限公司

1. 单位介绍

沈阳贝塔互联科技有限公司（以下简称"沈阳贝塔"），是一家技术型互联网公司，主要经营范围：为政府和企事业单位提供行业咨询和解决方案、软件产品设计和研发、系统集成、项目实施和运维等服务。自研的多场景开发平台已经应用于智慧环卫（生活垃圾分类、建筑垃圾治理、公厕管理、环卫作业管理等）、企业数字化转型（协同办公、数字化营销等）、环保（污水治理、节能环保）等领域。公司秉持以"为行业数智化转型赋能"为使命，以"为客户创造价值"为信念，以"为客户实现降本增效"为目标，以"与合作伙伴互利共赢"为宗旨，坚持"创新、务实、协作、共赢"的态度，在智慧环卫、环保、企业数字化转型等领域不断开拓、砥砺前行。

2. 主要背景

辽宁省以"现代智能分类为主流，以科技创新为主导引领"的垃圾分类模式，始终贯穿分类"减量化、资源化、无害化"这条主线，以实现全省由垃圾初分类到精准分类的有序推进、逐步覆盖的工作目标。公司充分利用互联网、大数据等信息技术创新监管方式，理清监管事项清单，汇聚部门监管领域数据，实现事项全覆盖、过程全记录、数据可共享，实现监管数据汇聚、任务协同、决策处置以及风险预警。

3. 解决方案

生活垃圾分类监管系统以完善的全过程监测监管能力建设为基础，依托大数据、物联网、云计算等新兴技术手段，提升对生活垃圾分类投递过程、收集工作、分类运输、末端处置的全过程的监控能力、预警能力和溯源能力，提高监管的质量和效率，减少人为干扰，降低管理成本，提高宏观调控水平。

搭建数据模型，实现业务数字化：汇集生活垃圾分类工作的全过程数据，实时掌控生活垃圾分类工作运行状况，依托各项业务所涉及的数据建立数据模型，形成各类数据库，实现生活垃圾分类业务的数字化管理。

4. 应用成效

（1）创新技术应用，构建现代化治理体系。借助精细化的城市管理手段，建设智能化的管理体系，加强各类基础信息的实时采集，实现各类信息的互联互通，实现对城市基础设施的有效管理和高效维护，并通过数据融合实现资源共享。

（2）应用信息手段，提高行政管理效率，打造标准规范、入口统一、功能完善、高效快捷、安全可靠的数据平台与智慧应用。服务城市规划、建设、管理主要环节，同时利用网络信息技术，整合信息资源，优化管理流程，提高行政管理效能，打造数字化、智能化、智慧化平台。

（3）推动互联网等技术在城市管理领域的应用，推进城市管理行业数字化、智能化、产品化转型升级。贯穿城市管理全要素、全产业链的各环节，实现管理赋能、技术赋能和数据赋能，构建更加开放和共享的数智城管产业生态系统。

案例八 沈阳市生活垃圾分类服务一体化场景数字化案例
沈阳贝塔互联科技有限公司

1. 主要背景

沈阳市生活垃圾分类服务整合平台是对现有信息化服务进行资源整合，提供集考核、数据分析、居民应用等为一体的数据服务，打造一个统一的生活垃圾分类智能化、全业务覆盖的智能管理服务网络，以"规划、建设、运行、管理、分析和服务"为理念推动沈阳市生活垃圾分类管理由"信息化"向"智能化"全面升级，提升生活垃圾管理的精细化程度，提升智能化监管水平，有效支撑领导智能决策，改善公众服务水平。

沈阳市先后建成了沈阳市生活垃圾分类信息平台、沈阳市生活垃圾分类监管平台、餐厨废弃物收运处理监管系统、沈阳垃圾分类智慧管理平台以及相关企业自身的管理平台，基本具备生活垃圾信息化管理服务体系的基础。但是，由于各系统是基于具体业务管理需要独立建设的，存在入口不统一、用户不统一、数据未贯通、任务和消息管理不统一、移动端场景支持不足等问题，导致各业务系统收集的数据不能发挥数据价值，对业务赋能不充分。

2. 解决方案

为了让业务数据融会贯通，实现对业务赋能，提升生活垃圾分类工作效率，降低管理成本，在现有信息化系统基础上，搭建全市生活垃圾分类工作一体化数字化管理平台，实现业务操作入口统一、用户认证统一以及任务和消息的统一管理，并利用数据中台实现各业务系统数据的对接与融会贯通、数据综合分析、可视化展示和各类报表导出，为生活垃圾分类工作管理的数字化转型赋能，提升沈阳市生活垃圾分类工作的数字化管理服务水平。平台包括垃圾分类工作数字化管理服务、生活垃圾分类监管服务、工作信息管理服务、智能设备实时监控服务、移动办公支持服务、公众管理服务、三方考核成效评估服务、厨余垃圾精细化管理服务、数据分析报表中心。

3. 运维模式

本项目为沈阳市政府购买数据服务项目，沈阳贝塔公司为客户提供以下 3 项服务：

（1）人员驻点服务：提供 3 名人员现场驻点，辅助业主方进行垃圾分类系统操作、开展操作指导与培训、负责系统技术支持等，并根据业主方要求进行相关数据分析服务工作。

（2）服务期间所使用的应用系统、服务器资源租赁和第三方云服务产品采买等服务由沈阳贝塔公司提供，同时提供系统部署所需服务器资源，并保证系统安全。设计、建立网络系统，保证服务的访问安全并做好防攻击、权限控制等工作，同时对数据进行备份。

（3）系统运维：从多方向，包括网络优化、操作系统优化、应用优化、客户端优化等，进行故障排除、版本维护、故障修复、补丁和主要版本升级、规则库的技术支持等产品升级服务。在保证和政府部门需求统一的情况下，可进行功能升级，若有高于政府部门平台的额外需求，则须根据需求工作量收取相应的费用。通过系统运维提高服务的性能和响应速度，改善用户体验。

4. 应用成效

（1）打通数据壁垒，实现精准化管理。打通城区餐厨废弃物产生端—收处端—监管端信息壁垒，构建科学高效的餐厨废弃物收运管理体系。通过在线申报审核、居民餐厨废弃物投放监管、产生单位厨余投放收集监管、收运过程监管、处置监管以及作业视频监管，实现餐厨垃圾产生、收运、处置全过程实时监管，督促各相关单位规范作业，建立电子台账，详细记录餐厨垃圾的种类、数量、去向、用途等情况。利用数据分析，统计全市范围内餐厨垃圾产生量、清运量、处理量，为行业管理部门制定相关管理办法提供科学依据。

（2）全过程监管，构建垃圾分类"监管大脑"。实行"互联 + 物联 + 监管"工作模式，率先建立了东北地区第一个生活垃圾分类数据分析服务平台，汇集企业、设施、检查等各方信息并进行分析，实现可视化展示。数字化管理的新模式为垃圾分类监管安装了"智慧眼"。

（3）打造"大数据"监管体系。当日巡检数据统计、垃圾产生量、设备运行情况、参与率等各项数据"尽收眼底"。利用大数据、算法等进行精准化分析，通过不同的维度进行多方面分析，提供星级小区建设完成情况数据，环保屋、智能箱运行状况，各区举办宣传活动的对比展示等。通过生活垃圾分类"监管大脑"使主管部门实时掌握垃圾分类效果，为下一步精准推进垃圾分类提供决策依据。

通过"互联＋物联＋监管"工作模式，助力沈阳市实现了对生活垃圾投放情况进行动态采集、实时统计、实时监控、实时预警，形成整个生活垃圾分类的流程闭环；进一步提升垃圾分类精细化运营管理的水平，既大大降低传统人工巡查的成本，又有效提升垃圾分类精细化运营的综合水平和管理效率；通过科技赋能，以智能化、精细化、系统化、动态化管理提高了沈阳市垃圾分类工作实效。

> ## 案例九　上海生物能源再利用项目二期工程数字化建设与应用
> ## 上海市政工程设计研究总院（集团）有限公司

1. 单位介绍

上海市政工程设计研究总院（集团）有限公司（以下简称"上海市政总院"），作为本项目联合体牵头单位，成立于1954年，属大型综合性国有企业，注册资本5亿元（人民币）。2008年获得首批国家工程设计综合资质甲级证书，2010年完成公司制和集团化改革，2012年总院资产注入上海建工（集团）总公司整体上市。上海市政总院从事规划、工程设计和咨询、工程建设总承包及项目管理全过程服务，业务覆盖基础设施建设行业各领域，综合实力位居国内同行前列。

近年来，上海市政总院紧扣国家数字转型发展战略，利用自身产业中规划先行、设计引领的根本优势，以生产保障为核心，以智慧运营为导向，全面推广数字化技术集成应用。贯彻"顶层设计、数字赋能、正向融合、价值延伸"理念，在"规、建、管、养、运"的工程全生命周期服务中积极落实"产业数字化、数字产业化"政策，大力发展信息化、数字化（数字孪生）、智能化、智慧化，采用数字技术推动智慧城市建设。在环境保护板块，尤其是固体废弃物处理处置项目中，上海市政总院聚焦智慧工厂等新兴业务，以BIM技术为抓手，深度集成应用GIS、倾斜摄影、IoT、大数据、云计算、AI、3D打印等先进技术，打造"BIM+"数字孪生的智慧固体废弃物处理处置厂站（园区）。为政府机关、建设与运管单位、各级企业等组织参与方的工程项目管理提供全周期、全要素、全流程的数字化实施案例，形成工程项目"多源异构、数模一致、数据融合、数字底座"的数字化"一网统管"体系，取得了一系列突出亮点和创新成果。

2. 主要背景

案例背景：

上海生物能源再利用项目二期餐厨垃圾设计处理规模 1500 吨 / 天，工程总投资约 10.52 亿元，是上海市最大的湿垃圾处理及有机固体废弃物利用项目。项目采用 EPC 模式进行建设，为 2020 年度上海市重大工程。

案例需求：

（1）超大处理规模、全面且复杂的处理工艺

项目设计规模大，日处理餐饮垃圾 900 吨、厨余垃圾 600 吨，另需考虑一期设计补余，在国内属于大型有机垃圾处理项目。项目工艺系统复杂，涵盖餐饮预处理系统、提油系统、厨余预处理系统、湿式厌氧系统、干式厌氧系统、脱水系统等 13 个主要工艺系统。

通过数字化技术，可解决不同工艺系统间的协同设计，集成各专业模型，提前处理碰撞问题；同时建立三维设备产品库和标准 PID 模块，提高 BIM 设计模型的集成能力和快速建模能力。

（2）数字化运维管理需求

环境工程普遍缺乏有效的信息化管理和数据利用手段，面对庞大的工艺系统和大量的设备设施，运维管理需要耗费大量的人力物力进行管理，需利用数字化结合智能化的方式，搭建运维管理体系和平台，建立少人无人、节能减耗、安全可靠的现代化工厂。

（3）挖掘运维阶段数据价值

目前运维管理以现场 SCADA 系统为主，SCADA 数据偏向运营数据的采集和监控，对于业务的分析和工艺的预测作用较小。对于运营阶段的数据分析价值还大有潜力可挖，依托数据的收集和分析，可充分发挥数据的价值，对工艺的关键指标进行预测，进一步可在预测的基础上，以更加智能的形式给出工艺调优的指导意见。

3. 解决方案

建立项目的标准体系，以标准体系为基础，打造设计、建设、运维工程全生命周期的数字化应用（附图 2-22）。

项目数字化解决方案整体流程：

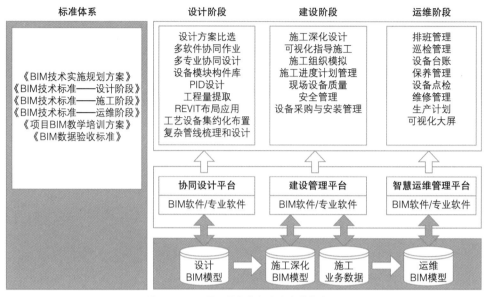

附图 2-22　项目数字化解决方案整体流程

（1）利用数字化工具实现三维正向协同设计

项目运用多种 BIM 软件进行协同设计，包括 SketchUp、Revit、Plant 3D、Navisworks 等，取长补短。项目采用局域网进行协作设计，土建分单体，工艺分系统进行多线程作业，缩短设计周期。

工艺设计围绕 PID 原理图展开，采用 Plant 3D 软件进行设计。项目针对湿垃圾处理定制标准图块百余个，绘图时可实现自动断线、分层、编号，提高绘制效率 50% 以上。利用数据管理器进行信息管理，利用 Report Creator 定制个性化报表，一键生成工程量清单，指导阀门、仪表招标，所有的项目设置、定制内容均可作为数据库运用到后续项目中。采用 Revit 软件进行建筑、结构、给水排水、暖通和电气专业的三维设计；采用 Navisworks 软件集成各专业模型，进行碰撞检查，减少返工；项目利用三维可视化界面，定制管道等级库，最终实现三维管道正向设计（附图 2-23）。

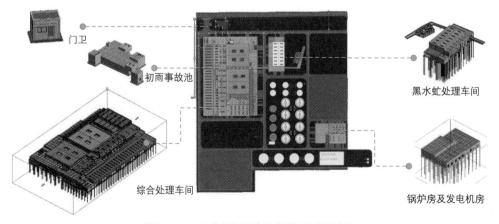

附图 2-23　三维正向设计完成项目总平面布置

（2）数字化项目管理平台实现施工全方位管控

项目施工阶段采用 BIM 建设管理平台，以工程分解结构（EBS）为核心，实现进度、质量、安全、计量支付各维度的信息协同、管理协同。打通、整合智慧工地各子系统数据，统一管理平台，实现项目管理"硬件＋软件"的智能化升级，提升管理能效。基于物联网技术进行现场数据的实时采集，形成虚实结合的可视化建设全过程管控系统，并以可视化为模型载体，将过程控制的原始数据作为工程控制管理体系的基础，在项目进入运维阶段实时交接。

（3）建立健全运维数据编码规范

根据环境工程的项目特点，建立针对此类项目的运营阶段数据标准体系，包括 BIM 编码体系、设备资产编码体系等。规定 BIM 模型对象在智慧运维阶段的建模规范，通过制定标准编码体系规范湿垃圾处理项目静态数据（规格数据、空间数据、资产数据）和动态生产数据（工单数据、监测数据）的定义规则，可减少数据反复修改录入，提高整体效率。

运维阶段的重点管理对象为厂内的设备设施、阀门、管道、备品备件等，编码主要包含以下几方面：工艺码、安装码、位置码、SCADA 信号编码、文档标识码。为规范环境工程的数据编码，确保在环境工程建设和运营过程中信息的可识性和共享性，提高环境工程的数字化管理和安全运行水平，参照《电厂标识系统编码标准》GB/T 50549—2020 建立符合环境工程特点的运维数据编码。

（4）打造数字化智慧运维管理平台

项目运维阶段打造智慧运维管理平台，通过数字化管理系统提供抓手，将规范合理的管理制度加以落实，实现垃圾全量处理和智能化管控运维，打造多功能智慧工厂。具体建设内容包括 BIM 数字孪生底座、智慧运维管理系统等。

打造 BIM 数字孪生驾驶舱，以全景 BIM 模型为基底，以生产、设备资产、巡检、报警、视频监控等多个应用场景为切入点，以 BIM 作为可视化载体，集成生产综合信息、关联关系、逻辑关系、自定义信息的可视化模型表。全面综合反映厂区实际运行状况，进一步实现精细化管理和区域化管理的高效融合，形成面向不同管理层级的多维度管理方法和管理规范（附图 2-24）。

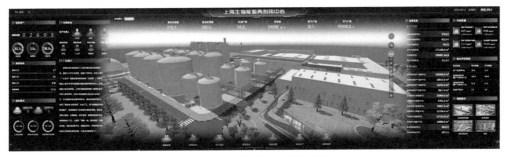

附图 2-24　BIM 数字孪生驾驶舱

4. 运维模式

（1）运维团队与管理方式

项目初期需开展业务调研，厂站管理人员提出管理诉求并制定运维管理方案，编制各项清单资料，由系统实施人员配合进行初始化数据及编码录入、自控系统数据接入、流程和表单配置等工作。系统具备运行基本条件后，可开展各项业务操作培训，完善各类计划及 sop 配置，经过系统试运行后，基本可实现厂内人员自主管理运营，同时运维开发团队为客户提供全天候不间断的技术服务。

（2）平台日常使用

工厂需安排一名系统管理员，只需在平台内制定或调整工作计划和基本配置项，即可自动下发工作，完成数据流转和统计。工人通过手持 PDA 或智能手机即可进行日常的巡检、维保、物资领用等操作。运营管理系统与自控系统数据打通，可实现数据动态感知、实时报警、快速处理，中控人员可在电脑前掌握全厂动态，实现远程控制和总体调度。

（3）可持续性保障

项目所有的软硬件设施均配备相应的后期维护资源，提供硬件定期维保、软件系统更新迭代、技术支持、使用咨询等服务，保障系统的平稳运行。

5. 应用成效

（1）投入与产出：优化运维管理的生产运营流程，降低人为操作失误、设备故障等原因导致的损失，提高生产效率，降低运营成本；深度契合垃圾末端处置的生产管理特点，助力环境厂站实现生产运营全过程业务数字化、数据资产化、现场智能化和管理精细化的深度转型。

（2）社会与环境效益：通过数字孪生系统，打造行业一流环保科普展示平台，引领科技发展潮流；通过建立智慧运营工厂，树立行业标杆项目，居民将获得更好的体验，增强区域形象。

（3）数据要素价值转化与释放：充分发挥数据驱动的价值，通过对生产实时数据的接入，构建 BIM 模型与生产运行状态动态渲染的联动机制，建立环境厂站智慧运营数据治理体系，为生产管理人员提供科学精准的运营数据指标，实现智能化柔性生产。

（4）推广价值：垃圾末端处置项目的全过程数字化应用，顺应了环境厂站的传统管理模式向信息化升级、向数字化转型，最终实现智能化与智慧化布局发展的大趋势。本项目形成的智慧运营系统可推广应用于重大工程环境厂站的全方位运营管理，以智慧运营系统为抓手支撑传统环境行业突破短板，实现运营、管理、服务模式的智慧化升级与创新。

参考文献

[1] 段妍婷，胡斌，余良，等，物联网环境下环卫组织变革研究——以深圳智慧环卫建设为例 [J]，管理世界，2021，37（8）：207-224.

[2] 方海洋，马文琪 . 国内外环卫行业法规标准体系对比研究 [J]. 山西建筑，2019（19）：195-196.

[3] 高天鹏，于婷 . 政府数字化转型影响因素分析 [J]. 公共管理理论，2022（1）：40-41.

[4] 胡东滨，周普 . 数字化转型对环境服务企业绩效的影响研究——基于年度报告文本的实证分析 [J]. 运筹与管理，2023（4）：2-6.

[5] 韩娜娜 . 中国省级政府网上政务服务能力的生成逻辑及模式——基于 31 省数据的模糊集定性比较分析 [J]. 公共行政评论，2019（4）：82-100+191-192.

[6] 国家统计局 .2020 年中国统计年鉴 [M]. 北京：中国统计出版社，2020.

[7] 甘志祥 . 物联网的起源和发展背景的研究 [J]. 现代经济信息，2010（1）：21-22.

[8] 李成栋，杨海欧 . 工程建设数字化转型标准体系研究 [J]. 工程造价管理，2023（3）：12-20.

[9] 李海花，期治博 . 工业互联网标识解析二级节点建设思路 [J]. 信息通信技术与政策，2019，（2）：61-65.

[10] 刘丽娜 . 垃圾分类行业现状及未来发展趋势分析 [J]. 资源节约与环保，2019（10）：1-2.

[11] 深圳市图元科技有限公司 . 数字化助力环卫企业转型升级 [J]. 中国建设信息化，2022（3）：41-43.

[12] 汤志伟，王研 .TOE 框架下政府数据开放平台利用水平的组态分析 [J]. 情报杂志，2020（6）：187-195.

[13] 刘平 . 烟台"智慧环卫"推动行业高质量发展 [J]. 城乡建设，2020（23）：14-17.

[14] 鲁鑫 . 促进产业链协同发展与创新推动佛山制造数字化转型 [J]. 佛山日报，2023（6）：6-7.

[15] 韦伯咨询 .2022 年中国环卫服务行业专题调研与深度分析报告 [R]. 2022：31-34.

[16] 韦伯咨询 .2023 年中国环卫服务行业专题调研与深度分析报告 [R]. 2023：3-6.

[17] 王贺 . 基于数字孪生技术的塔机工作姿态感知关键技术研究 [D]. 济南：山东建筑大学，2023.

[18] 王敏，邹磊 . 数字化场景研究 [J]. 质量与认证，2023（8）：74-75.

[19] 王舒娅 . 我国智慧环保发展现状与前景 [J]. 中国信息界，2020（5）：72-75.

[20] 汪玉凯 . "十四五"时期数字中国发展趋势分析 [J]. 党政研究，2021（4）：16-20.

[21] 肖旭，戚幸东 . 产业数字化转型的价值维度与理论逻辑 [J]. 改革，2019（8）：61-70.

[22] 徐明慧，金乐 . 环卫工作进入智慧化发展新时期 [J]. 通信企业管理，2020（11）：62-65.

[23] 许子明，田杨锋 . 云计算的发展历史及其应用 [J]. 信息记录材料，2018，19（8）：66-67.

[24] 杨洪 . 数字环卫助力城市精细化管理 [J]. 城市管理与科技，2014（5）：26.

[25] 周民 . 环卫行业标准体系的规划建设和升级应用研究 [J]. 环境卫生工程，2014（2）：
     62-66.

[26] 杨震，张东，李洁，等 . 工业互联网中的标识解析技术 [J]. 电信科学，2017，33（11）：
     134-140.

[27] 杨卓凡 . 我国产业数字化转型的模式、短板与对策逻辑 [J]. 中国流通经济，2020（7）：
     60-67.

[28] 中国城市环境卫生协会 . 中国城市环卫行业智慧化发展报告 2021[M]. 北京：北京中国建
     筑工业出版社，2021.

[29] 钟晓龙，李慧慧 . 数字化转型影响效应的研究综述 [J]. 金融经济，2023（7）：14-15.

[30] 张轩瑜，罗辉辉 . 智能网联环卫装备技术发展趋势 [J]. 中国高新科技，2021（13）：21.

[31] 章燕华，王力平 . 国外政府数字化转型战略研究及启示 [J]. 电子政务，2020（11）：
     14-22.

[32] 张云华，奚晓音 . 从行业实践看网络安全产品与服务演进 [J]. 通信企业管理，2021（2）：
     69-73.

[33] 祝守宇，蔡春永 . 数据治理工业数字化企业转型之道 [M]. 北京：北京电子工业出版社，
     2020.